JN445411

DVD로 배우는 자세교정 림프 도수치료
THE PRALD THERAPEUTIC METHOD

통증유발점 치료와 림프 배액
POSTURAL REARRANGEMENT AND LYMPHATIC DRAINAGE

DVD로 배우는

자세교정 림프 도수치료
THE PRALD THERAPEUTIC METHOD

통증유발점 치료와 림프 배액
Postural Rearrangement and Lymphatic Drainage

신체 균형 증진을 위한 세계적인 치료법
Global therapeutic method for improving physical balance

옮긴이 김 명 준 외

by **GAVINO SCANU**

PhD in Rehabilitation Science
University of Rome "Tor Vergata"
School of Medicine and Surgery

Presentations by

Prof. DOMENICO CARADONNA
Full Professor in Orthodontics
University of Palermo

Prof. GIANLUIGI BERTUZZI
Coordinator for the Master in Aesthetic Medicine
University of Rome "Tor Vergata"

Prof. GAETANO MARIA SACCÀ
President of the Higher Academy of Osteopathic Medicine
Tivoli (Rome)

English Edition translated by
Jozef Falinski

영 문 출 판 사

■ 역자 대표

김명준 경동대학교 물리치료학과 교수

■ 옮긴이 (가나다 순)

권원안 대구보건대학교 물리치료과 교수
김경희 경복대학교 뷰티아트과 교수
김숙희 건국대학교 미래지식교육원 미용학과 교수
김항진 모던필라테스 협회장(DC.)
김효철 원광디지털대학교 한방미용예술학과 교수
안미령 삼육보건대학교 피부건강관리과 학과장
염윤정 건국대학교 미래지식교육원 미용학과 지도교수
이은주 경복대학교 의료미용과 겸임교수

IL METODO TERAPEUTICO PRALD

by Gavino Scanu

Copyright ⓒ 2014 by Piccin Nuova Libraria S.p.A., Padova, Italy
Translation Copyright ⓒ 2015 by Yeong Mun Publishing Company

〈알림〉

"이 책에서 제공된 약물의 복용 스케줄과, 적응증, 부작용은 바뀔 수도 있다. 독자는 이 약의 제조자가 제공한 정보를 면밀히 살펴보길 권고한다. 이 책의 작가, 편집자, 출판자, 또는 공급자는 이 정보의 오류, 누락 또는 정보의 적용에 따른 결과에 대해 어떤 책임이 없으며, 보증서를 제공(암시하거나 표현하는 등의 행위 포함)하지 않으며 또한, 이 출판물로부터 발생한 어떤 인적, 물적 손상 및 피해에 대해 법적"책임을 지지 않는다.

본 책은 영문출판사와 저작권자와의 계약에 따라 발행한 것이므로 이 책의 복제는 저작권법에 의해 금지되어 있으며,
본 책은 저작권자의 허락 없이는 어떤 자료도 복제할 수 없습니다.

DVD로 배우는 자세교정 림프 도수치료

2015년 5월 15일 초판인쇄
2015년 5월 22일 초판발행

지은이 : Gavino Scanu
옮긴이 : 김명준 외
발행인 : 박 병 조
발행처 : 도서출판 영문출판사
등 록 : 1987년 12월 21일 제2-419호
주 소 : 서울시 강남구 삼성동 69-1
전 화 : (02) 514-5590, 776-5590
팩 스 : (02) 756-8943
E-mail : yeongmunsa@empal.com
홈페이지 : www.ymsbook.net
정 가 : 38,000원
ISBN 978-89-7224-365-6 98510

※ 파본은 교환해 드립니다.

역자 서문(Preface)

직업 활동이 지속적이고 반복적으로 부자연스러운 자세로 실행되는 경우 근골격계 질환이 발생할 가능성이 높아지고, 작업 도중 또는 휴식 중에도 통증, 경련, 뻣뻣한 증상이 발생하게 됩니다. 점점 악화되게 되면 기능 저하, 움직임 장애, 만성 통증을 동반하기에 DVD로 배우는 클리니컬 마사지 책을 바탕으로 촉진법과 근육학을 학습한 후에 이 책에 소개된 3가지 기법을 학습하게 되면 이러한 증상의 치료 효과를 얻을 수 있으리라 생각합니다.

첫번째, 신체의 특정 부위를 자극하면 다른 부위에 반사반응이 일어나 자극을 받은 부위 뿐만 아니라,
전신의 건강을 증진시킬 수 있는 반사법입니다.
두번째, 도수치료를 통한 림프순환이 원활하게 되면 혈액 순환에 도움이 되어 노폐물 제거와 면역기능을
강하게 하여 인체의 저항력을 상화시키는 림프마사지입니다.
세번째, 가벼운 근육통인 경우에도 통증유발점에 의한 근육손상이라면 근원섬유의 일부를 수축시켜
근원 섬유가 끊어져 결국 고쳐질 수 없는 경우가 발생하게 된다. 통증유발점은 특정 부위의 피하에서 촉진되이지며
연관통을 일으키는 특징이 있습니다. 이러한 통증유발점을 치료하기 위해서 이 책에 소개된 근막 압박법을
세기를 조절하여 간헐적으로 적용하여 근육의 변형, 근육의 스트레스, 근막과 근육의 유착을
분리시켜 근육의 길이를 늘려주어 회복시켜주면서 자세 교정, 근육통 완화, 체액 흐름을 원활하게
하여 신체의 기능 증진 및 통증이 빨리 치료할 수 있는 효과를 얻을 수 있다고 추천합니다.

DVD를 이용하여 보다 더 이해하기 쉽고, 연습을 반복 실행할 수 있기에 임상가 및 학생들에게도 보다 효과적인 도움이 되리라 생각합니다.
이탈리아 책이기에 국내에는 적합한 단어가 없어서 몇몇 단어는 원어 그대로 사용하게 되었습니다.
이 책이 출간되기까지 참여를 해주신 여러 교수님들과 영문출판사 박병조사장님과 직원분들에게도 감사를 전합니다.

2015년 5월
역자 대표 김 명 준

추천사 (Presentation)

내가 Gavino Scanu 교수를 처음 만났던 때는 그가 팔레르모에서 정골 의학 박사 과정 수업을 할 때이다.

당시 나는 PRALD라 불리는 그의 세계적인 치료 방법을 심도있게 배울 수 있었다.

이 치료 방법은 비외과적인 수술의 다양한 기술을 학문적으로 깊이 있게 분석한 결과이다.

이 책은 풍부한 해부학적 지식에 기반하고 있으며, 치료의 방법과 과정이 매우 자세하게 설명하고 있다.

또한 가장 다양하게 나타나는 퇴행성 질환 치료를 위해 개입하여야 할 부분이 단계 별로 묘사되어 있다.

이 방법은 자세를 평가하며 평형에 영향을 미치는 기계적 기능 장애를 꼽는다. 따라서 다양한 활동을 하는 환자들이 자신에게 맞는 치료법을 지속적으로 따를 수 있게 하였으며, 구체적인 설명을 통해 어떠한 행동과 라이프 스타일을 취해야 하는지를 알려 준다.

징맥 림프 시스템은 개인이 받는 일상적인 스트레스 때문에 그 기능이 저하되는 신체 시스템이다. 이 정맥 림프 시스템은 신체 기관 및 장기와 함께 활동하기 때문에, 자극을 받게 되면 몸의 저항력이 높아져서 면역 시스템이 강화된다. 이를 통해 일상에 좀 더 활기를 불어 넣기 위한 정신적인 에너지와 신체적인 에너지 간의 균형이 디욱 질 맞추어지는 것이다.

이 방법의 가치는 Gavino Scanu 교수가 많은 대학 및 정골 의학 분야에서 강의를 요청받았다는 것만으로도 충분히 증명이 가능하다.

이 책을 추천할 수 있게 되어 너무나 기쁘다. 또한 Gavino 교수의 책이 큰 성공을 거두어 필요한 개정판을 낼 수 있음을 확신한다.

Domenico Caradonna 교수
치열 교정과 정교수
팔레르모 대학교

추천사 (Presentation)

2001년, 내가 로마에서 일할 때이다. 사사리에 훌륭한 정골 치료 의사가 있다는 소식을 들었다.

막내딸인 알레산드라가 심각한 척추 측만증을 앓고 있었기 때문에 (1년에 반 미터나 키가 자랐고, 13세에는 이미 키가 180cm가 되어 있었다.) 필요한 모든 검사를 한 다음 이 분야의 전문가에 대해 동료들과 이야기를 나눈 뒤, 나는 그 정골 치료 의사에게 딸을 데려가기로 마음 먹었다,

그것이 내가 Gavino Scanu 박사를 만나게 된 계기이다. 우리는 금세 좋은 친구가 되었다.

그의 치료과정을 보게 된 것은 매우 멋진 일이며, 그의 소중한 두 손으로 빠르게 일구어 낸 발전 상황을 보는 것은 더더욱 기쁜 일이다.

나는 다양한 마사지 기술에 대해서는 아주 조금밖에 알지 못 했다. 개비노는 자신이 사용한 치료법의 몇 가지를 내게 설명해 주었고, 나의 연구 목적인 노화 속도를 늦추는 것과 그의 치료법 간의 연관 관계를 인식하게 되었다.

따라서 우리는 이 문제에 대해 함께 연구하기 시작했고, 몇 가지 긍정적인 효과를 설명할 수 있는 과학적인 근거를 찾기 위해 연구를 진행하였다.

수개월 동안 우리는 저녁식사 후에 자주 만나서 몇 시간씩이나 열정적으로 모든 것에 대한 이야기를 나누며 매우 즐거운 시간을 보냈다.

우리는 PRALD라는 이름을 확립하였고, 2003년 초에 학계에 공식 발표하였다. 동시에 우리는 이 방법을 사용하여 성공을 거둔 의사들 및 물리 치료사들과 함께 명성이 높은 열 센터에서 이 치료 방법에 대한 이론적이고 실제적인 교육 과정을 열었다.

나는 교수진들에게 PRALD라 이름 붙인 이 방법에 대한 교육 과정을 열자고 추천하였고, 자연스럽게 Gavino Scanu 교수는 로마 대학교 "토르 베르가타"의 에스테틱 의학 박사 과정에서 이 과정을 강의하게 되었다. 나 역시 감사하게도 교육 과정을 관리하는 역할을 실행하였다.

나의 신간인 새 시대의 의학에서 나는 챕터 하나를 PRALD에 할애하였다. PRALD가 노화 방지 치료법의 통합된 개념이라 생각하였기 때문이다.

노화 방지 의학에서, 예방 중재 및 치료는 다양한 비외과적인 방법을 사용하며, 약물을 처방할 필요가 없다. 비외과적 방법들 중 하나가 바로 PRALD이다. 이는 대뇌, 면역력, 신체, 근육 및 근골과 같이 노화에 가장 민감한 여덟 부분 중 네 부분에 동시에 작용하며 이 부분들의 기능과 균형을 개선한다.

Gavino에게 존경과 열정을 담아 성공을 기원하며, 이 책을 통해 모든 이들이 PRALD라는 특별한 치료법에 대한 지식을 갖추게 되기를 바란다.

Gianluigi Bertuzzi 교수
에스테틱 의학 박사 과정 코디네이터
로마 대학교 "토르 베르가타"

추천사 (Presentation)

Gavino Scanu 교수의 PRALD 치료법에 대한 책의 추천사를 쓸 수 있게 되어 매우 기쁘다.

Gavino Scanu 교수는 수 년간 우리 정골 의학 고급 아카데미에서 강의를 하며 학생들의 큰 관심과 동료들의 존중 및 존경을 받았다.

그 시간 동안 나는 이 방법의 특별한 효과에 대해 깊이 감명을 받았으며, 스스로 시도해 보기도 했다.

이 책은 훌륭한 교육서이며 비전문가라도 쉽게 이해하고 사용할 수 있도록 매우 명확하게 설명되어 있다. 또한 바르지 못한 자세로 인해 발생하는 다양한 증상을 이해하기 위해 문제점 및 치료 방법에 대한 수많은 반응들을 수록하였다.

PRALD 방법의 현대성과 적용성은 굉장히 간단하며, 나는 모든 교수진들이 이를 가르쳐야 한다고 생각한다.

이 방법은 의학계 형성에 진단학적으로나 치료적으로 가치 있는 방법을 제공할 것이다.

이 추천사를 쓰게 되어 매우 영광스럽게 생각한다. 이 책의 미래가 밝기를 기원한다.

Gaetano Maria Sacca 교수
정골 의학 고급 아카데미 학장
티볼리 (로마)

감사의 말 (Acknowledgements)

살아 온 발자취의 흔적을 남기고 싶다면 나무를 심거나, 아이를 낳거나, 또는 책을 쓰라는 말이 있다.

이 말이 사실이라면 나는 세 가지 모두를 한 셈이다. 시골에서 사는 나는 나무를 많이 심었고, 두 아이가 있으며, 바로 이 책을 집필하였기 때문이다.

이 말을 뒤로 하고, 나는 이 책에 수 년간 정골 의학, 정통 의학 및 물리 치료 분야의 비외과적 치료에 관해 쌓아 온 경험을 모두 쏟아 부었다.

많은 사람들이 내가 이 지식과 학문의 길을 걷는 데 도움을 주었다. 또한 그들 모두가 매우 중요한 역할을 맡았다. 그들에게 깊은 감사를 표한다.

특히 Moreno Barbi 교수에게 감사를 표해야 할 것이다. 나는 그에게 "다이나미 마사지"라는 가장 혁명적인 마사지 기술 중 하나를 배웠다.

Barbi는 림프 마사지에 대한 자신의 지적 직관력을 통해 내가 연구를 발전시키고 정맥 림프에 대해 깊이 있게 연구할 수 있게 도와 주었다. 그런 Moreno에게 감사를 표한다.

내가 정맥의 해부학적 지식과 구체적인 기능을 심도 있게 이해할 수 있게 도와 준 나의 친구 Gianluigi Bertuzzi에게도 감사한다.

나의 도수 기술을 조사한 Gianluigi는 그것들을 모두 의학적인 관점에서 카테고리화 및 구조화하여 생물학적인 노화 과정을 늦출 수 있는 치료의 관점으로 재정리하였다.

Gianluigi는 이 방법에 관심이 많았기 때문에 이를 로마 대학교 "토르 바르가타"의 에스테틴 의학 박사 과정의 교육 과목으로 추가하기 위해 노력하였다. 우리는 PRALD 라는 문자어도 함께 만들었다. 친구 지지에게 감사를 표한다.

나의 의학 커리어에서의 행운이라고 할 수 있는 것은 파두아의 정골 의학 학교의 학장인 Franco Migiliozzi 교수를 만난 것이다. 나는 그에게 정골 의학 지식과 필수적인 기능 장애의 일반화에 대해 전수받았다. 프랑코에게 감사한다.

또한 근막 통증유발점을 맵핑하는 연구를 진행한 Janet G. Travell과 David G. Simons에게 깊은 존경과 존중을 보낸다. 이들의 연구 때문에 나는 근육통에 대한 진단학적 지식 분야를 알게 되었다.

또한 Renato Lauro 교수, Domenico Caradonna 교수, Gaetano Sacca 교수에게도 감사를 표한다. 그들은 대학에서 PRALD에 대한 지식을 각 대학 교수진들과 정골 의학 아카데미에 가르치며 전파하는 데 도움을 주었다.

훌륭한 사진 작가인 로마의 Maurizio Riccardi와 그의 모델인 Svetlana Kozlova에게도 특별한 감사를 보낸다.

하지만 가장 감사한 이들은 나의 모든 환자들이다. 그들은 내가 PRALD 치료 방법을 시험하고 조사하는 기회를 준 고마운 분들이다.

모두에게 감사한다.

Gavino Scanu

차 례 (Table of contents)

들어가는 말 (Premise)

PRALD는 노화 방지 및 기능적 재활 치료 분야에서 일하고 있는 두 전문가의 직관에서 유래한 혁신적인 방법이다. 외과의사이자 로마 대학교 "토르 베르가타" 고급 에스테틱 의학 과정에서 "에스테틱 의학"을 가르치고 있는 Gianluigi Bertuzzi교수와 로마 대학교 "토르 베르가타" 고급 에스테틱 의학 과정에서 "도수치료법"을 가르치고 있는 Gavino Scanu 교수가 그 주인공들이다.

이 방법은 수 년간 쌓아 온 비외과적 재생 치료 분야 경험의 결실로, 특히 일상에서 반복적으로 나타나는 문제를 고치는 데 역점을 두어 삶의 질을 높이고자 한다.

여기서 삶의 질이라 함은 다음과 같은 개념들을 말한다. 우리는 이 개념들을 숙지하여야 할 필요가 있다.

- **삶의 수준**이란 유효한 자원의 양을 뜻하며,
- **삶의 양식**이란 자원을 사용하는 방법을 뜻하며,
- **삶의 질**이란 이 자원들을 가장 잘 활용할 수 있는 가능성을 뜻하는 말이다.

따라서 삶의 질이라는 개념이 이탈리아와 같은 국가들에게만 한정되어 있다는 것은 안타까운 일이다.
이 국가들은 생존을 위해 고군분투할 필요도 없을뿐더러 평균 수명까지 점점 늘어나고 있는 국가들이다.

지난 세기 말, 평균 수명이 가장 높았던 국가는 바로 평균 82세의 이탈리아였다. 하지만 최근 연구에 따르면, 이탈리아의 평균 수명은 곧 일본이나 프랑스에 밀릴 수 있다는 결과도 있다.

실제로 일본과 프랑스는 미국 다음으로 지난 10년간 다양한 라이프스타일을 개발하기 위해 엄청난 양의 자원을 쏟아 부었다. 그 결과 삶의 질까지 높아지게 된 것이다.

이탈리아가 점점 노인들의 국가가 될 것이라고 지속적으로 듣고 있다. 이는 국가의 발전을 저해하는 부정적인 측면이 있는 견해이다.

실제로 노인 인구가 많은 경우, 노인들이 최대한의 능력을 발휘할 수 있다면 훌륭한 국가적 역량이 될 수 있다.

노화 방지 의학은 개인의 생물학적 나이에 대한 연구에 집중하고 있으며, 따라서 정신적-신체적인 기능을 개선하면서 노화 과정을 늦춘다.

의학 A.R.P.A(노화 예방 및 치료를 위한 연구 연합)은 유럽에서 처음 시작되어 일본에도 설립되는 등 전세계로 확대되었다. 2001년에는 개인의 생물학적 나이의 독자적인 평가 순서를 마련하였고, 때문에 오늘날 우리의 실제 신체 나이를 알 수 있으며 공식적으로 등록된 연령보다 더욱 젊어 보일 수 있는 비외과적인 도움을 받을 수 있다.

노화는 20살부터 시작된다. 또한 우리는 노화가 진행됨에 따라 삶의 기초를 담당하고 있는 정신적인 기능과 신체적인 기능을 점진적으로 잃게 된다.

다음은 노화의 기본적인 신호 및 증상이다.

- 앞으로 걸어가는 걸음걸이가 부정확해진다.
- 질병에 노출될 확률이 높아진다.
- 섬유증 관련 증상이 증가한다.
- 심장 질환이 증가한다.
- 피부가 건조해지고 민감해진다.
- 머리카락이 빠진다.
- 노인성 색소반이 나타난다.
- 피부에 주름과 흠이 나타난다.
- 성 기능이 감퇴한다.
- 근육량이 줄고 지방량이 늘어난다.
- 에너지가 저하된다.
- 긴장감과 우울증이 심화된다.
- 숙면을 취하기 어렵다.
- 흰머리가 난다.
- 전암성 피부 병변이 나타난다.
- 척추가 점진적으로 굽기 시작한다.
- 관절 기능이 저하된다.
- 행동력이 저하된다.
- 집중력이 저하된다.
- 면역 체계가 약화된다.
- 호르몬 및 신경 전달 물질의 기능이 저하된다.
- 연상 기호 암기력이 저하된다.
- 호흡 기능이 저하된다.
- 잘못된 자세를 더욱 많이 보이게 된다.

ARPA 노화 방지 프로토콜은 노화에 가장 민감하게 반응하는 생체의 여덟 부분을 평가한다. 여덟 부분은 다음과 같다.

- 대뇌
- 면역 체계
- 호르몬
- 세포(산화 스트레스)
- 심혈관
- 신체 구성
- 근육-골격
- 피부

각 여덟 부분은 신경심리학, 혈액화학학, 그리고 기능적인 조사를 받았으며, 각각 약 20-30개의 척도를 적용하여 평가하였고, 상응하는 생물학적 나이를 도출해냈다. (예. 대뇌 나이, 면역체계 나이, 피부 나이 등.) 모든 부분의 평균값

(여덟 부분 모두가 노화에 있어서 동등한 중요성을 나타낸 것은 아니다) 때문에 개인의 생물학적 나이는 여전히 의문점으로 남았다.

측정한 척도를 바로잡는 과정을 거치며(모두 160개 이상), 우리는 약학적인 수단 없이 생물학적 노화를 줄이면서 균형을 바로잡게 되었다. 이러한 방법으로 노화의 생리학적 과정을 늦추게 된 것이다.

분명한 것은 치료 방법이 우리의 라이프스타일에서 온 외부적 요인들로 인한 손상에 맞추어져 있다는 것이다.

실제로 노화 중 3분의 1만이 아직까지 우리가 개입할 수 없는 유전적 요인의 영향을 받았으며, 3분의 2는 외부적인 요인에 의한 결과로 나타났다. 즉, 노화의 70% 이상이 우리에게 책임이 있다는 것이다.

노화 방지 프로토콜은 질병을 알아내기 위한 일반적인 정기 검진이 아니다. 이는 건강한 개인의 신체를 대상으로 실행되는 조사 과정이다.

예방책이나 이에 따른 치료는 다양한 비외과적인 방법을 취한다. 그 중 한 방법이 PRALD이다.
PRALD는 뒤에서도 설명하였다시피 8개의 신체 부분 중 다음과 같은 4개 부분과 동시 작용한다.

- 대뇌
- 면역 체계
- 신체 구성
- 근육-골격

다양한 도수기법으로 넘어가기 전에, 역사를 간단하게 살펴보도록 한다. 모든 도수기법은 완벽하게 실행되었을 경우 혜택을 줄 수 있으며, 이를 통해 훌륭하고 장기적인 결과를 얻을 수 있음을 알게 될 것이다.

마사지, 정골 의학, 척추 교정의 역사
(History of massage, osteopathy and chiropractic)

마사지는 단연코 인간이 고통을 완화하고 피로를 제거하며 몸과 영혼에 에너지를 불어넣기 위해 행해 온 가장 오래 된 치료법이다. 우리에게 고통을 주는 몸의 한 부분에 압력을 가하는 본능적이고 보편적인 제스처에 대해 생각해 보자. "마사지"라는 용어는 인간의 피부에 행해지는 손을 사용한 다양한 기술을 뜻한다. 어떤 이들은 이 용어가 아라비아 단어인 *massa*에서 유래한 것으로, "촉진"을 의미한다. 또한 다른 이들은 "주무르다"라는 뜻인 그리스어 *massein*에서 유래하였다고도 하고, "다루다"라는 뜻의 히브리어인 *machec*이 그 유래라고도 한다.

기록에 따르면, 마사지의 유래는 기원전 3000년으로 거슬러 올라간다. 이 기록에는 손을 사용한 치유 기술이 명시되어 있다. 기원전 1000년경 인도 의학에서는 피로를 풀기 위한 목적으로 몸에 오일을 바르고 힘들게 문질렀다는 기록이 있다. 기원전 50년경 이집트 클레오파트라 여왕 재위 당시, 마사지는 시종들이 부유한 주인을 위해 향을 피운 욕조에서 행하는 것이었다. 마사지의 두 가지 목적을 명확하게 규명한 것은 그리스였다. 첫 번째 목적은 운동선수들이 운동 능력을 발휘할 수 있게 근육을 준비하기 위함이었고, 두 번째 목적은 스포츠 활동이 끝난 후 근육을 이완하기 위함이었다. 동시에 "공식" 의학계에서는 신체적 고통을 완화하기 위해 마사지를 사용하였다.

기원전 1세기의 저명한 의사였던 히포크라테스는 자신의 의학 치료 프로그램 전반에 마사지를 도입하였다.
그는 이렇게 말했다. "빠른 마사지는 수축시켜주고, 부드러운 마사지는 이완시켜주며, 문지름이 과하면 신체의 부분을 상하게 하지만 문지름이 적당하면 그 부분을 개선시킨다."

인간 신체를 손으로 다루는 기원은 인류의 역사만큼이나 오래 되었다. 실제로 "돌팔이 의사와 무면허 접골사"라는 과거 기록을 발견할 수 있는데, 이들이 바로 오늘날의 마사지와 유사한 방법을 행하였을 가능성이 가장 높다.

히포크라테스의 기록에서 우리는 외부적 요인으로 발생한 척추 만곡의 치료를 체계적으로 설명해 둔 기록을 찾을 수 있다.

이러한 관행은 르네상스 시대에도 의사이자 학자이었던 Mercurial(1530-1606)에게 전수되어 사용되었다.
그는 히포크라테스를 포함한 그리스 의학을 재발견한 인물이다.

Mercurial은 *De Arte Gymnastica*라는 실제적인 과학적 저서를 저술하였다. 이 책은 마사지와 체조를 신체 건강을 유지하기 위한 예방 의학의 기초라고 기술하고 있다.

따라서 이 당시에 두 가지의 마사지 기술이 탄생하였음을 알 수 있다. 첫 번째 기술은 스포츠를 위한 것이고, 두 번째 기술은 의학과 관련된 치료의 일환을 위한 것이었다. 그리스인들과 마찬가지로 로마인들 역시 방문객들이 목욕과 마사지를 즐기던 열탕에서 마사지를 고안하였다. 로마 제국이 쇠락한 뒤 찾아 온 중세 시대에는 마사지와 관련된 지식 및 관행이 그 유용성을 잃고 말았다.

고대의 또 다른 의사인 Galen은 18세기 의학에까지 밑바탕이 된 기초를 저술한 사람이다. 그는 특히 목과 신경계과 관련된 척추에 관심을 갖게 되었다. 그는 척수의 병변과 1개 이상의 신경근 사이의 차이를 명확하게 설명하였다.

오늘날의 마사지 (Massage as practised today)

수 세기가 지나면서 마사지 역시 다양한 필요에 맞추어 개선되면서 다음 세대에 전승되었다. 하지만 손을 다기능적인 장치로서 사용한다는 점은 변함이 없다.

사용할 수 있는 몇 가지 기술이 있지만, 각각 목적과 실행 방법에 따라 다르다. 이 주제에 대해 과학적으로 연구를 한 다양한 저자들은 다음과 같은 하위 범주로 마사지를 분류하는 것에 동의한다. **일반성, 연결성, 근막성, 아유르베다성,** 그리고 **특정 부위 마사지**가 바로 그것이다.

일반성 마사지는 주로 림프계통의 순환과 관련되어 있으며, 경험적 방법과 인간 신체의 맥관 생리학 구조 연구를 통해 탄생한 다양한 매뉴얼 테크닉을 동반한다.

연결성 마사지는 피부, 신경계, 내부 장기 기관들 사이에 존재하는 반사적 관계에 기반하는 마사지이다.

근막성 마사지는 근육의 기능을 회복해 주는데 탁월한 마사지이며, 특히 근막이 수축되었거나 구부러졌을 때 효과가 있다.

아유르베다식 마사지는 자연의학계에서 가장 역사가 오래 된 마사지일 것이다. 아유르베다는 인도에서 온 것으로, 올바른 식습관에 기초하고 있다. 이는 신체의 균형을 위한 도샤 (바타, 피타, 카파)를 일으키기 위함이며, 마사지가 신체를 부드럽게 이완해 주고 유연하게 하여 신체 및 정신적으로 해로운 것을 내보내고 정화할 수 있게 한다.

특정 부위 마사지는 동양에서 왔다고 생각되는 테라피의 한 종류이다. 이 마사지는 전체적인 신체 에너지의 균형을 맞추기 위해 사용했던 침술 요법의 경락 요법 연구에 기반하고 있다. 이 방법을 통해 신체에 부족한 것을 채워 주고, 과하게 넘치는 요소는 줄여 준다. 여기에는 **시아츠 마사지**와 **발바닥, 손바닥 마사지**가 해당한다.

심리 요법 마사지는 신체의 연결성을 찾는다는 점에서 마사지 요법이라고 할 수 있으며, 정신적 유대감을 찾는데 도움을 준다.

수술 후 마사지는 부종의 재흡수를 용이하게 하고 회복 시간을 줄여주는 에스테틱 차원의 리모델링 치료법이다.

1800년부터 영국과 미국의 몇몇 의사들은 다른 의학보다도 도수의학을 사용하여 환자들의 극심한 근막 통증을 완화해 주었다.

도수의학 관행에서 가장 흥미로운 것 중 하나는 물론 **정골 의학**이다. 이것은 진단 및 도수 치료를 통해 인간 신체의 전체적인 유기적 흐름의 균형과 기능 장애를 담당한다.

정골 의학 (Osteopathy)

이것은 1838년 버지니아 주에 거주하던 당시 10살이었던 Andrew Taylor Still이라는 미국 소년에 의해 우연히 발견되었다.

자주 두통을 앓았던 Still은 여러 가지 치료를 받았지만, 그 중 어떤 치료법도 두통을 완화해 주지는 않았다.

어느 날, 두 나무 사이에 걸어 놓은 밧줄에 매달려 놀고 있던 아이는 목과 후두부 사이에 밧줄을 두고서 자신의 머리에 힘을 뺀 자세로 잠시 매달려 있었다. 이 자세를 유지하고 있던 아이는 두통이 말끔히 사라졌음을 알게 되었다. 또한 그 자세를 유지하면서 긴장이 풀리고 잠이 들었으며, 잠에서 깨어났을 때는 두통의 흔적 조차 알 수 없을 정도였다.

이로부터 수 년이 지난 후, Still은 의학을 공부한 뒤 해부학과 생리학의 전문가가 되었다. 그는 어린 시절에 자가 치료를 통해 경험했던 통증 완화를 이해하기 위해 연구했다. 그는 그 원인이 두개골 뒤의 대후두신경 자극으로 인한 것이며, 후두부 아래의 근육을 펴 준 것이 혈액 순환을 개선하였다는 것을 알아냈다.

그가 알아 낸 사실은 "동맥의 규칙"이라고 알려진 이론을 정립하는 데 기여하였다. 이 이론은 바람직한 건강 상태는

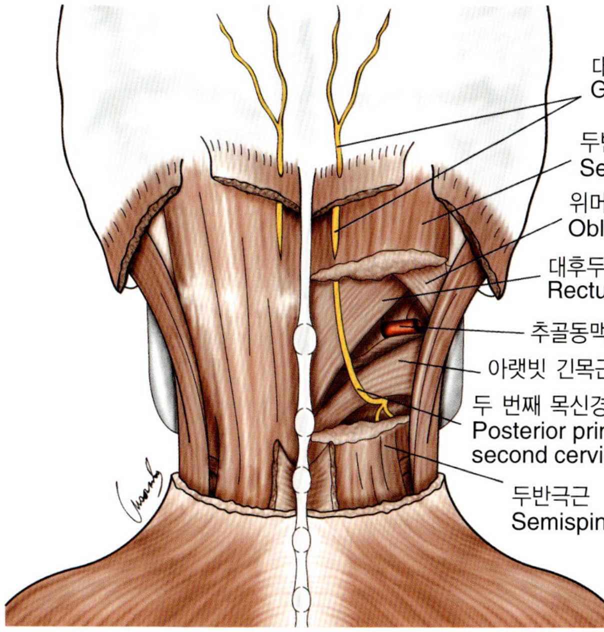

대후두신경의 해부학적 그림 (Anatomical table of the greater occipital nerve).

원활한 혈액 순환에 기반하며, 혈관 내 혈액의 흐름을 막는 모든 장애물들은 건강 상태를 바꾸어 질병을 유빌힐 수 있다고 설명한다.

미국의 남북 전쟁 당시 Still 박사는 연합주의자 측 군대의 외과의로 일했으며, 피가 난무하는 전쟁에서 부상을 입은 군인들을 치료하며 깊은 영향을 받게 된다.

1864년, 그는 유행성 척수막염으로 손도 써보지 못 하고 자신의 아이들 중 세 아이를 잃게 되는 비극을 겪는다. 이 일 때문에 그는 정통 의학과 당시의 치료 방법과 멀어지게 되었다.

그는 그의 남은 생애를 질병의 원인을 찾고자 새롭고 더 나은 의학을 정립하는 데 바쳤다. 이를 통해 그는 인간의 몸 전체가 혈액 순환에 집중하기 위한 자생력을 갖추었다는 자신의 "생명의 강" 이론을 발전시켰다.

이 이론을 기반으로 그는 근육 및 골격 구조가 가지런하지 않아서 불완전한 증상은 모두 자유로운 혈액 순환을 방해할 수 있고, 자생력이라는 메커니즘에 장애물이 될 수 있어서 결국 질병의 일차적인 원인이 된다는 결론을 내렸다. 이를 통해 그는 손으로 주는 압박이 적절한 유기체적 순환을 복구하는 자극을 줄 수 있다는 점을 발견하였다.

따라서, 건강을 유지하기 위해서는 근육 및 골격 구조가 올바르게 자리 잡히도록 회복하고 그것을 유지하는 것이 중요하다.

그가 "구조적 통합의 보존"이라 부르는 이 개념과 건강 상태를 회복하기 위한 의학 이론은 "정골 의학"이라는 단어로 정리되었다. 이 용어는 뼈를 의미하는 그리스어인 *osteon*과 "고통"을 의미하는 *patheia*에서 파생된 말이다.

자신의 수많은 동료들은 그를 계속해서 폄하하고 비판했다. 그들은 그를 돌팔이 의사 또는 사기꾼이라고 비하했다. 하지만 그는 굴하지 않고 연구를 계속하여 자신의 이론을 전파하였고, 곧 치료사로서의 명성을 얻었다.

그는 다양한 저서를 출판했다. 그의 저서 중에는 *정골 의학의 철학*과 자서전이 있다. 1892년 그는 미국 미주리 주에 미국 정골 의학 학교를 설립하여 주 정부로부터 과학 학교 직위를 인정하는 자격증을 취득하였다. 1894년 그는 정골 의학 기관의 자격을 부여하는 두 번째 자격증을 취득하였다. 이 기관에서 교육을 받은 학생들은 다른 주요 의과 대학들과 동등한 자격을 부여 받게 되었다. 이 학교는 현재 커크빌 정골 의학 대학이라는 이름 하에 여전히 운영되고 있다.

하지만 전통 의학 분야의 졸업생들과 자신의 학교 졸업생들을 차별화하고자 하는 D.O, 즉, 정골 의학 학위(Diploma of Osteopathy)를 추구하였지만, 그 새로운 치료법을 받은 환자들은 드물었다.

정골 의학의 개념 (The concept of osteopathy)

현대 정골 의학은 수많은 질병의 근원은 골격이나 내장, 신경에 구조적인 기능 결함이 있다는 입장을 견지한다.

각 신체 시스템들은 해부학적 차원에서 다른 두 가지 시스템과 연결되어 있으며, 이러한 연결을 통해 해부학적 지속성이나 질병의 유형 등이 무한히 분화되어 나타난다. 이러한 증상은 스트레스와 긴장을 신체 전반의 시스템에 전달한다.

발목염좌는 엉덩이 쪽의 동체 근육들 간의 긴장 균형을 전환시켜 주는 천장관절 기능 저하와 같은 다리 근육의 반사성경련을 초래할 수 있다. 이 불균형은 동체 근육과 흉부 근막에서부터 척추로 전이되어 신체 또는 내장기 체성 척추 기능 저하를 유발한다.

여기에 언급된 복합적 사례는 정골 의학이 "상승형 기능 저하 사슬"이라 부르는 증상이다.

기능 저하 사슬은 또한 올바르지 않은 근무 자세 또는 특정 부위의 근육을 특징적으로 사용하는 높은 자세 스포츠 선수들에게 자주 발견되는 만성적인 자세 불균형으로 인하여 나타난다.

또한 잘못된 식습관이나 흡연 및 음주 습관은 근막에서부터 내장 부분, 자동 신경계, 근골격계에서 부교감 신경 부분까지 연결되는 질병을 유발할 수 있다.

신체의 유기적 조직 관계가 제 기능을 실행하지 못할 때, 신체는 단 한 가지의 질환 및 기능 저하 증상만을 보이지 않는다. 신체의 전체 조직이 원래의 기능 저하 증상에 영향을 받아 좋지 않은 영향이 퍼지게 되는 것이다.

Still박사가 이 치료법에 근간을 두고 있는 원칙들은 다음과 같다.

1) 사람 신체의 전체성
2) 구조 및 기능 간의 관계성
3) 사람 신체의 자생 능력

결과적으로 정골 의학은 비록 집중적인 직접 치료가 아닌 손에만 의존하는 치료법이지만, 신체가 제 기능을 올바르게 실행할 수 있도록 신체의 구조를 복구함으로써 문제를 해결하는 치료법이다.

정골 의사는 신체의 특정 부위가 움직임에 제한을 보인다면, 그 부분 전체의 균형을 바꾸는 등의 방식으로 개입하여 환자의 신체 메커니즘이나 신경 생리학적 구조를 복구하고자 한다.

자세를 진단한 후에는 신체 균형을 회복하기 위해 신체의 어떤 부분에 개입하여야 하는지를 이해하고자 정보를 얻고자 한다.

정골 의사가 가장 잘 배워야 하는 기술들 중 하나는 심계 항진이다. 정골 의사는 세포로부터 손에 전해지는 정보를 이해하기 위해 장기간의 실습을 필요로 한다. 손은 인류 역사상 가장 뛰어난 진단 수단이다. 정골 의사는 반드시 생각하고 보고 느낄 수 있는 손을 가져야 하며, 두 손을 통해 변화한 상황을 인지하고 그것을 변경 및 바로잡고 개선하여야 한다.

심계 항진 및 관절의 작용, 수축 근육, 내장 및 부교감신경 구조는 정골 의학계에서 가장 중요한 진단 및 치료의 매개이다.

척추 교정 (Chiropractic)

몇 가지 측면에서 보면 정골 의학과 카이로프랙틱은 매우 유사하다. 실제로 두 분야는 손으로 다루는 것이 고통을 완화한다는 기본 철학적 개념이 같을 뿐 아니라, 환자의 전체적인 건강 상태를 개선하고자 하는 목표를 가지고 있다.

*카이로프랙틱(chiropractic)*이라는 용어는 "손으로 다루다" 라는 뜻의 그리스어인 *cheiro praktikos*에서 유래하였다. 이 치료 기술은 주로 척추 부분 및 신체의 다른 부분들에 손으로 행하는 "조절"에 의존한다.

카이로프랙틱은 정골 의학이 나온 지 약 20년 후인 1895년 미국 아이오와 주에서 탄생했다. 이 아이디어를 낸 사람은 Daniel David Plamer이다.

Plamer는 척추 부상으로 귀가 먹게 된 Harvey Willard라는 환자에게 카이로프랙틱을 행하였다. 그는 이 증상이 간단한 척추 틀어짐임을 알아차렸고, 그에게 척추 마사지를 계속할 수 있는 허가를 요청했다. 허가를 얻은 후 팔꿈치를 사용하여 제 기능을 하지 못 하는 척추뼈에 직접 압박을 주었고 제자리에 끼워 맞추었다. 이 치료 때문에 Willard는 청력을 되찾았다.

이렇게 탄생한 Palmer의 이론은 그가 "아탈구(subluxation)"라 이름붙인 척추의 불완전한 배열이 신경계의 기능을 방해할 수 있음을 나타냈다.

정골 의사는 연부조직부터 영향을 받은 골관절 부위까지 손으로 다루기 때문에 더욱 광범위한 부위를 대상으로 한다. 하지만 카이로프랙틱은 관절 부분에만 즉각적이고 직접적인 치료를 행한다.

정골 의사에게 연부조직을 다루는 것은 치료의 필수적인 요소이며, 제대로 행했을 때는 근육의 긴장을 완화하는 결과를 가져온다. 또한 이러한 방식으로 관절 기능 저하와 맞닿는 부분의 긴장을 완화하여 주는 것이다. 따라서 관절의 재교정을 위해서는 손으로 치료 기술을 행할 때 최소의 힘이 필요하다.

1 자세교정 림프 도수치료의 3단계 (The three phases of PRALD)

평가 (Assessment)

이는 당연히 치료 방법의 가장 기본 단계이다. 해당 신체 부위에 개입할 방향을 알 수 있기 때문이다. 이는 다양한 측면에서의 조사를 통해 다양한 전문직 평기를 필요로 하는 단계이다

PRALD는 오직 한명의 치료사만이 행할 수 있는 방법이며, 해당 치료사는 적절한 교육을 받은 사람이어야 한다. 하지만 노화 방지나 혈관 또는 에스테틱 의학과 같은 더욱 광범위하고 복합적인 분야의 일부를 이룰 수도 있다.

병력은 진단 시 병리적 증상, 치료, 과거, 현재 및 진행중인 모든 문제들을 알아내기 위한 첫 번째 단계이다. 기본적으로 이 단계에서 중요한 것은 현재의 문제점에 잠재적으로 책임이 있는 행동적 습관이나 라이프스타일을 이해하는 것이다. 또한 이 방법으로 치료를 받게 될 환자의 기대감에 가까이 다가서야 할 필요가 있다. 이는 모든 특정한 치료 효과에 대해 환자들을 재확신하게 하거나 치료에 대한 환상을 갖지 않도록 하기 위함이다.

자세 검사는 객관적인 검사를 통해 실행한다. 첫 번째는 선 자세(후쿠다의 검사), 다음에는 앉은 자세(작은 절반(hemi) 골반 검사는), 마지막으로는 누운 자세(회전근 검사 및 다리 길이 불균형 검사)가 이 검사에 해당한다.

후쿠다의 검사 (Fukuda's test)

후쿠다의 검사에서 환자는 두 팔을 수평으로 벌리고, 두 눈을 감고 선 자세를 유지하며, 최소한 50걸음 정도 서 있는 지점에서 제자리걸음을 하도록 한다.

환자가 앞으로 나아가려는 경향을 보인다면, 신체 앞쪽의 균형이 맞지 않는 것이며, 뒤로 물러나려는 경향이 보인다면 신체 뒤쪽의 균형이 맞지 않는 것이다.

우리는 앞으로 나아가거나 뒤로 물러나려는 경향을 제외하고 환자가 오른쪽이나 왼쪽으로 치우치는 모습을 볼 수 있다. 이는 신체의 앞쪽과 뒤쪽, 오른쪽과 왼쪽의 균형이 모두 맞지 않는다는 것을 보여 준다.

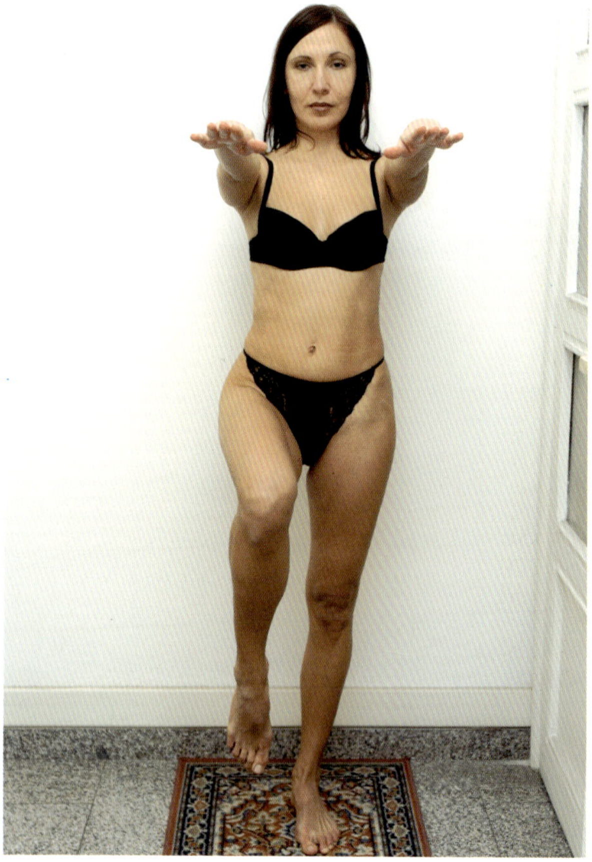

그림 1. *후쿠다의 검사*

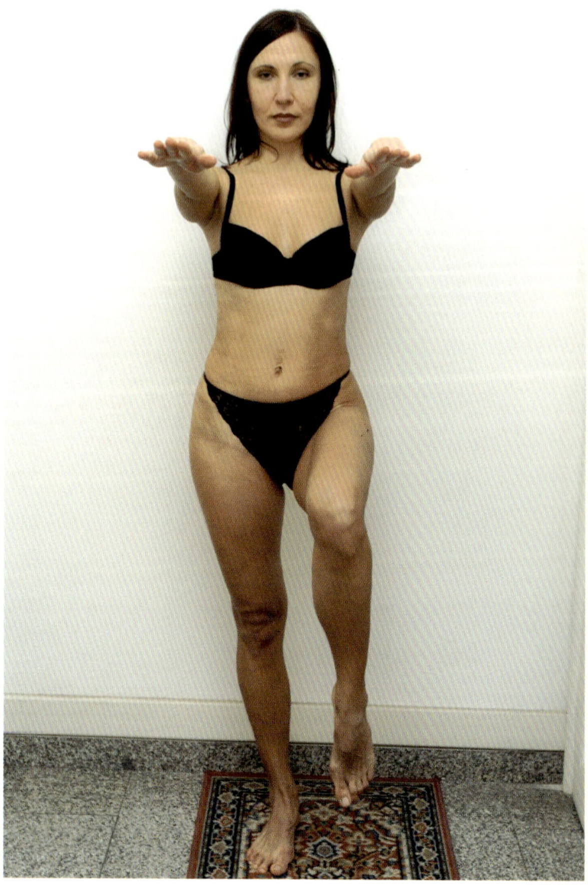

그림 2. *후쿠다의 검사*

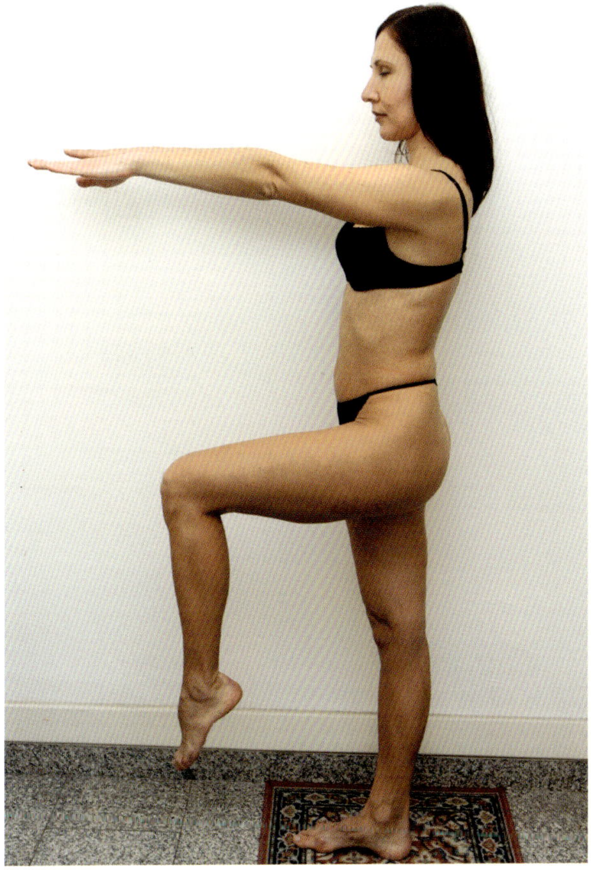

그림 3. *후쿠다의 검사*

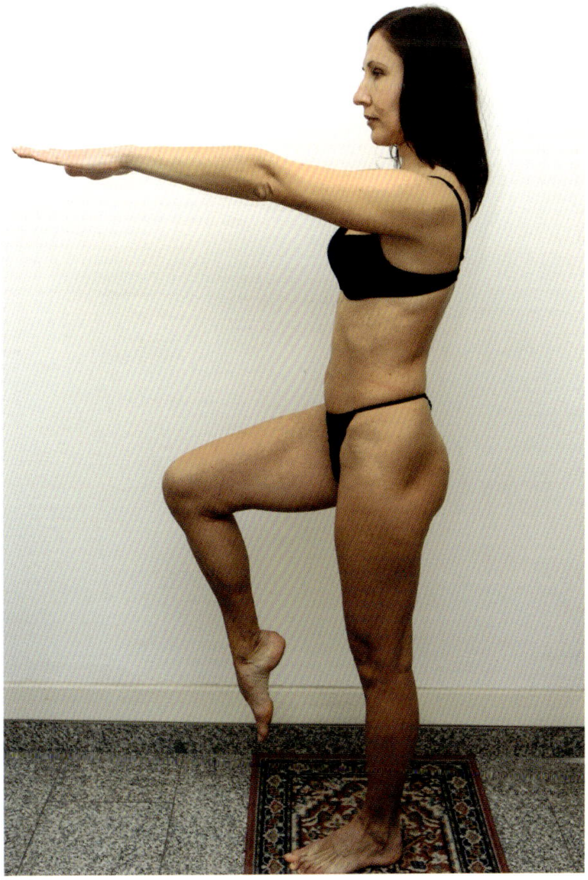

그림 4. *후쿠다의 검사*

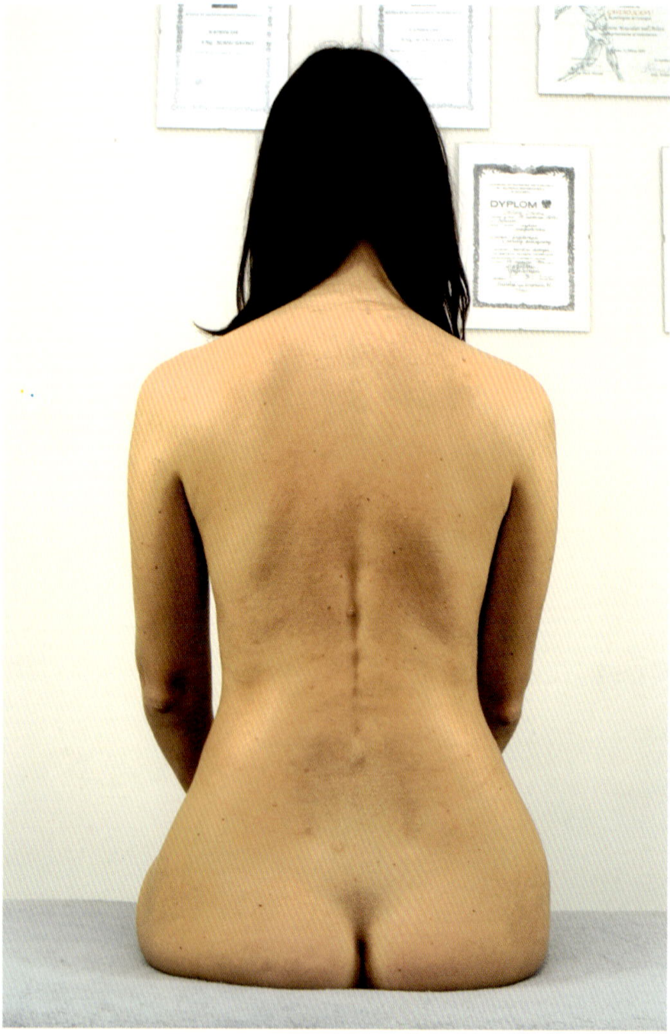

그림 5. *작은 절반 골반 검사*

작은 절반 골반 검사 (The small hemi-pelvis test)

작은 절반 골반 검사에서는 앉아 있는 환자의 등을 관찰한다.(그림 5)

이 검사에서 우리는 앉아 있는 환자가 어떻게 움직이는지를 진단한다. 움직임이 한 쪽 엉덩이에 치우쳐 있는 경우(엉덩이골의 움직임을 관찰하도록 한다), 요추 부분에서 이러한 요추의 천골 척추 측만증을 관찰한다.(양 어깨 간의 높이를 진단하고 양 팔 사이에 얼마나 많은 양의 빛이 지나는지를 관찰한다.)

회전근 검사 (The rotator test)

회전근 검사에서는 환자를 반듯이 눕게 한 뒤 환자의 양 발목을 잡아 들어 올린다. 그리고 양 발목을 엉덩이 방향으로 수평이 되게 민 다음, 발목을 안쪽 및 바깥쪽으로 돌려서 한쪽 발이 안쪽이나 바깥쪽 중 덜 돌아가거나 더욱 많이 돌아가지 않는지를 알아본다.(그림 6-8)

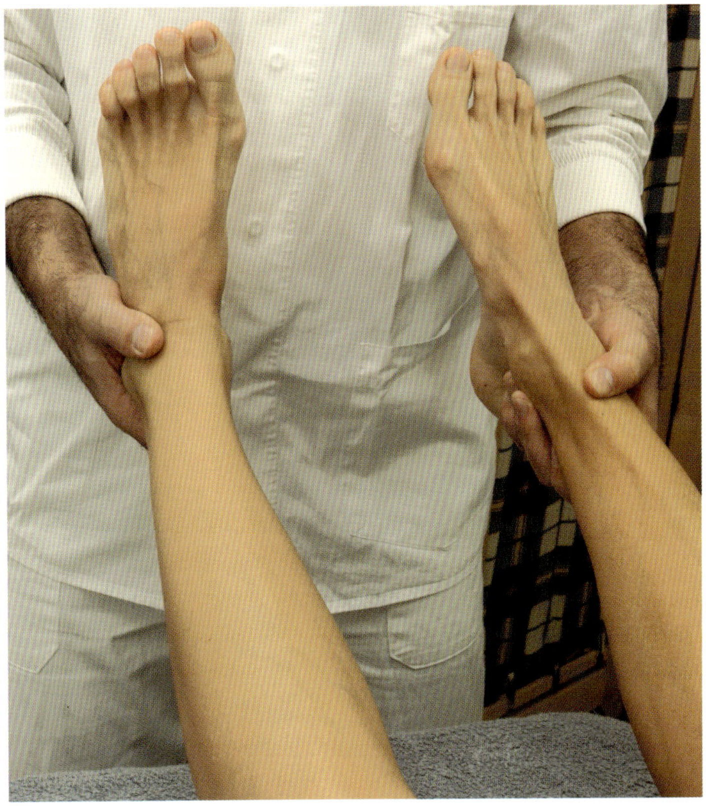

그림 6. *회전근 검사*

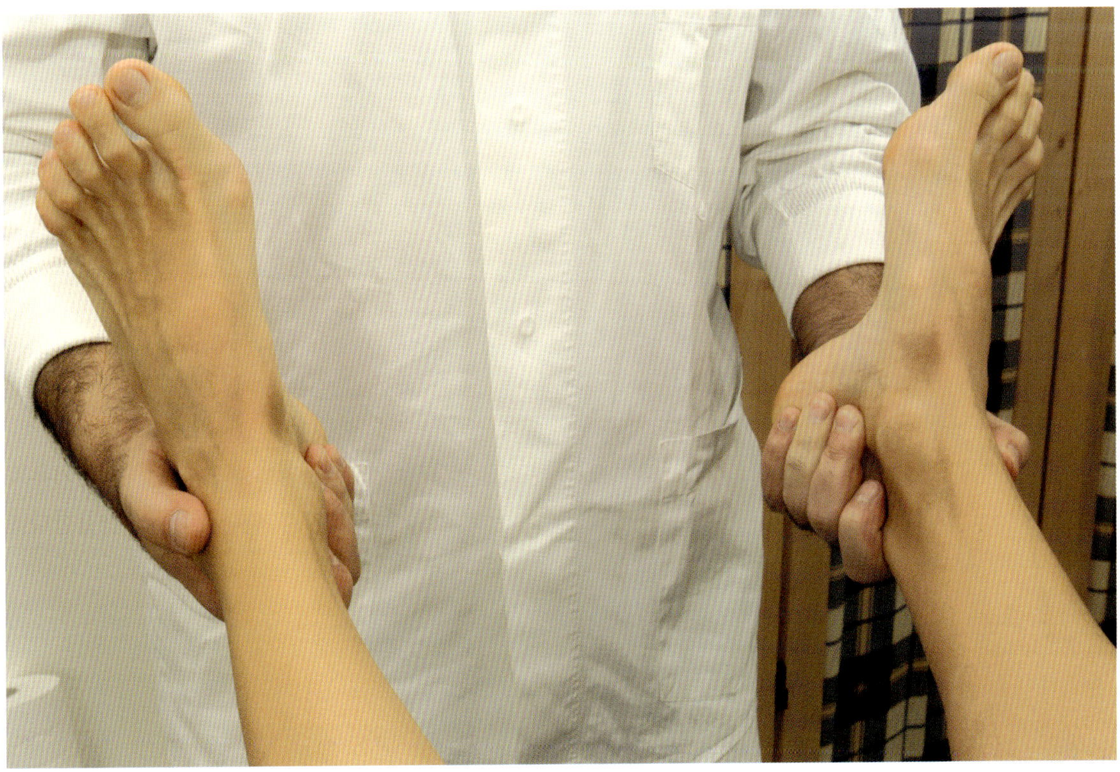

그림 7. *회전근 검사*

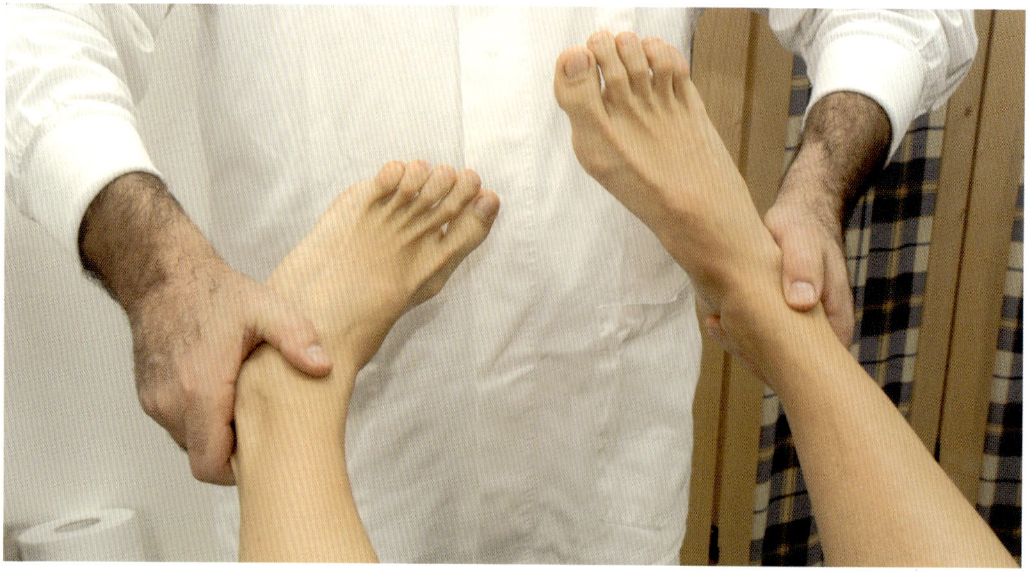

그림 8. *회전근 검사*

다리 길이 불균형 검사 (The leg length discrepancy test)

다리 길이 불균형 검사에서는 환자를 반듯이 눕게 한 뒤 상향 복사뼈에 엄지손가락을 둔 채 양 발목을 잡는다. 약 20cm 정도로 벌리고 다리를 벌리고 있는 환자의 양 발이 맞닿을 때까지 들어올린 뒤, 복사뼈에 둔 엄지손가락이 평행을 이루는지 또는 일치하지 않는지를 관찰한다. 동시에 양 발꿈치가 평행을 이루는지, 또는 일치하지 않는지를 관찰하도록 한다. (그림 9-11)

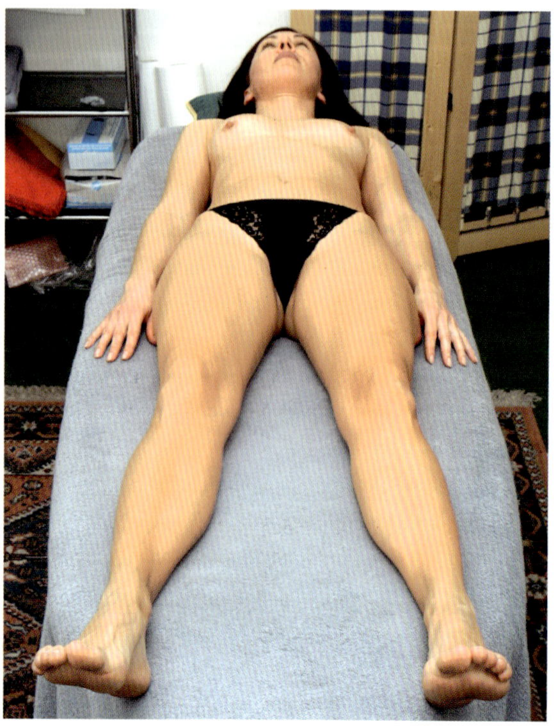

그림 9. *엉덩이 균형 검사*

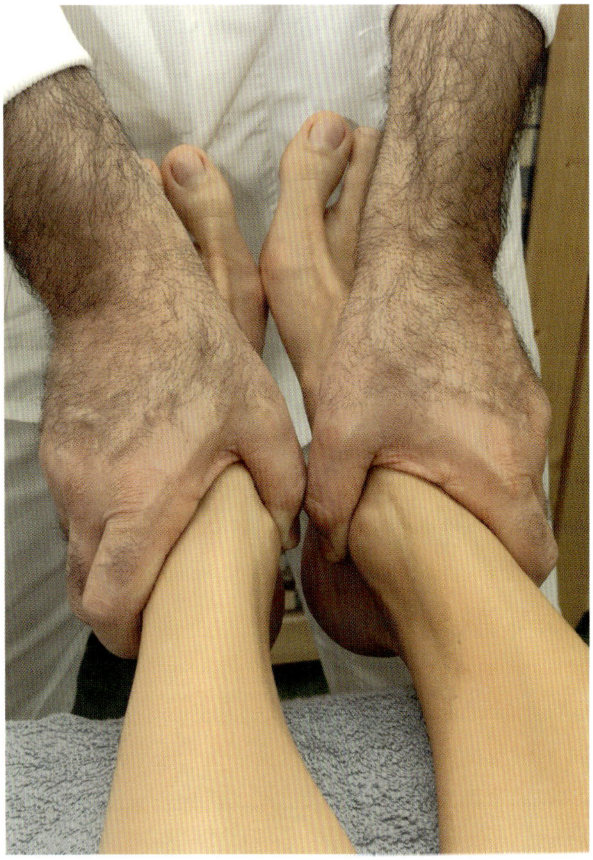

그림 10. *다리 길이 불균형 검사에서 복사뼈의 위치로 균형 확인*

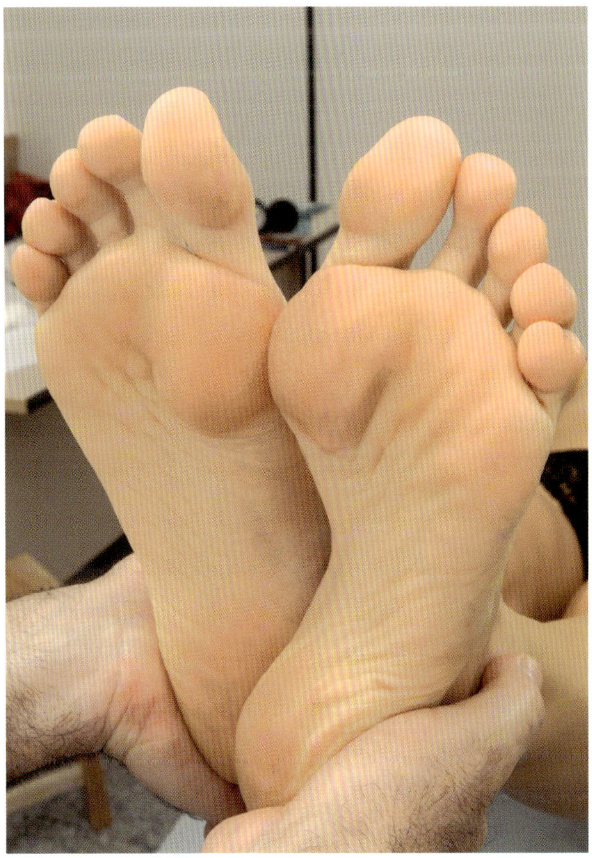

그림 11. *다리 길이 불균형 검사*

실행 (Exercution)

실행은 PRALD 방법의 가장 중요한 부분이다. 이는 실력 있는 치료사가 갖춘 전문적 기술 및 경험을 필요로 하는 단계이다.

이 방법의 목표는 우리 신체의 다양한 구조를 자극하여 신체 흐름 및 기능적 질서를 따르게 하며, 부분이 아닌 전체적인 신체의 기준을 맞추는 것이다.

이 경우와 마찬가지로 실제로 우리 신체에서 그 어떤 시스템도 독자적으로 작동하지 않으며, 다른 부분의 도움 없이 작용하는 기관 역시 없다는 것을 명심하여야 한다.

따라서 신체 구조는 모든 신체 부분이 다른 부분과 커뮤니케이션 및 협동을 하며 역학적, 신진 대사적, 그리고 정신 및 신체적인 균형을 맞추며, 우리가 건강을 유지하고 일을 하며 생존할 수 있도록 해 주는 개방적인 시스템인 것이다.

유지 (Maintenance)

이는 PRALD의 세 번째 단계이자 마지막 단계이다. 이 단계는 가장 중요한 단계로, 환자가 한 번의 치료로부터 받은 혜택을 치료를 받지 않을 때에도 지속적으로 “유지” 하는 것을 가능하게 한다.

우리는 자세 문제와 심신 및 정맥 림프 문제 때문에 재활, 치료, 심리 요법과 같은 개입이 어떠한 방식으로 자주 서로 연관되어 있으며 부지런히 이루어져야 하는지를 알고 있다.

예를 들어, 정맥 림프 문제의 경우 순환 체계에 개입하는 것의 혜택은 환자가 치료 침대에서 내려온 30초 뒤에 점차적으로 사라지게 된다.

이 치료 단계를 유지하기 위해 환자는 의학, 갱생 및 심리적인 적용 단계를 따르는 것이 이상적이다.

위에 언급한 적용 방식은 진단 단계라는 PRALD 초기 단계의 기초에 적용된다. 여기에서 치료사 및 치료사와 관련된 의료진은 PRALD 방법의 두 번째 시행 단계와 관련이 없는 잘못된 라이프스타일이나 개입을 필요로 하는 이에 뒤따르는 병적 증상을 알 수 있어야 한다.

따라서 다음과 같은 것들을 언급하는 것이 기본이다.

- 식습관(양, 질, 주기)
- 절식 요법(양과 질)
- 신체 활동(몸 전체 및 몸의 일부분)
- 옷을 입는 방식
- 위생과 화장품 사용 방식(얼굴 및 몸)
- 사회적 활동 방식(스트레스 감소 등)
- 예상되는 음식의 통합도(비타민, 마른 음식, 유동 음식, 액체 등)

마지막으로 다양한 PRALD의 적용 빈도 및 기한이 판단되어야 한다.

적용 빈도와 기한은 단일 환자의 상황과 PRALD를 시작한 시점을 기반으로 결정된다.

3단계로 진행되는 PRALD 세션은 최소 30분 정도 지속된다. 물론 첫 번째 세션은 환자의 전체적인 진단을 필요로 하기 때문에 더욱 오랜 시간이 소요된다. 또한 마지막 치료 시에도 유지를 위한 다양한 방법이 주어져야 하기 때문에 더 긴 시간이 소요될 수 있다.

세션의 빈도수는 환자의 초기 상태에 따라 다양하게 나타날 수 있으나, 일반적으로 이는 환자마다 다르게 나타난다. 초반에는 4일에서 6일 정도 간격을 두고 시행되지만, 다음으로는 치료 간격이 12일에서 20일로 늘어나며, 유지 시에는 30일에 한 번으로 자리잡게 된다.

실행의 3단계
(The three executive stages)

2 1단계(R.C.S)
[Fist stage (R.C.S)]
반사성 연결 자극
(Reflexogenic connective stimulation)

PRALD는 다음과 같은 세 가지 단계로 나뉜다.

a) **반사성 연결 자극** (R.C.S.)
b) **근막 통증유발점 자극** (M.TP.S.)
c) **깊은 정맥-림프계 자극 및 순환 마사지** (D.VS.S.M.D)

이 방법의 목표는 우리 신체의 다양한 구조를 자극하여 신체 흐름 및 기능적 질서를 따르게 하며, 부분이 아닌 전체적인 신체의 기준을 맞추는 것이다.

이 경우와 마찬가지로 실제로 우리 신체에서 그 어떤 시스템도 독자적으로 작동하지 않으며, 다른 부분의 도움 없이 작용하는 기관 역시 없다는 것을 명심하여야 한다.

따라서 신체 구조는 모든 신체 부분이 다른 부분과 커뮤니케이션 및 협동을 하며 역학적, 신진 대사적, 그리고 정신 및 신체적인 균형을 맞추며, 우리가 건강을 유지하고 일을 하며 생존할 수 있도록 해 주는 개방적인 시스템인 것이다.

1단계 (R.C.S.) [First Stage (R.C.S)]

운동 단위를 자극하는 것(α와 γ 운동 뉴런－운동 신경 섬유－횡문근 섬유 다발)은 일반적인 자기 수용기 자극(골지 혈구는 힘줄 부분에서, 근육 다발은 근육 부분에서 자극을, 파시니 혈구는 깊은 결합조직 및 관절에서 자극을 준다)을 통해 근육의 수축 또는 스트레칭과 관계있는 신체적 활동, 또는 운동 또는 긴장 또는 자세를 회복시키고 평가로 확인한다. 수축이나 스트레칭과 관련되거나 **진단 단계**에서 관찰된 근육들을 복구한다.

반사성 연결 자극 (Reflexogenic Connective Stimualtion)

기원 및 발전 (Origin and development)

이 방법은 처음으로 이를 경험적으로 실행한 Elizabeth Dicke라는 여성으로부터 기원한다. 병에 걸렸을 때 그녀는 결합조직을 자극하면서 반사구를 마사지하는 방법을 발견하였다. Elizabeth Dicke는 오른쪽 아래 다리에 심각한 질병을 앓고 있었고, 실제로 심각한 폐쇄동맥내막염이라는 진단을 받았다. 증세가 굉장히 심각했기 때문에 의사들은 수술로 다리를 절단하기로 결정하였다.

병원에 입원해 있는 동안 욕창 합병증이 나타났고 이는 그녀에게 엄청난 문제를 초래하였다. 천추와 미추 부분에 받는 통증으로 인해 그녀는 통증 부위를 손가락으로 찌르며 버텼다. 며칠 뒤 그녀는 요추 부분의 통증이 눈에 띄게 감소하였다는 것을 알게 된다. 이 때문에 그녀는 자신의 치료법을 계속해서 실행한다.

시간이 좀 지나자 그녀의 문제가 있는 다리에는 얼얼한 통증 대신 빨갛게 달아오르는 증상이 나타났다. 이는 신경계 및 순환계통이 다시 기능을 하기 시작하였음을 의미하였다. 또한 그녀는 병에 걸려 있는 동안 이 부분과 관련된 내부 장기, 특히 간담즙, 위장, 심장순환계통에도 문제가 있었음을 알았다.

그녀가 손으로 통증 부위를 자극할수록 이러한 증상들은 점점 줄어들어서 말끔히 사라지게 되었다. 석 달 만에 Dicke는 치료되었다.

그녀의 직관은 실제 방법으로 응용되었다. 1935년 그녀는 이 방법의 가치를 알아차린 Veil Di Jena 교수에게 방법에 대해 설명을 해 주었고, 교수는 의료 체조 기관에 연락을 취하도록 그녀에게 조언하였다.

1938년 그녀는 프라이부르크에 있는 의료 체조 기관의 원장인 W. Kohlrausch 교수를 만났고, 두 사람은 그의 조교 Hede Teirich-Leube와 함께 의학 체조 및 마사지의 틀에 맞추어 전문적인 활동을 수행했으며, Elizabeth Dicke의 결론과 유사한 연구 결과를 냈다.

Elizabeth Dicke는 기업가인 Bernhard Amann의 딸로 1884년 3월 10일에 렌넵에서 태어났다. 고등학교 시절 그녀는 스위스와 잉글랜드의 대학에서 언어학을 공부하기로 결정하였다. 그녀는 1904년 Hans Dicke와 결혼하여 딸을 하나 두었지만, 딸은 어린 나이에 세상을 떠나고 말았다.

Elizabeth Dicke는 어린 시절부터 의학으로 할 수 있는 모든 것들에 큰 흥미를 보였다. 그녀는 베를린에서 Klapp 교수와 Kirchberg 교수 밑에서 의학 체조를 배웠으며, 뛰어난 성적으로 학위를 취득하였다.

그녀는 고향인 부퍼탈 바멘으로 돌아가서 자신이 얻은 연구 결과와 널리 퍼진 인식을 바탕으로 도수치료 병원을 열었다.

1942년 그녀는 보덴제의 위버딩겐으로 가서 자신의 치료 방법에 관한 강의를 할 기회를 얻게 되었다. 이로부터 10년 뒤 그녀는 세상을 떠났다.

Elizabeth Dicke의 기술은 결합조직을 쭉 펴는 것이 특징이다. 이는 "플랫 테크닉"이라 불리는 방식으로 피부 표면만 움직였던 Teirich-Leube의 방식과 대조된다.

하지만 Dicke는 자동 신경계에 영향을 주고자 함을 목표로 하여 피하 조직만을 다루었다. 하지만 두 사람의 방법 모두 자동 신경계에 영향을 부었고, 훌륭히 상호 작용을 하였다. 결합조직의 (피부) 표면 마사지의 경우 반사 신경 효과는 최소이지만, 피하 스트레칭 기술의 준비 과정으로 사용될 수 있다. 이 기술에 대한 더욱 심도 있는 효과는 신경 치료의 관점에서 단독적으로 이해하여야 한다.

Kohlrausch는 자신의 경험에 따라 극도로 수축된 근육 계통을 신체 기관의 기능이 변경된 결과라고 보았다. 신체 기관의 기능이 변경되면, 치료 후에도 국소적 통증과 기능적인 신체 이상을 유발하는 반사 긴장 항진증이 계속된다.

Kohlrausch는 이 근육 부위를 완화하는 진동을 주거나 문지르면서 근육 긴장 항진증을 완화하고자 하였고, 실제로 다양한 사례에서 이러한 증상은 사라졌다. 이는 증상과 관련된 신체 기관의 기능 이상에 긍정적인 영향을 주었다.

신경학자인 H. Head 박사 역시 피부 표면 및 기관의 기능 사이에 반사 연결 부분에 대한 공통점을 동시에 연구하였다. 그는 1889년 내부 장기 기관들과 관련된 피부 부위의 자극을 통한 새로운 치료법인 **피부 부위 연관 현상**을 설명하였다.

진단 및 치료 (Diagnostics and therapy)

진단과 치료는 중추 신경계, 자동 신경계 내부 장기 기관, 이를 덮고 있는 조직과 근육-골격 기관 간의 상호 작용에 기반한다.

이 상호 작용은 "세그먼트(Segment)"라 불리는 척추 신경이 있는 모든 영역에 걸쳐서 발생한다. 이 영역은 다음과 같은 세 가지 요소로 나뉜다.

- **피절** : 피부 요소
- **근절** : 근육-골격 요소
- **경절** : 뼈, 인대, 근막 요소

또한 신체 장기 기관에서 보면 이 영역은 다음과 같이 불린다.

- **장절개도**
- **내장절제도**

피부에 대한 이 세그먼트 부분들의 위치는 각각 다르다.

장기 기관들과 대부분의 골격근들은 척추 신경으로 신경이 통하는 구조이다.

세그먼트들에서 보이는 가장 자주 나타나는 임상학적 현상은 다음과 같다.

- 피절에서 나타나는 *대상포진*
- 근절에서 나타나는 근위축증

내장절제도에서 척추 신경의 내장 섬유들은 특히 중요한데, 그 이유는 세그먼트에서 그것들이 골격, 근육, 피부 및 땀샘의 혈관을 조절하기 때문이다.

이러한 섬유들은 척추뼈 C7과 L2 사이의 척수의 외측각에서 나온다. 수출성의 교감 섬유로서 이것들은 C7에서 T2 사이의 머리와 목 부분, 그리고 T11에서 L2까지의 다리를 조절한다.

이러한 신경 연결 때문에 내부 장기 기관의 기능적 장애는 해당 장기 기관에 상응하는 피부, 근육, 골막 및 기타 장기로 전해지며 **확산 현상**이라 불리는 변화를 유발한다.

Head 박사의 발견에서 중요한 특성은 피부 영역의 통증에 대해 문지르거나 압력을 가하거나, 온도 등의 자극 반응 증상이 **과민증**(촉각 과민증)으로 나타난다는 것이다.

모든 피부의 세그먼트들이 변화에 영향을 받는 것은 아니다. 때때로 한 지점에서만 발생하기도 하는데, 이는 소위 최대 지점이라 불리며, 이 지점에서는 통증이 차갑거나 뜨거운 물에 닿거나 딱 붙는 옷으로 인한 접촉으로 인하여 느껴진다.

피부의 이러한 부위들은 특정한 순간까지 진단 차원에서만 가치를 보이지만, 시간이 지남에 따라 치료 차원에서도 중요하게 인식된다. 이는 피부의 통각 과민 영역에 대한 다음과 같은 변화를 발견한 Max Kibler의 연구 덕분이다.

- 변경된 모세혈관 순환
- 산 pH의 감소
- 산소의 감소 및 초기 통증 완화
- 온도 상승 및 감소

또한 이러한 변화는 다음과 같은 것들을 설명한 Dicke의 설명과도 일치한다.

- 피부 탄력성의 변화
- 피하 지방층에 있는 결합조직 층과의 더욱 강력한 점착성

피부에서 나타나는 이러한 변화는 다음과 같은 간단한 검사를 통해 임상적으로 확인할 수 있다.

- 환자에게는 날카롭거나 자르는 것과 같은 느낌을 줄 수 있는 둥근 물체로 피부를 문지른다.
- 근육 층을 양파 껍질 벗겨내듯이 층층히 미끄러지듯이 실행하여 멀리 떨어진 부위에서 통증을 느끼게 한다.
- 약간의 불편함을 느낄 수 있는 뜨겁거나 차가운 두 가지 열 자극에 환자를 노출시킨다.

Dicke의 피부 또는 외피 결합조직의 지역화 및 헤드의 부위가 동시에 나타나며, 두 저자 모두 동일한 영향을 받은 부위의 서로 다른 관점을 설명한다.

신체 기관의 영향으로 최대 통증을 받은 근육 부위에서의 매개 현상은 영국의 의사인 J. Mackenzie가 1996년에 설명하였다. 그는 촉진 작용으로 인해 자발적으로 발생하거나 재자극을 받는 특정 근육이나 흉내 근막의 부분적 뒤틀림 현상의 독립적 경화 현상에 대해 설명하였다. (압박으로 인한 통각 과민증)

Kohlrausch는 그러한 근육의 "반사 긴장 과다"가 복근의 정확한 감염과 같은 방어 활동으로 발생할 수 있다고 말했다. 이 경우 전체 복근벽은 완전히 수축하게 된다.

이 부위는 반사 작용을 유발하는 질병보다도 더 오랫동안 수축하게 된다. 수축 상태는 간과 담낭 질환과 같은 신체 기관의 기능이나 운동성 조직 기능 이상의 요인이 될 때까지 계속된다. 우리는 이 시점에서 오른쪽 어깨뼈와 척추 사이의 류머티즘 증상을 발견할 수 있다. 이 증상은 오른쪽 어깨와 어깨의 움직임을 방해하고 활동 중지 상태에서도 통증을 유발한다.

심장 질환의 경우에도 우리는 위에 언급한 부위의 동일한 증상을 관찰할 수 있다. 이 경우, 증상은 왼쪽에서 나타난다.

임상학적 관점에서 보면, 질환의 원인으로 작용하는 근육 긴장은 다음과 같은 방식에 따라 진단된다.

- 영향을 받은 근육을 조심스럽게 섬유의 횡단 방향으로 촉진한다. 처음에는 안정화 시킨 다음 움직임을 가한다.
- 손가락 끝을 사용에 가볍게 톡톡 두드린 뒤, 환자가 국소적 민감함(압통)을 느끼는지를 살핀다.

Kohlrausch 박사는 초당 11-16번의 진동이 유발되는 리듬에 손을 사용한 진동 치료법을 사용하였으며, 지속적으로 이 기술을 섬유의 긴장 진동을 검사하기 위해 사용하였다.

P. Vogler 박사와 H. Kraus 박사는 편평하거나 탄력성 있는 부기 등, 반사 작용 변화를 골막에서 관찰하였다. 이는 질병의 통증이 최대치에 이르렀을 때에 해당한다.

치료법 중 특정한 것은 여기에서 개발된 것으로, "골막 치료법"이라 불린다. 이는 불규칙적으로 닿을 수 있는 골막의 부위의 압력을 늘리거나 줄이며, 국소적인 부기를 줄여 주고 신체 기관이 받는 통증을 완화한다.

피하 결합조직 층은 부분적으로 근막에 상응하는 근육계의 신경 분포와 경계를 이루고 있는 피부 신경 분포 부분을 공유한다.

피하 조직에서 관찰되는 반사 신경 변화에 대한 설명은 Dicke와 Teirich-Leube 덕분에 알 수 있다.

그들은 구체적인 결합조직 기술을 사용한 실습을 통해 이 관계를 발견하였다. 이에 따라 모든 내부 영향보다도 이 조직에서의 변화가 치료적으로 중요함을 알아내었고, 단순히 진단 시 의미가 있던 피부와 근육의 중요성을 바꾸었다. 임상학적 관점에서 피하 조직의 변화는 시각적 관찰 및 촉진을 통해 확신할 수 있었다.

시각적 실험에서 피부 부위(표면적 결합 영역)와 근육 영역에서는 주목할 만한 변화가 나타나지 않았다.

따라서 촉진을 통해 변화를 알아내야 한다.

Dicke와 Teirich-Leube는 흉내근막과 결합되어 있는 피하 조직의 모양 변화를 설명하였고, 특히 둔근 부위와 등 부위의 부기와 패인 부분에서의 변화를 더욱 자세히 설명하였다. 그들은 이를 "연결 부위"라 불렀다.

이 부위는 다음과 같이 분류할 수 있다.

- "**1차**" 이는 신체 기관과 직접적인 관련성이 있는 부분이며, 모양은 원형이거나 흉내 근막에 접해 있고 조직은 하부 층에 흡수된 것처럼 보인다.
- "**2차**" 조직에 부기를 동반하는 주변 부위를 일컫는다.

촉진을 통해 부기가 있는 곳에는 패인 부분이 있음을 반드시 알아 두어야 한다.

패인 부분과 부기는 변화한 피하 조직에서 발견되는 신경 변화 때문일 것이다. 이 변화는 체액의 흐름을 영향받은 부위로부터 주변 부위까지 움직이며, 부기의 경우 역학적인 유입은 아무런 영향을 주지 못 한다.

이러한 변화들은 천골부, 둔근부, 엉덩이, 갈비뼈 측면, 어깨뼈 위쪽과 가운데에서 알아볼 수 있는 반면, 척추 인접 부위에서는 이보다 덜 분명하게 나타난다.

몸통의 앞쪽 벽과 팔다리에서 나타나는 이러한 변화들은 예외적인 경우이다. 따라서 촉진을 통해 알아내야 하는 것이다.

치료사는 좋지 못한 자세로 인한 불균형 때문에 발생하는 피부 조직의 변화를 알아낼 수 있도록 반드시 학습 및 전문적 훈련이 잘 되어 있어야 한다. 피부 조직의 변화는 항상 생장(Vegetative) 신경 섬유를 통해 이에 맞는 기관에 연결되어 있다.

해당 신체 기관들은 항상 영향을 받은 부위에 맞는 신경계통 및 순환계통의 변화와 질병을 유발한다.

결합 부위 내 신체 기관들의 의뢰 (Referral of Organs in Connective Areas)

제 기능을 수행하지 못하는 신체 기관은 신체의 오른쪽이나 왼쪽 부분의 결합조직이 다음과 같은 리스트에 따라 다양화되었음을 의미한다.

신체의 오른쪽 :

- 간, 쓸개
- 소장의 하부 (장폐색증)
- 상향 간결장곡

신체의 중간선

- 방광
- 자궁
- 전립선
- 머리

신체의 왼쪽

- 심장
- 배
- 췌장
- 비장

소장의 윗부분 (단식)

- 횡행 결장 및 하행 결장
- 시그마와 직장

체폭 (antimere) (신체 기관의 오른쪽과 왼쪽의)

- 폐와 기관지
- 신장과 신장 하부 샘
- 고환과 부고환
- 관과 난소

머리에 따른 결합부위 (The Connective Areas According to Head)

운동 기관의 질병 및 기능 이상에서 관찰, 촉진되는 결합부위는 소위 머리(Head)라 불리는 2차 통각과민 부위에서 나타난다.

결합부위의 예시 (Examples of Connective Areas)

생식기 부위 (Area of the reproductive apparatus)

해당 부위:

- 배면: 3번째 엉치뼈 위쪽에 위치
- 복부: 치골 결합 꼭대기 부분 장골릉 쪽에 위치

기능 이상:

여성의 경우

- 월경 전후의 복부의 통증과 동반되는 강한 등 통증
- 월경 기간 사이의 하혈 또는 길어진 월경 기간
- 민감한 자궁
- 2차 월경 불순
- 난소염

남성의 경우

- 등 아래쪽에 집중된 통증
- 음경 과민증
- 고환의 염증
- 잠재적 발기 부전

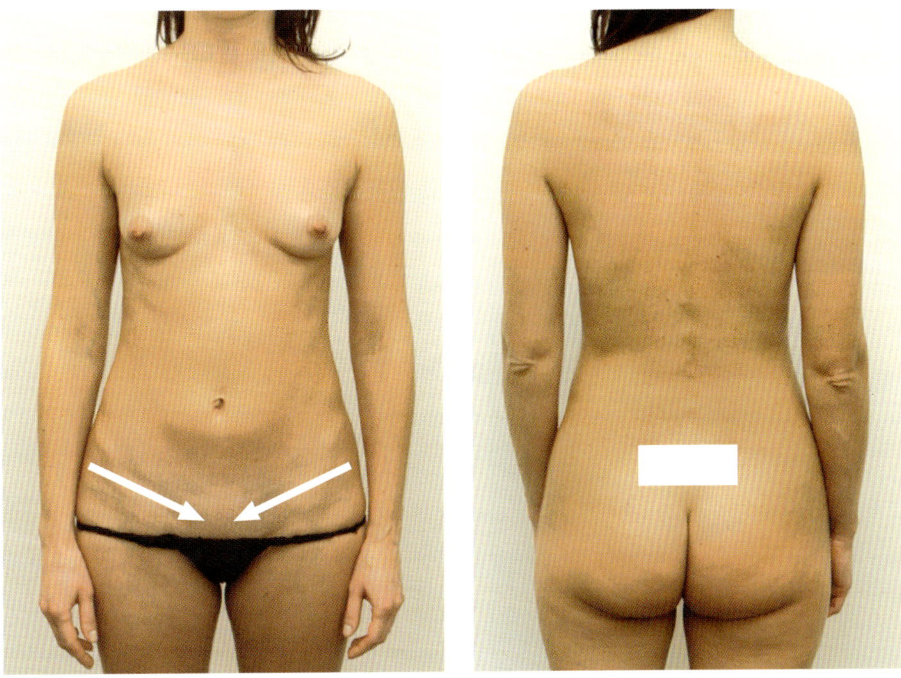

생식기 부위

방광 부위 (Area of the bladder)

해당 부위:

- 배면: 둔근 쪽 엉덩이골 윗부분에 위치
- 복면: 대전자 앞쪽 소전자에 근접해 있으며, 흉내근막의 형태

기능 장애:

- 과민방광
- 방광염
- 요폐
- 다뇨증
- 꼬리뼈 통증(coccydynia)

여성의 경우

- 과잉 분비(flour albus)와 질 기능 장애

남성의 경우

- 전립선 비대증 증상
- 골반저 순환 기능 장애
- 류마티스성 관절염

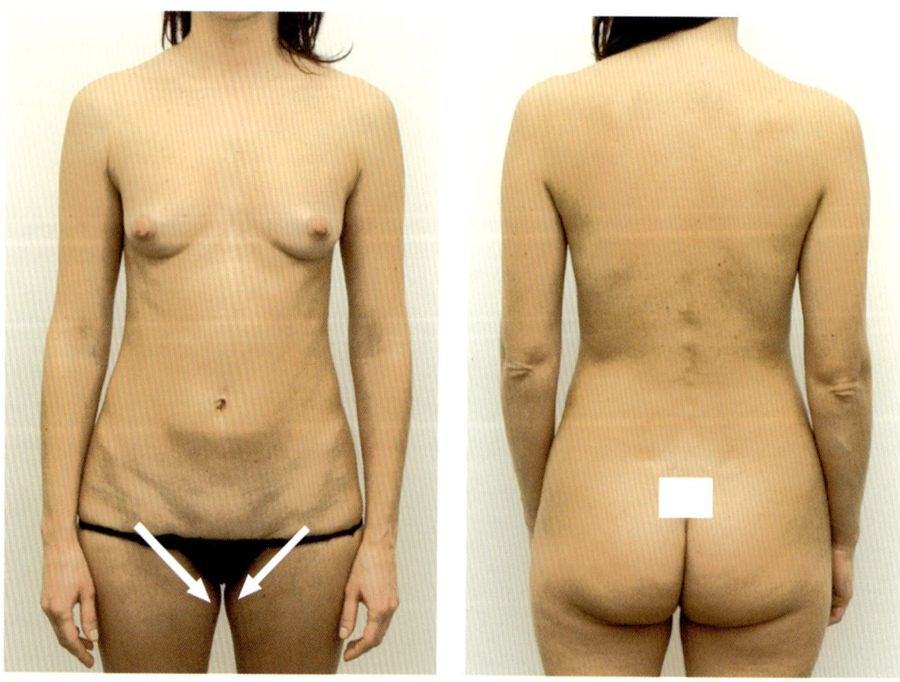

방광 부위

정맥 림프 부위 (Veno-lymphatic area)

해당 부위:

- 배면: 엉치뼈의 세 번째 아래 중간 부분으로부터 시작되는 근막의 형태
- 복면: 사타구니 부분 인대에 근접한 곳

기능 장애:

- 원활하지 못한 정맥 및 림프구 순환
- 정맥류성 정맥
- 하지골 부종
- 정맥류성 궤양
- 하지골의 야간 경련이나 손발이 저린 증상
- 혈전증
- 일차적 림프성 부종.

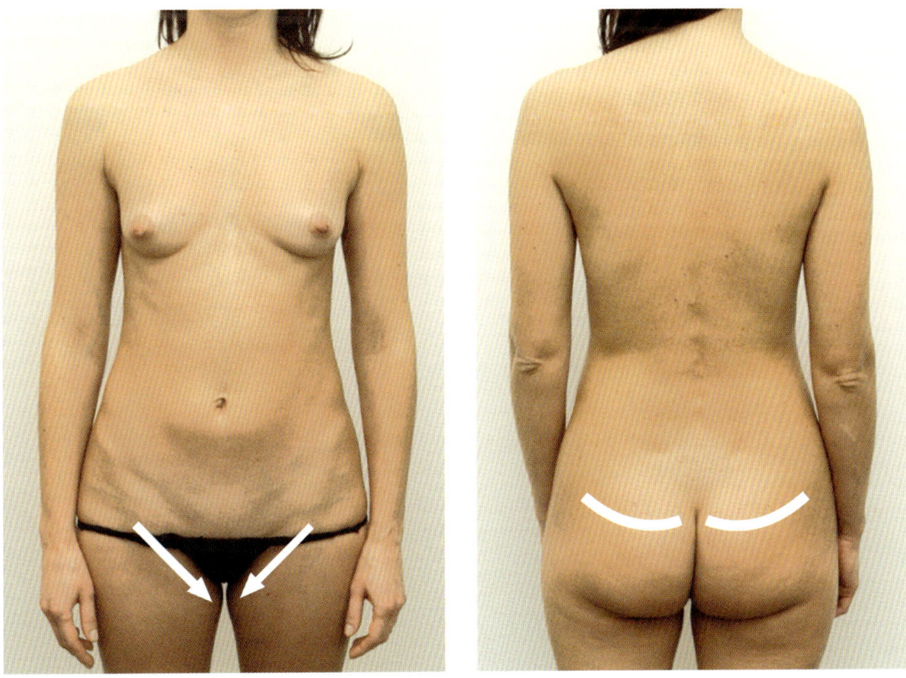

정맥 림프 부위

신장 부위 (Renal area)

해당 부위:
- 배면: T11에서 L2까지의 척추 인접 부분에 상응하는 부분
- 복면: 사근에 상응하는 복부 부분

기능 장애:
- 신장 결석, 신장통, 자갈
- 신우에 나타나는 증상
- 요도 경련
- 걷기가 불편할 정도의 등 통증
- 눈 위로 압력이 느껴지는 듯한 두통

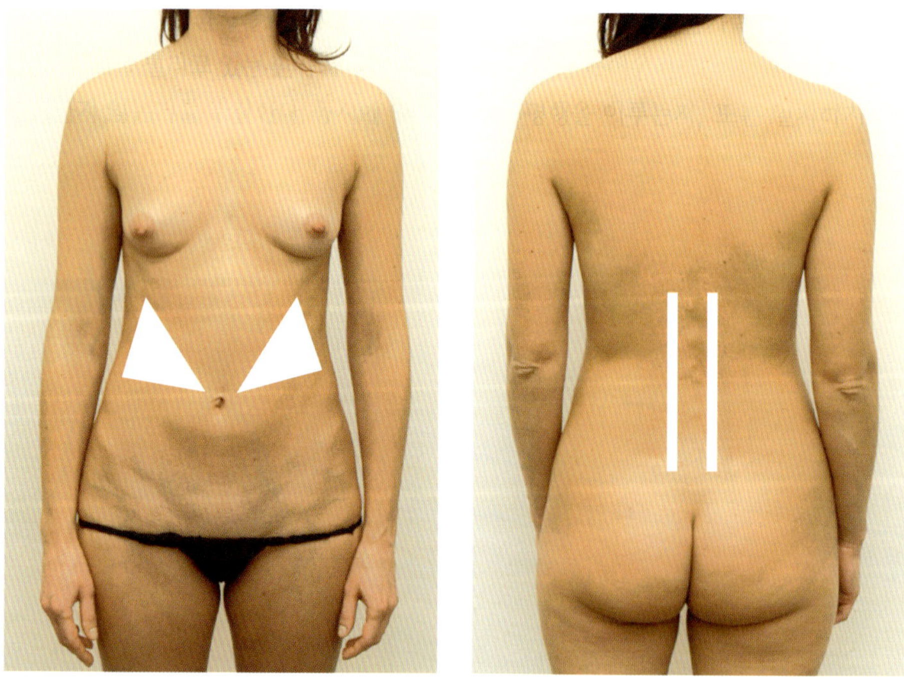

신장 부위

기관지 및 폐 부위 (Bronchial and pulmonary area)

해당 부위:
- 배면: 어깨뼈의 위쪽과 아래쪽 끝에 위치
- 복면: 흉골 위쪽과 쇄골 아래에 위치

기능 장애:
- 폐렴 후유증
- 급성 및 만성 기관지염을 앓는 중이거나 앓은 후의 후유증
- 천식성 기관지염 및 비특이적 만성 호흡기 질환

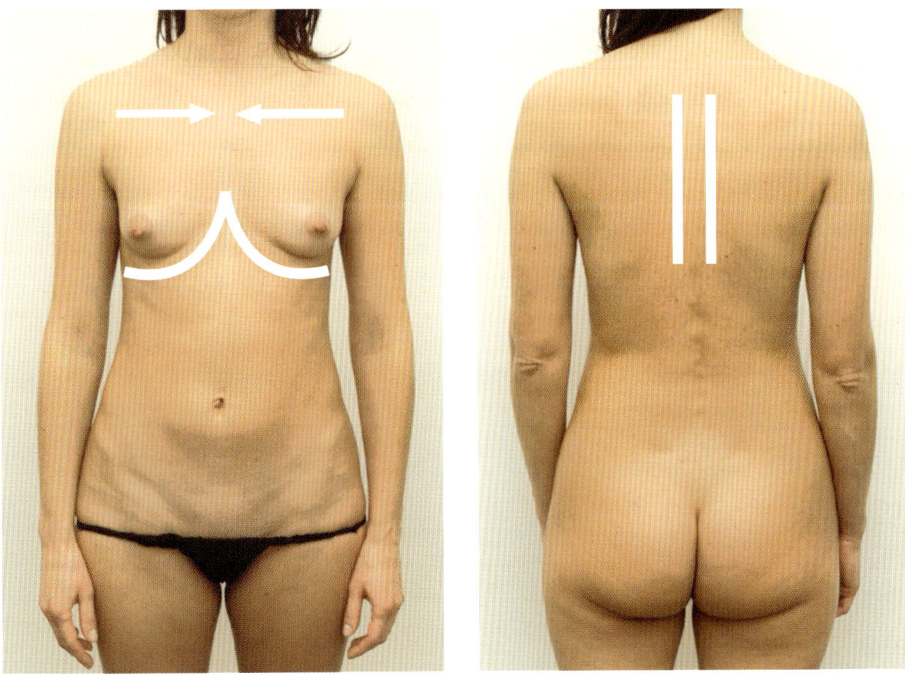

기관지 및 폐 부위

Stipsis 부위 (Stipsis area)

해당 부위:

- 배면: 엉치뼈의 세 번째 아래 중간 부분으로부터 시작되는 근막의 형태로, 미골부 쪽을 대각선으로 향해 내려감. 이 부위는 한쪽에만 있거나, 양쪽에 모두 존재할 수 있음.
- 복면: 치골로부터 시작되는 근막의 형태로 두개골 쪽을 대각선으로 향해 올라감.

기능 장애:

- 24시간 주기 리듬(예. 주간 근무/야간 근무, 여성의 경우 월경 전)에 일어난 변화로 인해 발생한 정신적 스트레스성 Stipsis(예. 여행이나 근무, 시험 후)
- 두통
- 어깨와 관련된 질환

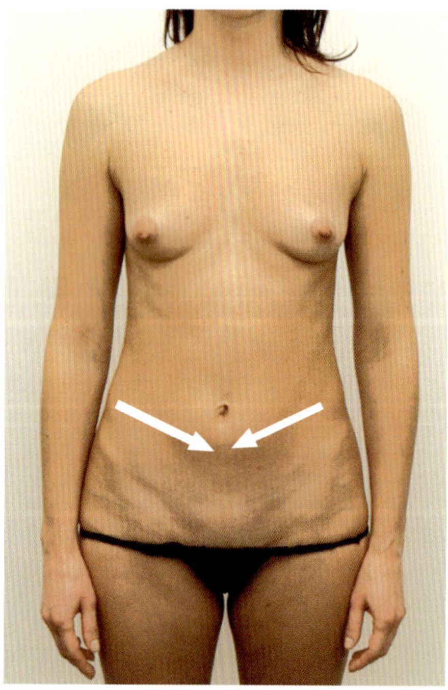

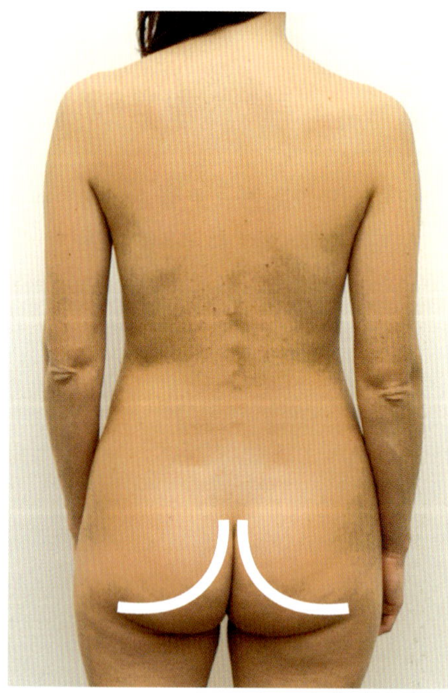

stipsis 부위

간, 담즙 부위 (Hepatobiliary area)

해당 부위:
- 배면: 오른쪽 가슴 아래쪽 중간 부분
- 복면: 상복부 모퉁이의 오른쪽 부분

기능 장애:
- 진행 중인 간염이나 간염을 앓은 후의 단계
- 오른쪽에서 느낄 수 있는 어깨뼈 및 상박골 통증
- 담즙/간의 기능적 변화

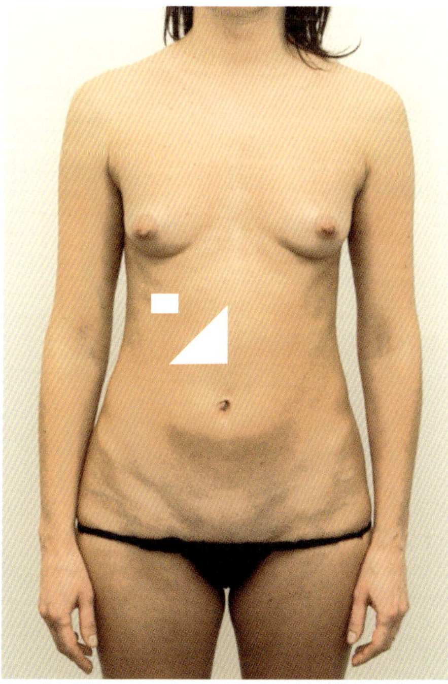

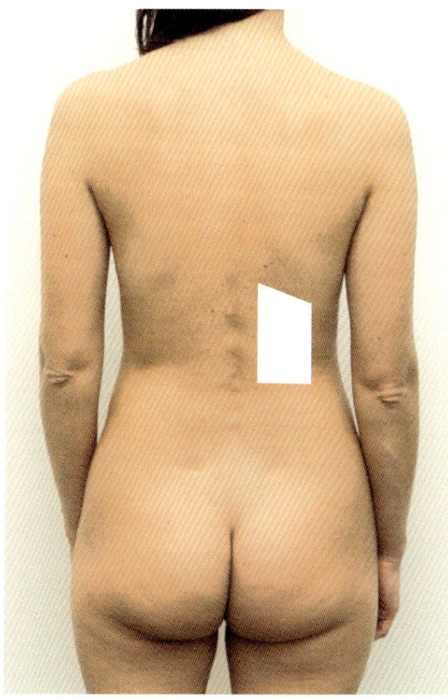

간, 담즙 부위

심장 부위 (Cardiac area)

해당 부위:

- 배면: 겨드랑이의 움푹 패인 곳인 C7으로부터 연결되는 뒤쪽 가슴 벽의 왼쪽 절반 부분
- 복면: 왼쪽 가슴의 위쪽과 아래쪽에 위치

기능 장애:

- 심부정맥
- 심근 조직 손상 또는 심근염, 협심증 후유증
- 이전의 심장 수술로 인한 기능 장애
- 숨이 잘 쉬어지지 않는 증세
- 왼쪽에서 느낄 수 있는 어깨뼈 및 상박골 통증

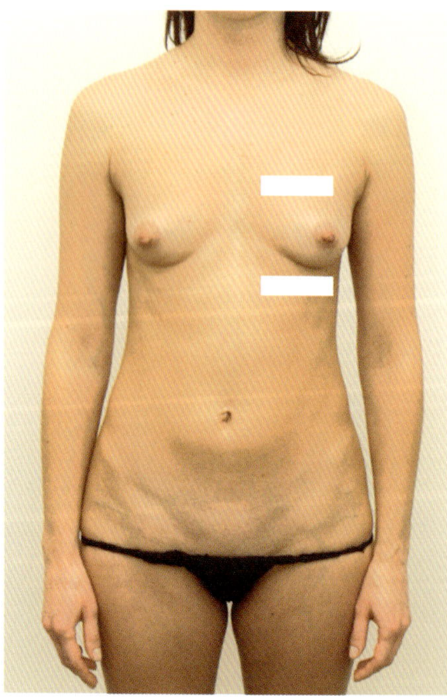

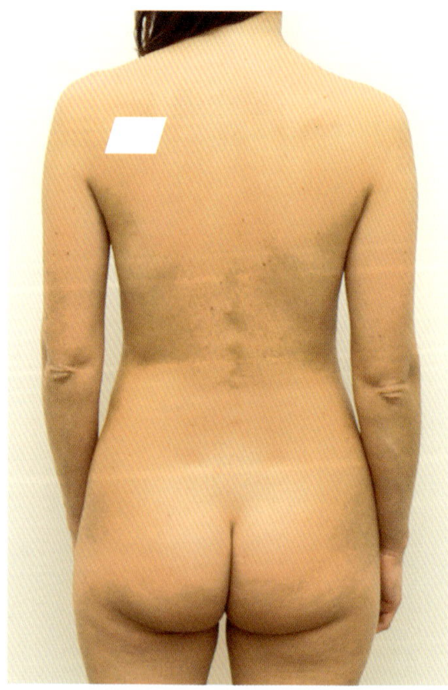

심장 부위

위 부위 (Stomach area)

해당 부위:

- 배면: D7에서 D11에 이르는 척추 인접 부분의 왼쪽 뒤 벽
- 복면: 상복부 구석의 왼쪽 부분

기능 장애:

- 육체적 및 신체적 스트레스로 인한 위통
- 궤양
- 위와 관련된 수술로 인한 합병증

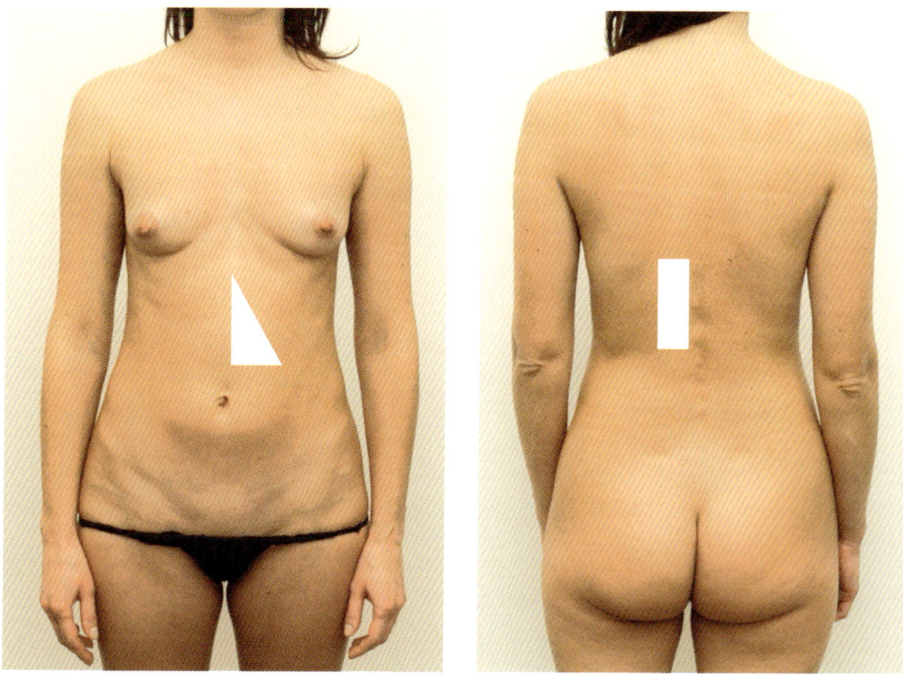

위 부위

신경학의 원리 (Principles of Neurology)

연결성 마사지의 목적은 손을 사용하여 피부 및 피하 세포의 기계적인 자극을 통해 활동을 하는 것이다. 척추 및 뇌수 활동으로 중재되는 신경 반응 작용은 내부 장기 및 움직이는 신체 기관의 기능적 장애를 줄이거나 없앤다.

연결성 자극의 특성은 척수로 중재되는 기능이 장애를 일으키는 신체 기관과 관련된 피부 및 피하 부분에 실행할 수 있다는 것이다. 또한 여기에서 나타나는 변화들은 척추 반응 때문에 나타나는 것이다.

피부 및 피하의 결합 조직에서 나타나는 이러한 변화들은 종종 척수의 규제를 받는 기타 기능 장애와 함께 나타나기도 한다. 여기에는 통증에 대한 민감성 관련 기능 장애, 신체 온도나 자세, 움직임 조절 기능 제한 등이 있다.

이러한 기능 장애 및 증상들은 부분적 관계성 즉, 척추 신경으로 통하며 기능 장애 및 증상과 동일한 부분에 속해 있는 신경해부학적 관점의 조직이나 기관을 통해 나타난다. 이러한 척추 신경의 섬유가 나타나는 척수 부분에서는 신경 연결 때문에 동일한 부분에 속해 있는 다양한 신체 기관들 간에 관계가 형성된다.

다양한 신체 기관들은 척추 반응을 통해 서로 서로 연관되어 있다. 기능 장애들의 원인은 다르지만, 서로 연관 되어 있으며, 중앙 신경 시스템에서 정보 전달에 오류가 있었던 것으로 보여져야 한다.

이러한 부분적 기능 장애의 존재는 "부분적 규제 완화"라고도 불린다.

통각 자극과 연결되어 있는 모든 주변적 기능 장애들은 중앙 신경 시스템에서 이상적인 조건에 있다면 부분적 조절 완화를 보일 수 있다.

후자는 불면증이 심하거나 척추 반사 활동의 통제 능력이 줄어드는 상태일 때를 일컫는다. (하향 억제 시스템의 활동 감소) 이는 종종 신체적, 정신적 스트레스의 현상들을 따라서 나타난다.

진단 원리와 연결 마사지 치료의 원리를 이해하기 위해 우리는 신경 해부학적인 관계성에 대한 밀도 있는 지식과 조절 완화 및 부분들의 기초가 되는 신경생리학적 원칙을 잘 알아 두어야 한다. 그런가 하면, 운동 자극의 신경생리학적 가능성을 고려하는 지식이 있는데, 이는 골격 근조직, 근막, 힘줄, 관절, 인대, 뼈와 피부의 수입성 및 원심성 신경 분포에 대한 연결성 마사지를 통해 얻을 수 있는 지식이다.

원심성 시스템 (The Efferent System)

골격근육은 우리가 노동력과 힘을 생산하는 데 필요한 근방추외 근섬유와 근방추내 근섬유로 이루어져 있다.

근방추외 근섬유는 직경이 큰 α 운동 뉴런에 의해 신경이 통한다. 이 운동 뉴런의 세포체는 척수의 전각에서 발견된다.

α 운동 뉴런은 500개의 근섬유 주변에서 신경이 통한다. α 운동 뉴런에 자극을 가하면, 이 운동 뉴런으로 연결되어 있는 모든 근방추외 근섬유들이 동시다발적인 활동 및 이로 인한 수축 현상을 보인다. 이것이 신경이 통하는 운동 뉴런과 신경 섬유들이 운동 단위라고도 불리는 이유이다.

근방추는 근육의 길이를 잴 수 있는 소체이다. 나아가 근방추는 근방추외 근섬유와 병렬이 되도록 놓여 있다.

근육 길이의 다양성은 직경이 큰 수입성 신경 섬유가 생산해 내는 자극을 통해 척수로 전달된다.

근방추내 근섬유는 직경이 γ로 작은 운동 신경을 통해 신경이 통하고 있으며 또한 척수의 전각에서 찾을 수 있는 세포체를 가지고 있다.

γ 운동 신경의 자극은 근방추를 길이의 다양성에 적응하게 한다. 근방추를 통한 근육 길이의 측정과 근육 힘의 측정은 중앙 신경 시스템이 모든 상황에서 근육의 힘과 길이를 조절할 수 있게 해 준다.

자율 신경계 또는 생장 신경계 (The Autonomous or Vergetative Nervous System)

자동 신경계는 이 용어가 암시하듯 자발적인 조절 없이 작동하며 내부 신체 기관의 유기체적 활동이 기능을 하는 동안 해당 기관의 활동을 조절한다.

자율 신경계의 활동은 동맥혈압 규제나 다양한 신체 기관 내의 혈액 흐름 조절 및 신체 온도 조절에 관여한다.

자율 신경계는 다음과 같은 세 가지로 나눌 수 있다.

- 흉부 및 위쪽 요추 척수에 기원을 두는 정석 교감 신경계
- 뇌와 천골의 골수에서 기인하는 부교감 신경계
- 장 시스템(중앙 신경 유입과는 별개로 기능함)

자율 신경계를 구성하는 요소들은 사전 신경절 및 사후 신경절 뉴런이다.

사전 신경절 뉴런은 대뇌 및 척수에서 발견된다. 사후 뉴런들은 자율 신경계의 신경절에서 발견된다.

교감 신경계의 신경절은 척추 양쪽에 위치하고 있으며 교감 신경계통을 형성하고, 복강에도 위치하고 있다. (척추앞신경절)

부교감 신경계의 신경절은 신체 기관벽 가까이에서 발견된다.

사후 신경절 뉴런에서 사후 신경절로, 사후 신경절 뉴런에서 신체 기관으로 전달되는 신경 자극의 전달은 화학적 중재 요소에 의해 나타난다.

사후 신경절 뉴런과 관련된 모든 사전 신경절 축색 돌기와, 신체 기관과 관련된 부교감성 사후 신경절 뉴런들의 중재 요소는 아세틸콜린이다. 신체 기관과 관련된 교감성 사후 신경절 뉴런의 중재 요소는 노르아드레날린이다.

자율 신경계는 신체 기관과 분비선의 평활근의 신경을 연결하고 근육이 수축 및 이완을 할 수 있게 한다.

줄무늬에 관한 평활근은 덜 차별화되어 있으며 각 신체 기관마다 매우 다양하게 나타난다.

교감 및 부교감의 신경 시스템의 영향력은 대부분의 신체 기관들에서 반대 또는 대립적인 자극과 함께 나타난다. 다음과 같은 예를 들 수 있다.

- 심장에서 교감성 자극은 심장 박동수를 증가시키는 반면, 부교감성 자극은 박동수를 감소시킨다.
- 내장 근육 구조에서 교감성 자극은 운동성을 줄이지만, 부교감성 자극은 운동성을 증가시킨다.
- 교감성 자극은 괄약근을 수축시키지만, 부교감성 자극은 이를 이완시킨다.

교감성 및 부교감성 신경계는 서로에게서 완전히 독립적으로 작동하지는 않지만, 두 시스템 모두 신체 기관의 기능을 조절하고 서로의 기능을 완수할 수 있게 해 준다.

대부분의 신체 기관들은 신경뿐만 아니라, 아드레날린과 같은 호르몬을 통해서도 조절된다. 부신 수질에서 생산되는 아드레날린과 내분비샘에서 생산되는 호르몬들은 물론 히스타민, 브래디키닌과 같이 신체 기관이나 그 인근에서 방출되는 다른 물질들 역시 신체 기관들을 조절할 수 있다.

교감성 뉴런은 생리학적 기능이나 화학적 중재 요소 등과 같이 다양한 기준으로 나눌 수 있다.

교감성 뉴런을 나누는 가장 흔한 기준은 피부, 근육, 관절, 눈, 내장과 같이 하위 시스템에 관여하는 신체 기관의 자극에 대한 생리학적 결과 및 이들의 생리학적 기능(혈관 수축성, 혈관 확산성, 발한 신경성)이다.

이 자발적인 활동은 혈관 수축성 및 발한 신경성에 한정, 사전 신경절 뉴런의 약 20-25%에서 발견된다.

이러한 하위 시스템들의 흥분성 유입이 증가하면, 평균적 방출 빈도수가 증가하며 더욱 많은 사전 신경절 뉴런들이 이 긴장성 활동에 관여하게 된다.

혈관 수축성 강장성 뉴런들은 혈압을 조절하며, 따라서 근육들은 혈압을 변경하기 위해 최대한으로 반응한다. 또한 다양한 혈관 수축성 하위 시스템들 사이에는 상호 간의 연관성이 존재한다.

이러한 관점에 따라 피부의 혈관 수축성 뉴런들과 근육 및 신체 기관의 혈관 수축성 뉴런들 사이에는 분명한 대립관계가 존재한다.

이러한 모든 메커니즘들은 다양한 활동 수행 시 혈압을 유지하기 위해 필요한 신체 기관의 혈액 흐름의 하위 체계를 조절한다.

이러한 하위 시스템 다음으로는 교감 신경계의 다른 기능들이 존재한다. 이 기능에 해당되는 특정한 신체 기관이 향하는 방향이나 국소적인 영향성을 설명하였다.

신체 기관과 관련된 교감성 신경계의 끝은 지방질 세포와 섬유아 세포 사이에 존재하는 근육, 관절, 피부, 림프관의 연결 조직에서 발견된다.

수입성 및 원심성 신경 분포 (Distribution of afferent and efferent innervation)

척수의 수입성 뒤쪽 근원과 원심성 앞쪽 근원은 통합하여 척추 신경을 형성한다. 모두 왼쪽과 오른쪽에서 8개의 목신경, 12개의 흉부, 5개의 요추, 5개의 천골 신경을 발견할 수 있다.

모든 척추 신경은 피부와 다양한 근골격 및 그 중 일부, 그리고 골격이나 인대, 관절낭, 근막의 특정 부분들의 신경을 통하게 한다.

척추 신경이 통하는 신체의 일부는 세그먼트라 불리며, 세그먼트의 구체적인 부분들은 **피절, 근절, 경절**이라 불린다. 이러한 개념들은 발생학에서 나온 것이다.

세그먼트화를 위해 사용된 배아 체절에서 피부와 해당 신체 기관, 근육 조직, 골격, 관절낭, 그리고 인대가 형성되는 것이다.

이러한 구조들은 세그먼트화를 위해 사용된 척추 신경에 의해 척수로 연결되며, 따라서 해부학적 관점에서 조직화의 모델을 확립할 수 있다. 이중 피부, 근육, 뼈, 인대는 척추의 형성 때문에 상호 간 신경생리학적인 연관성을 갖는다.

세그먼트를 구성하는 본래의 기본 요소들인 피절, 근절 경절은 체절로부터 발전한 것인데, 이들은 배아가 성장하는 동안 상호 간의 위치를 변경한다. 척추 신경의 영향이 이러한 지형학적 변화를 따르는 만큼, 다양한 조직과 신체 기관 사이에서 세그먼트의 관계성은 유지된다.

주변적 피신경들은 다른 곳과 겹쳐지지 않게 신경이 통하는 잘 정립된 부위에 존재하며, 피신경들은 일반적으로 뒤쪽에 다양한 근원을 둔 수입성 섬유들을 포함한다. 이러한 이유 때문에 뒤쪽에 근원을 둔 피부 부위는 주변적 피신경들의 근원과 결코 같을 수 없으며, 인접하고 있는 뒤쪽 근원들의 신경이 통하는 부위와 겹쳐져서 주목할 만하다.

뒤쪽 근원을 둔 피부 신경 영역을 **피절**이라 하며, 주변적 피신경의 신경 분포 영역은 **신경 영역**이라 불린다.

자동 반사 작용 (Motor Reflexes)

팔다리의 근골격은 특히 신체가 시공간적 차원에서 움직일 수 있게 해 주며, 내재적인 척추의 근골격은 자세를 조절한다.

이러한 기능을 실행하기 위해 중앙 신경 시스템은 근육의 길이 및 상태, 긴장, 그리고 관절의 위치에 따라 지속적으로 정보를 받는다.

이 정보들은 신경근육 축(길이 측정), 근육-tendinal 신체 기관(긴장 측정) 및 관절낭과 근막에서 나오는 수입성 신경 섬유를 따라 중앙 신경 시스템에 도착한다.

척수는 중앙 신경 시스템이 길이와 근육 수축의 힘을 조절하는 것을 통해 몇 가지 반사 작용 방식을 구성한다.

반사호 (Reflex Arc)

단시냅스의 연장 반사호는 골격근의 길이에 기반하며, 따라서 근육이 빠르게 뻗는 것은 근육 축에서 나오는 수입성 섬유의 자극으로 이어진다.

이 수입성 섬유들은 단시냅스적으로 근육 자체의 신경을 통하게 하는 α 운동 뉴런을 자극하며 α 운동 뉴런들은 스포츠 근육들의 신경을 통하게 하고 따라서 근육은 본래의 길이로 돌아오기 위해 수축한다.

골격근은 다양한 길이로 변할 수 있으며 운동 뉴런 α는 모든 정도의 연장에 대하여 변화에 대한 동일한 민감성을 보인다.

이러한 운동 뉴런들의 도움으로 신경근 축의 근육 구조가 활성화되고 민감성의 한계점은 신경근 축에서 나오는 수입성 섬유에 의해 길이 측정을 위해 조절된다.

중앙 신경 시스템은 추가적 축 근육이 수축하는 동안 γ 운동 뉴런의 활동을 늘리면서 신경근 축의 이완을 억제하며, 근육이 수축하지 않은 상태가 되었을 때 γ 운동 뉴런의 활동은 감소한다.

이는 α와 γ 운동 뉴런들이 활성화를 위해 동시에 피질에 의존하고 있음을 의미한다. 이러한 방식으로 수입성 섬유의 측정에 대한 능력은 추가적 축 근육이 수축하거나 이완함에 상관없이 신경근 축에 의해 일정하게 유지된다.

γ 운동 뉴런에 한정된 자극은 추가적 축 근육 구조의 간접적인 활동으로 이어진다. (γ 운동 뉴런 － 내부 축 근육 구조 － 근육 축에서 나온 수입성 섬유 － γ 운동 뉴런 － 추가적 축 근육 구조)

γ 운동 뉴런에 의한 이러한 근육 구조의 간접적 활성화는 저혈압의 유발과 지속에 중요한 역할을 할 수 있다.

골격 근육 구조의 조절 작용에서 또 다른 기본적인 요소는 근육이 발전시키는 긴장의 조절로, 근육-tendinal 기관이 이를 담당한다.

척수의 운동 뉴런은 통각 신경 섬유에 의해서도 자극 및 억제될 수 있다. 통각 섬유와 운동 뉴런 간의 이러한 상관 관계는 항상 다시냅스 종류의 관계 즉, 수입성 섬유와 원심성 섬유 사이의 관계라 할 수 있다.

종종 발견되는 진단 및 치료에 중요한 현상은 다양한 근육에 있는 고립된 덩어리의 유발이다.

이러한 덩어리는 복잡하게 얽히고설켜 있고 방추형이거나 근막성이며, 촉진 시 통증을 유발할 수 있으며 항상 통증에 매우 민감하다.

이러한 국소적 근육 덩어리에서 신체 표면을 향한 통증이 있을 수 있으며, 이는 덩어리를 가지고 있는 근육에 분포된 동일한 신경으로 연결되어 있다.

관련 통증이 압박을 가하였을 때 더욱 민감하게 느껴지는 부위이며 손가락으로 문질렀을 때 통각 과민증이 나타난다.

근육이 단단해져 있는 이 부분을 **통증유발점**이라 부른다.

통각 과민증과 근육 경화는 내부 신체 기관이 영향을 받은 지점에 반사 근원을 두고 있는 것으로 보인다.

영향을 받은 근육은 영향을 받은 내부 신체 기관과 동일한 척추 신경으로 함께 연결되어 있다.

근원 지점은 또한 근육 구조의 신경원 변경이 불균형적일 때 환자가 두려워하는 경우, 중앙 신경 프로세스를 통해서도 표현할 수 있다.

부분적으로 만성적 통증을 유발할 수 있는 긴장성 근육 수축이 유지되는 방법은 알려지지 않았다. 하지만 γ 운동 뉴런의 반사 중앙 신경 자극이 신경근 축의 근육 구조를 활성화하듯 이차적인 방법을 통해 γ 운동 뉴런으로부터 나온다고 가정할 수 있으며, 이러한 방식으로 신경근 축의 수입성을 활성화할 수 있다.

이러한 수입성은 단시냅스적으로 γ 운동 뉴런을 활성화하며, 따라서 골격 근육 조직의 수축을 갖게 된다. 이러한 자극은 근육과 힘줄, 인대의 통증 섬유의 활성화를 통해 유지되며, 따라서 악순환이 반복되는 것이다.

도수치료방법 (Manipulative Routines)

피부 치료법 (Skin routine)

검지, 중지, 무명지의 손가락 세 개를 사용하여 실행한다. 피부는 손 끝에 닿아야 하고 특정 방향으로 긁거나 피부를 끌어 오면서 마사지한다. 이러한 방식은 치료의 시작과 끝을 알리는 마사지이다.

피하 치료법 (Subcutaneous routine)

검지와 엄지를 사용하여 중간 부분부터 끌어 오는 식으로 마사지한다. 이 치료법은 피하 조직까지 닿기 때문에 앞서 언급한 치료법보다 더욱 깊은 자극을 줄 수 있다.

근막 치료법 (Fascia routine)

이는 앞서 언급한 도수치료와 다르다. 치료 경로의 방향이 다르기 때문이다. 지금까지는 끌어 오는 동작으로 마사지하였다면 이번에는 쥐는 방식으로 마사지한다. 이 경우 건막 근막까지 닿기 때문에 매우 강한 자극을 주게 된다. 피하 치료법 및 근막 치료법은 "절단"이라는 이름으로도 불리는데, 치료를 받는 환자가 피부가 잘리는 듯한 자극을 받기 때문이다.

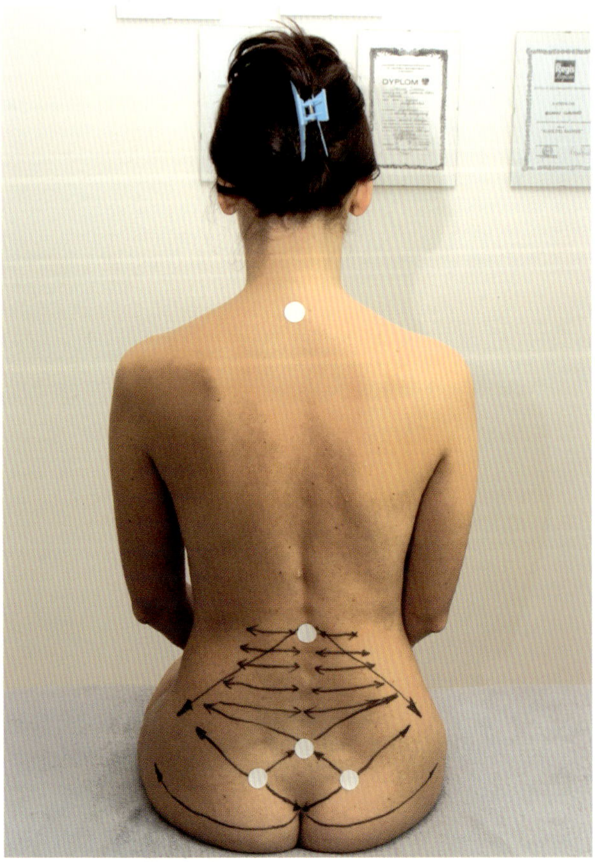

그림 12. *두 개의 마름모 꼴로 표시된 기본 치료 순서*

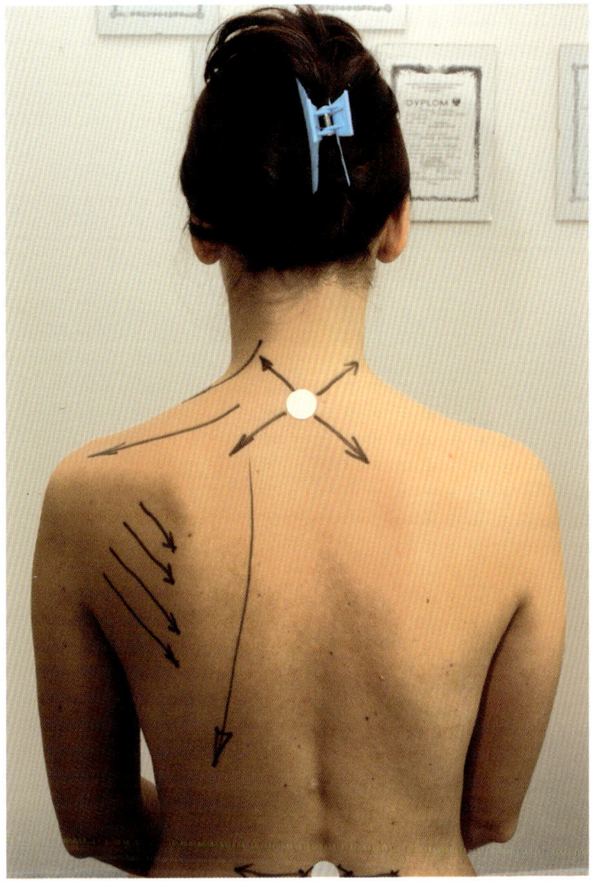

그림 13. *미주 신경에 자극을 주는 치료 순서*

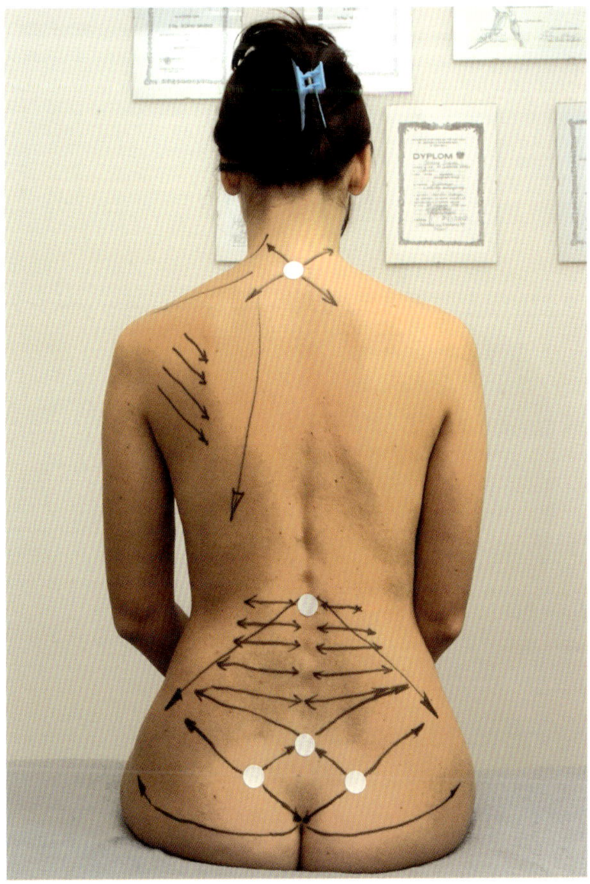

그림 14. *복합적 기술*

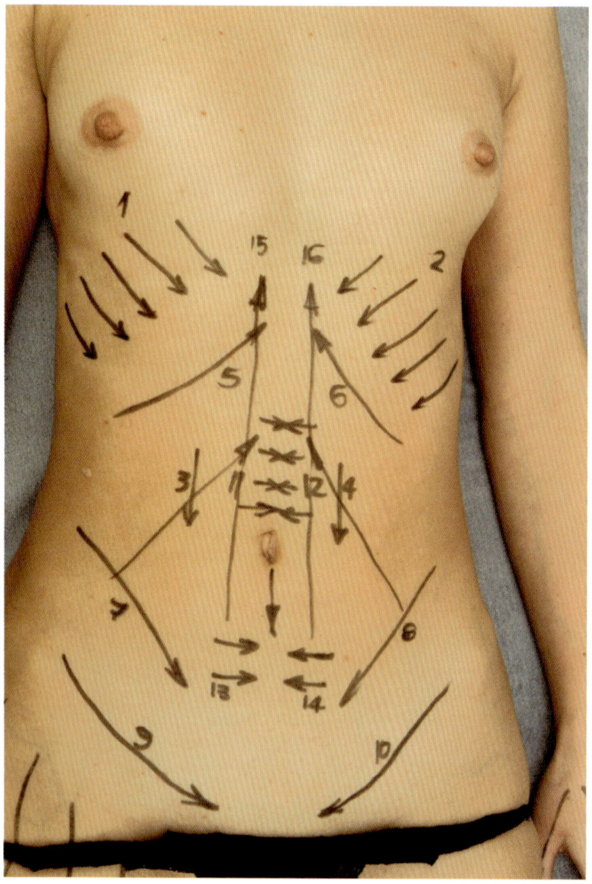

그림 15. *내장 및 복부 벽을 이완해 주는 복부의 구조*

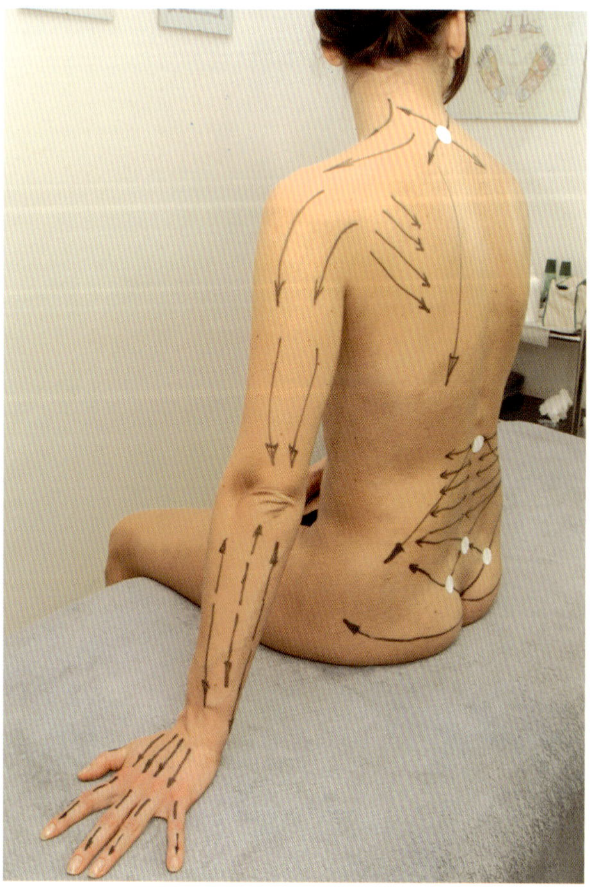

그림 16. *상지 연결 치료 순서*

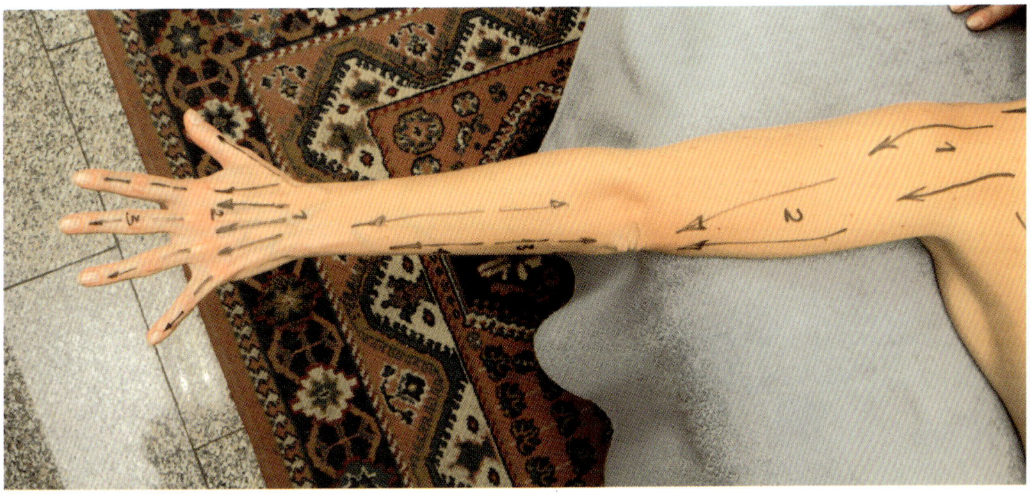

그림 17. *상지 연결 치료 순서*

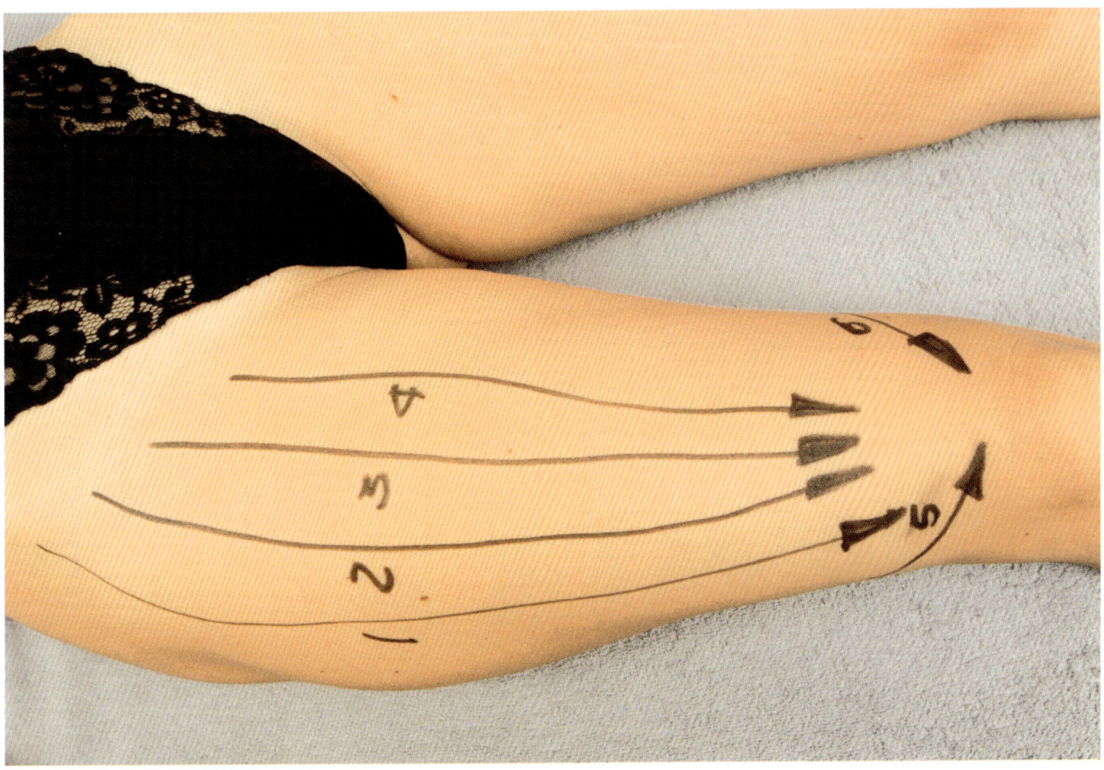

그림 18. *하지 연결 치료 순서; 앞쪽*

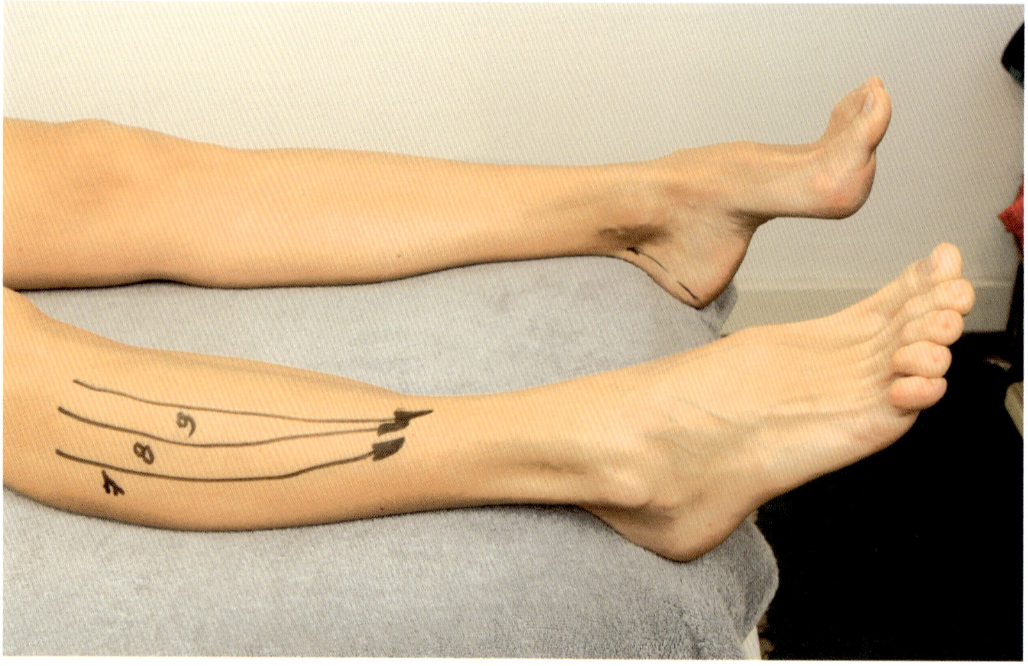

그림 19. *하지 연결 치료 순서; 앞쪽*

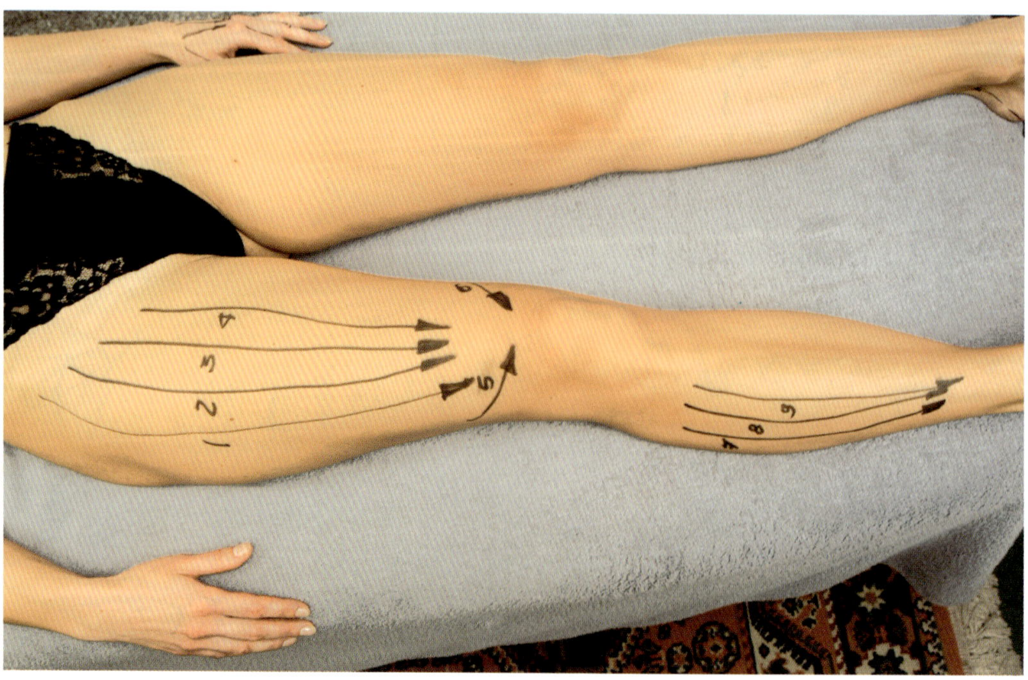

그림 20. *하지 연결 치료 순서; 앞쪽*

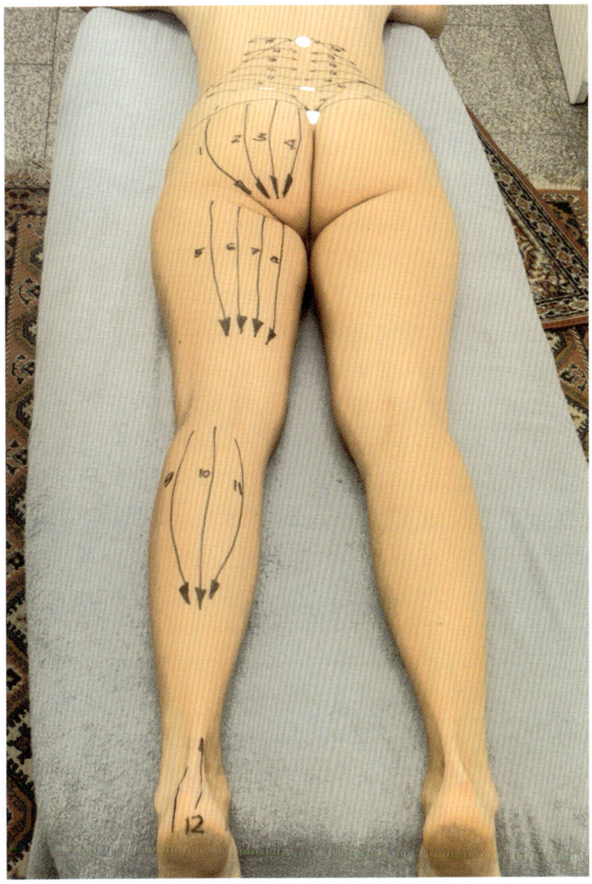

그림 21. *하지 연결 치료 순서; 뒤쪽*

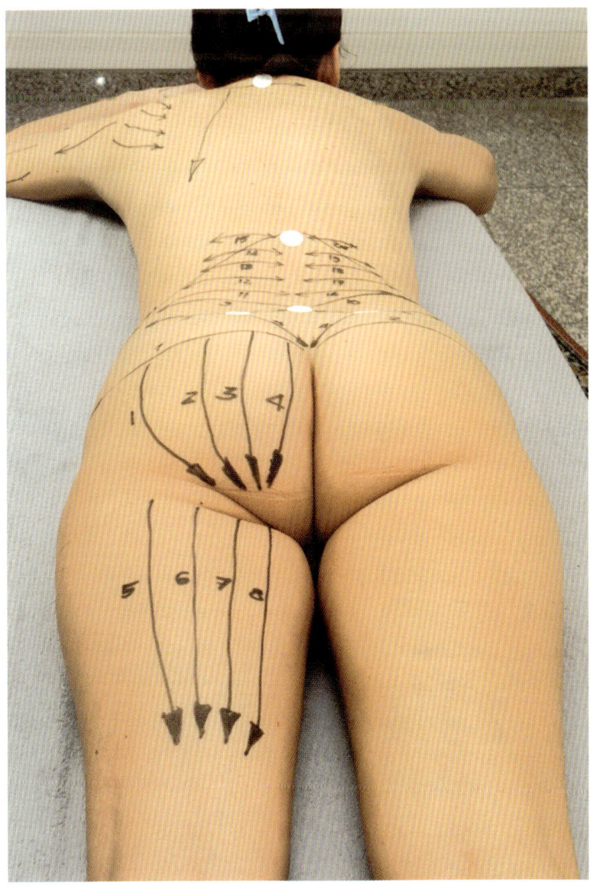

그림 22. *하지 연결 치료 순서; 뒤쪽 (세부적인 순서)*

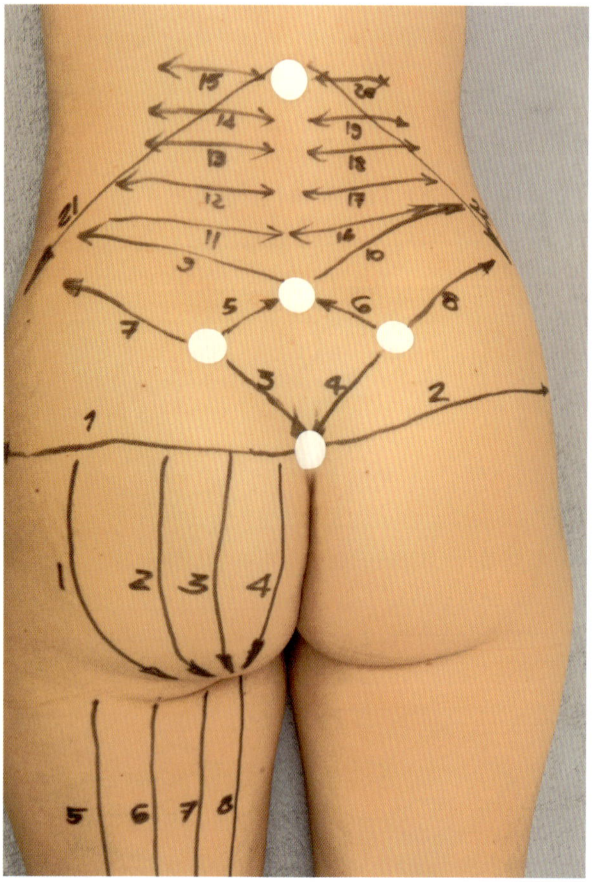

그림 23. *하지 연결 치료 순서; 뒤쪽 (세부적인 순서)*

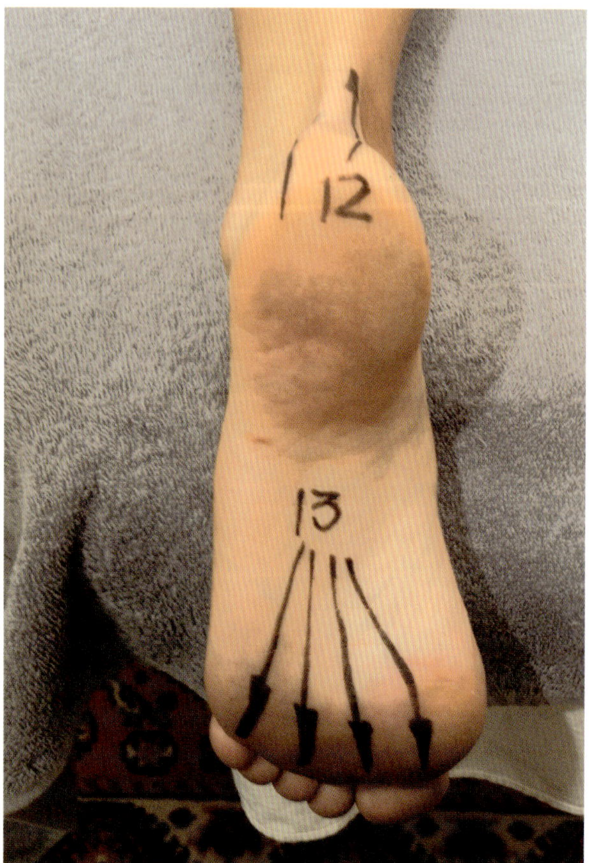

그림 24. *하지 연결 치료 순서; 뒤쪽 (세부적인 순서)*

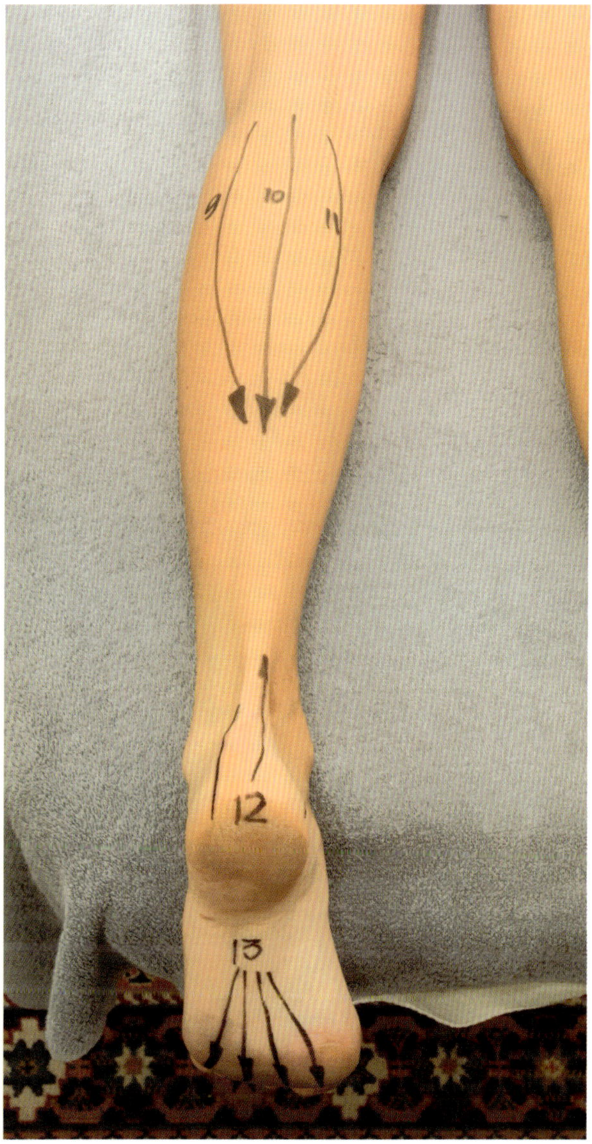

그림 25. *하지 연결 치료 순서; 뒤쪽 (세부적인 순서)*

적응증 (Therapeutic Indications)

간담즙성, 심장성, 호흡계, 비뇨생식기, 정맥 림프계, 위, 근육 및 골격, 자율신경계통과 같은 신체 기관들의 기능 결함에 적용된다.

금기증 (Counter-Indications)

연결성 치료법은 부작용을 동반하지 않는다. 유일하게 나타날 수 있는 부정적인 결과는 기술적 오류나 과도한 치료에 의해 발생하였을 가능성이 높다.

결론 (Conclusions)

결합 조직들은 전체 몸무게의 16% 정도를 차지하며 신체 구조의 기계적 지지대 역할을 한다. 결합 조직에는 신경 섬유를 통해 신경이 통하고, 따라서 신경계가 이를 조절하며 세포와 신체 기관 사이의 결합 수단(이 때문에 "결합"이라는 용어를 사용한다)으로 기능하기 대문이다. 또한 기계적 에너지를 전달하는 수단이며 충격을 흡수하고 수분을 보관할 뿐 아니라, 영양소를 전달하는 역할을 하기도 한다.

신경 섬유를 통해 환자의 다양한 상태는 척수의 신경 중추로 전달된다.

앞서 언급했던 것처럼, 결합조직의 자극은 척수 신경 유입의 영향을 받는 신체의 특정 부분에 정확한 도수 자극을 주는 것이다. 여기에서 자극의 영향은 골격 근육 구조 및 내부 신체 기관의 피부와 피하 부분까지 다다른다.

이러한 영향은 신체에서 보내는 모든 메시지들이 모여 도착하는 척수에 전달된다. 따라서 결합조직을 자극하게 되면 피부와 근육, 그리고 피부와 신체 내부 기관 간의 직접적인 접촉이 일어나게 된다.

결합조직 마사지는 피부에 실행하는 외부적, 기계적인 치료이며 자율신경계에 작용하여 균형을 맞춘다. 내부 신체 기관에서 발생하는 모든 문제들은 육안으로 확인할 수 있는 붓기로 피부에 나타나며, 이는 곧 자율신경계의 섬유들로 전달된다. 그런 다음 통각 과민증(통증에 민감하게 반응하는 증상)과 촉각 과민증(촉각에 민감하게 반응하는 증상)을 동반하여 패인 자국을 만들어낸다. 신체적 문제가 근육과 관련된 것이라면, 긴장 항진이 나타난다.

결합조직 마사지의 주요 목적은 자율신경계의 균형을 다시 잘 맞추는 것과 세포 수명 및 신진 대사를 조절하는 것이다. 이 치료법을 실행하면서 치료사는 다음과 같은 사항들을 명심하며 경로에 따라 치료를 진행하는 숙련된 촉각 및 정확한 관찰을 하여야 한다.

a) 치료 방법의 강도와 깊이는 피부 및 피하 조직의 탄력성에 달려 있다.
b) 치료 방법의 방향과 느낌은 결합조직의 긴장이 발생하는 최적의 부위를 다루거나 치료사가 자신의 도수치료 동작을 실행하는 능력에 따라 결정된다.
c) 특정 감각이나 다른 쪽 감각에서의 치료 방법의 방향은 발생할 수 있는 치료 방법의 영향과는 관련이 없다.
d) 무슨 일이 있어도 반사 작용을 방해하여 치료 혜택을 손상시킬 수 있는 전기 치료법으로 결합조직을 치료해서는 절대 안 된다.

3 2단계(M.TP.D)
[Second stage (M.TP.S)]
근막 통증유발점 자극
(Myofascial Trigger Point Stimulation)

과다긴장 수축과 관련된 가로무늬근섬유의 자극은 자세의 불균형을 야기한다. 이 섬유들은 일반적인 자기수용기들(Proprioceptors)의 자극을 통해 최적의 반응을 주도록 설정되어 있다.

근막 통증유발점(Myofascial Trigger Point Stimulation)

근막통증후군은 환자에 따라 다르게 나타나는 증후군을 바탕으로 진단된다. 해당 환자는 압력에 과하게 민감한 반응을 보이는 골격 근육 부위의 작은 통증유발점에서 유발되는 통증을 호소한다. 이 부분들은 손가락촉진법을 통해 쉽게 알아낼 수 있는데, 짧은 근육의 노트(knot) 또는 긴 근육의 인대와 유사한 질긴 밀도를 갖는다.

이러한 질환의 직접적인 원인은 장시간 근육을 사용하여 과도한 짐을 옮기는 등의 작업을 하는 것이다.
이러한 근육의 과부하는 신경의 끝이 지나치게 민감해지게 하며 신진 대사를 증가시키고 혈류를 감소시킨다.
따라서 방호성 수축이 일어나는 상황에 개입하는 근육이 생기게 된다.

이러한 상황은 칼슘 이동의 메커니즘에 변화를 초래한다. 칼슘 가교를 느슨하게 할 수 없는 근육 세포는 수축 상태를 유지하게 되며 계속해서 근육 과부하가 나타나도록 한다.

결함을 완화하는 기능을 하게 되는 다른 근육들 역시 차례대로 쉽게 피로하게 되며, **근육통**이나 **근막통**을 유발한다.

근막통은 근육의 활동성을 줄이고, 이로 인해 영향을 받은 환자가 통증을 느끼게 한다.

외상학계에서 의사는 자주 근막 구조의 기능 결함을 진단하지만, 안타깝게도 이러한 문제는 종종 저평가되거나 심도 있게 받아들여지지 않는다. 따라서 이러한 증상을 보이는 환자들은 근막 통증유발점의 생리병리학적 관점에서 다루어지는데, 적절한 치료를 받지 못하는 경우가 많다.

통증유발점은 환자 스스로의 촉진법이나 **손가락 압력** 또는 **마이크로 마사지**에 기반한 고대 중국 의학에서 아이디어를 얻어 발견할 수 있었다.

지난 십여 년간, **Janet Travell 박사**(워싱턴 대학교 의과 대학 교수)는 통증과 근막 기능 결함의 과학적 토대를 문서화하는 작업을 해 왔다. 몇 년간 학계에서는 그녀의 임상학적 보고서들을 진지하게 받아들이지 않았지만, 최근 많은 사람들이 그 보고서들의 타당성을 받아들이고 있다.

David Simons 박사(캘리포니아 어바나 대학 재활의학과 교수)는 **Travell**의 개념을 주창한 중요 인물이다. 그는 강도 높은 개정 작업을 통해 관련 기술이나 근막 통증의 재활의학과 관련된 국제 의학 문헌계, 임상 및 연구소,

그리고 물리 치료사와 의사들에게 개념을 제시하였다.

오늘날, 환자를 검사하는 것은 기술 장비 및 기계에 굉장히 의존적이다. 따라서 관절, 근육 및 인대를 손이나 **터치, 촉진법**을 사용하여 진단하는 치료법을 잃게 될 위험이 크다.

최근 연구에 따르면, 근막 통증은 근골격 통증의 가장 주된 원인이라 한다. 이러한 근막 통증은 환자가 의사를 찾게 하거나 응급 상황에 놓이게 하는 기타 통증 유발 병리와 동등하게 취급될 수 있다.

통증유발점에 의한 근막 통증은 급성, 재발성, 만성 중 하나로 나타난다. 급성 근막통증후군을 보이는 환자는 통증을 유발하는 근육 과부하의 결과로서 처음 통증을 겪게 된다. 따라서 근육이 적정 수준으로 활동적이나 과부하되어 있지 않다면, 활동적 통증유발점은 잠복하게 된다.

잠복한 활동적 통증유발점은 자발적으로 쉽게 재활동 할 수 있어서, 환자는 동일한 유형의 반복적 통증을 겪게 된다. 장시간 겪게 되는 이러한 통증은 재발성이거나 만성으로 진행되어 2차 또는 위성 통증유발점에 영향을 초래할 수 있으며, 따라서 점진적으로 악화되는 확산형 근막통증후군으로 발전할 수 있다.

단일 근육에 근막 통증을 겪고 있는 환자들의 경우, 이러한 증후군은 쉽게 치료할 수 있다.
하지만 다양한 근육에서 통증이 유발되는 경우, 통증 부위를 알아내는 것에 어려움이 있게 된다.

가장 많이 나타나는 통증의 경우, 통증유발점에서 약간 떨어져 있다. 주어진 신체의 부위들 중
가장 자주 통증을 느끼는 근육을 알아내는 것은 흥미로운 일이다.

정확한 원인이 없는 만성적 통증은 의학 연구자들이 명명하거나 합리적인 설명을 할 수 없다.
이 때문에 건강 체계에서 해결할 수 없는 문제가 된 것이다.

만성적 근막통증후군은 눈에 띄는 심리적, 감정적인 문제를 유발하며, 소위 "불치병"이라 불리는 것을 믿게 한다. 여기에는 신체 활동의 지속적 감소, 사회적 활동의 제한적인 참여, 수면장애도 동반된다. 이러한 증상은 삶의 질을 현격히 낮추는 심각한 수준의 우울증으로 이어질 수 있다.

근막의 객관적 검사 (Myofascial Objective Examination)

근막의 객관적 검사는 반드시 환자의 일상 생활에 대한 병력을 알아본 뒤에 실행하여야 한다.
특히 환자의 수면 자세, 영양 섭취, 자세 및 직장에서의 신체 움직임을 알아보며 체계적으로 지속되고 있는
요소들을 규명하도록 한다.

그런 다음 통증을 유발하는 통증유발점을 찾아낸다. 따라서 정확한 위치를 알고 어떤 부위가 근육에 통증을 일으키는지를 아는 것이 필수적이다.

통증이 나타나는 근육들은 반드시 근육 자체의 기능적 움직임의 제한을 토대로 하여 검사되어야 하고,
여기에 관련이 없는 반대쪽 근육들과 비교하여야 한다.

검사 과정에서 관절 분절의 늘어남과 수축에 의한 근육의 힘(근력)의 감소는 반드시 측정되어야만 한다.
변화가 나타나는 근육은 통증유발점에 의한 통증과 신경근방추의 수축을 나타낸다.

근방추 수축의 고정상태(구축)는 근육의 띠를 수축시킨다. 이러한 띠는 촉진 가능하며 간헐적 압박으로 수축된 띠 내에 통증유발점을 제거하도록 한다.

첫 번째로 활동적 통증유발점(촉진 때 통증을 더욱 많이 느끼는 부위)과 활동적이지만, 잠복적인
통증유발점(촉진 때 통증이 덜한 부위)을 구별해야 한다. 의심되는 통증유발점의 비활성화가 통증을 완화하지
않는다면, 다른 근육에서 나타나는 잠복 통증유발점나 다른 통증유발점 때문에 통증이 유발된다고도 볼 수 있다.

기계적인 작용이 지속되는 요소를 검사할 때는 신체의 균형과 움직임, 다양한 근육들에 영향을 미칠 수 있는 요소들에서부터 앞쪽 및 뒤쪽에 따른 자세 불균형 검사에 이르기까지 환자의 자세를 면밀히 관찰해야 한다.

이러한 신체 불균형은 다음과 같은 명백한 증상을 보인다.

- **신체의 뒤쪽**에서는 굽은 어깨, 납작한 흉골, 거북목, 골반 후굴, 족저궁 붕괴 등이 나타난다.
- **신체의 앞쪽**에서는 자궁 과다전만증, 위를 향하고 있는 턱, 골반 전경, 엉덩허리근의 긴장, 높은 족저궁 등이 나타난다.

가능한 신체 불균형 증상들 중에서도 하지의 길이가 차이가 있는 경우(다리 길이 불일치)에는 특별한 주의를 기울여야 한다.

통증유발점의 비활성화 (Deactivation of Trigger Points)

통증유발점은 다음과 같은 기술들을 통해 비활성화된다.

1) 기능 결함이 있는 근육을 수동으로 늘이기 (그림 26)
2) 통증유발점에 0.5%로 희석된 프로카인을 사용한 메조테라피나 2%로 희석된 리도카인 주입하기(의학적 역량)
3) 엄지나 검지, 또는 팔꿈치를 사용하여 해당 상태의 근육에 국소 압박(통증유발점에 압박을 가하는 것) 하기 (그림 27)
4) 방사선 촬영을 한 부위의 결합 조직을 자극한다. (그림 28)

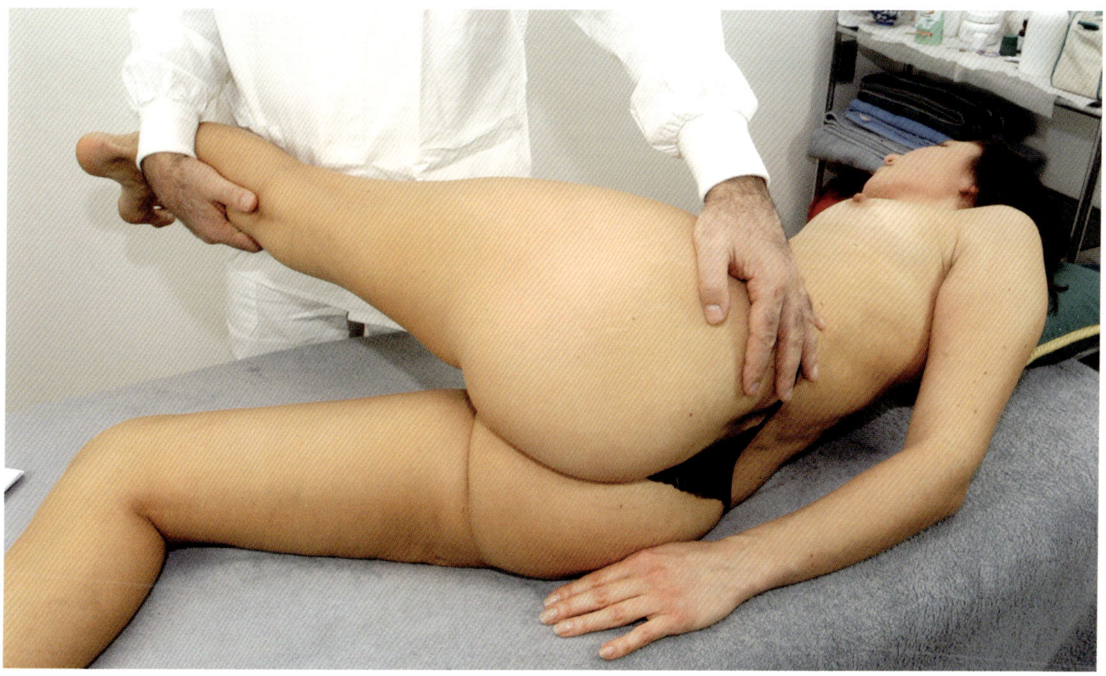

그림 26. *기능 결함이 있는 근육 스트레칭*

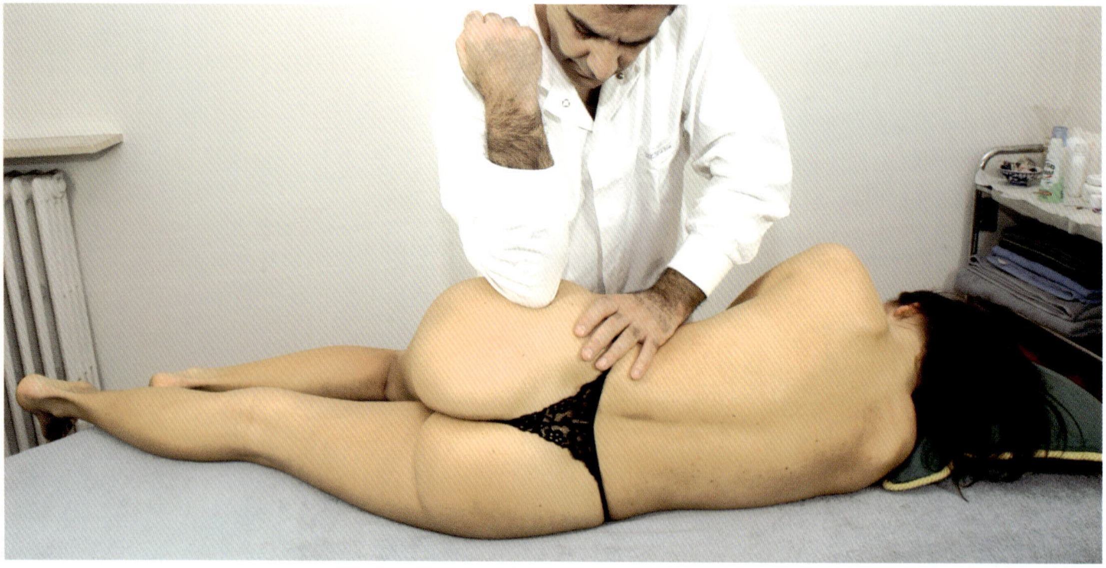

그림 27. *소전근의 통증유발점에 대한 간헐적인 압박법*

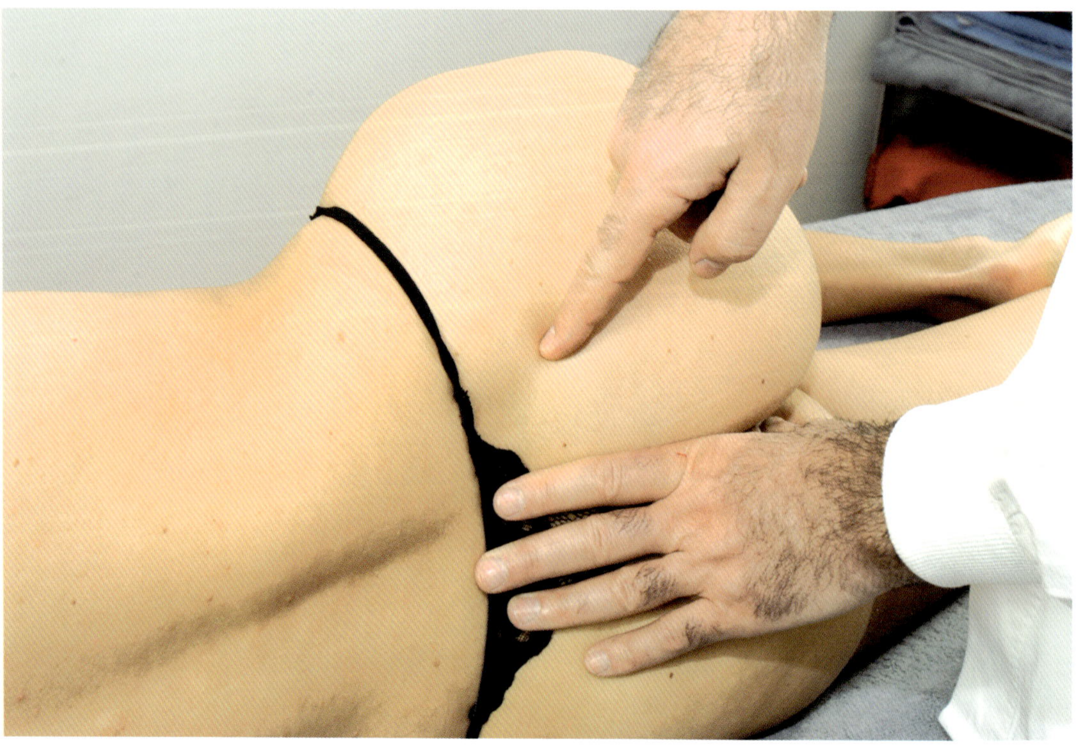

그림 28. *이상근의 통증유발점에 대한 간헐적인 압박법*

4 부분 치료
(Local therapies)

최근 몇 년간의 사례들을 통해 근막통증후군에서 가장 자주 발생하는 문제점들은 척추(목에서 미저골 영역까지, 또는 그 반대 방향)와 관련이 되어 있다는 사실을 알 수 있다. 따라서 우리는 연구의 첫 번째 파트를 다음과 같은 신체 부위에 할애하기로 하였다.

1) 요추-골반 부분
2) 목 부분
3) 상반신

요추-골반 부분 (Lumbar-Pelvic Region)

요추-골반 부분은 다음과 같은 부위로 구성되어 있다.

- 요방형근 부위
- 엉덩허리근 부위
- 골반저 부위
- 둔근 부위
- 이상근 및 기타 회전근 부위

요방형근 부위 (Muscular region of the quadratus lumborum)

요방형근 부위의 근막통증후군은 아침에 침대에서 일어날 때 통증이 나타날 경우 심각한 문제가 된다. 또한 이 부위는 대둔근의 중추라 여겨진다. 일반적으로 나타나는 통증은 급성이며 심하고, 몸을 굽힐 때 몹시 괴로울 수 있다. 또한 무거운 물건을 들 때 좌측면 방향으로 발생하는 움직임이나 교통 사고나 낙하 사고 후, 트라우마로 한 쪽이 영향을 받는 경우와 연관이 있다. 이 부위의 통증은 항상 회장 및 천골 부위의 기능 결함을 유발한다.

이 근육은 인접한 흉부-요추 척추 신경을 통해 신경이 지나며, 요추의 안전 장치로 기능할 수 있고 엉덩이를 올리는 역할을 하며 측면 굴근으로서의 역할을 한다. 서 있을 때 이 근육은 척추를 늘리고 자연스럽게 숨을 내쉬는 동작이나

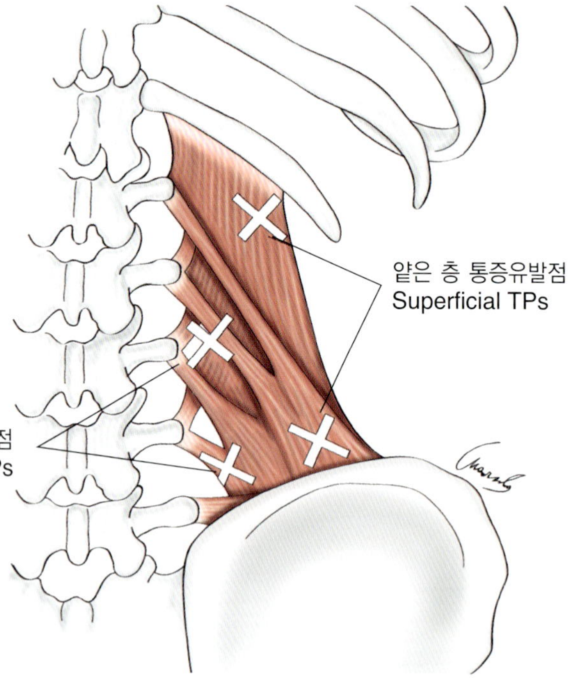

위쪽 그림: 요방형근 부위의 해부학적 구조

기침과 같이 인위적인 숨을 내쉬는 동작을 하게 한다. 실제로 기침을 할 때, 근육의 기능 결함 증상이 나타난다.

외부의 통증유발점들은 장골릉을 따라 나타나는 통증이나 때때로 동측성 복부의 아래쪽 사분선 부위에 나타나는 통증을 예상한다. 또한 통증은 사타구니 외곽 쪽으로 확산될 수 있으며 허벅지 위쪽 외부의 전절을 향해 퍼질 수 있다.

더 깊은 곳에 있는 통증유발점은 천장관절을 향해 퍼지거나 종종 위쪽 천골 부위를 향하기도 한다. (그림 29)

주로 나타나는 증후군들 중에는 요통이 있다. 요방형근의 기능 결함으로 환자에게 나타나는 통증 증상은 다음과 같다.

– 침대에서 돌아누울 때 어렵다.

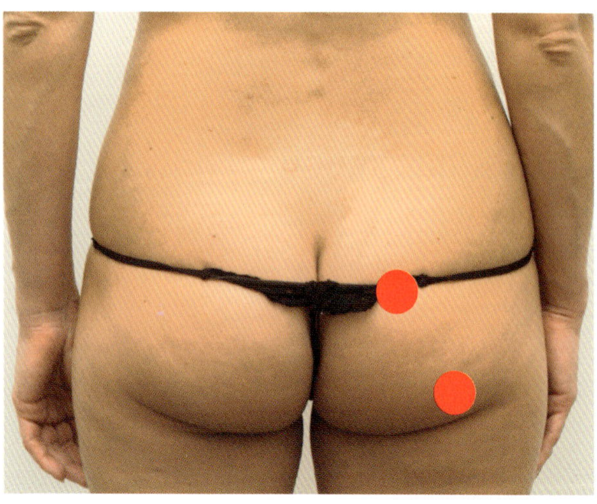

그림 29. *깊은 층 통증유발점에 의한 연관통*

- 서 있을 때 통증이 느껴진다.
- 걸을 때 통증이 느껴진다. (동측성)
- 재채기나 기침을 할 때 통증이 느껴진다. (때때로 이러한 근막 통증은 요추에서 유발되는 근육통으로 변경된다.)

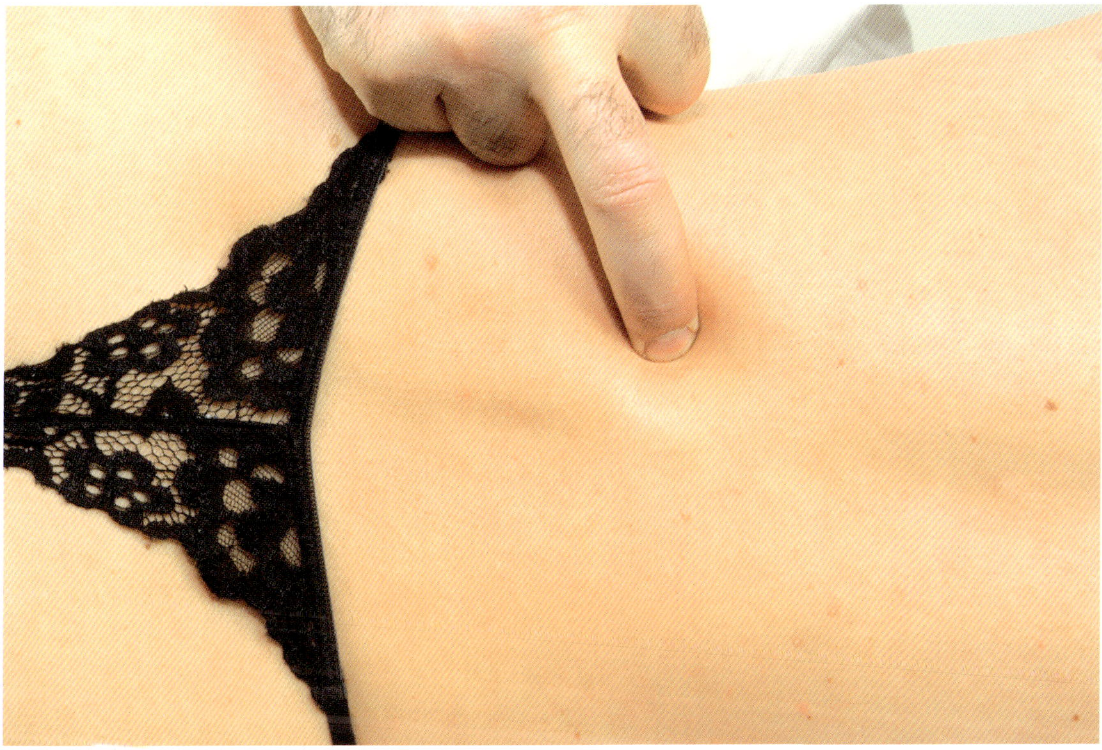

그림 30. *얕은 층 통증유발점 찾아내기*

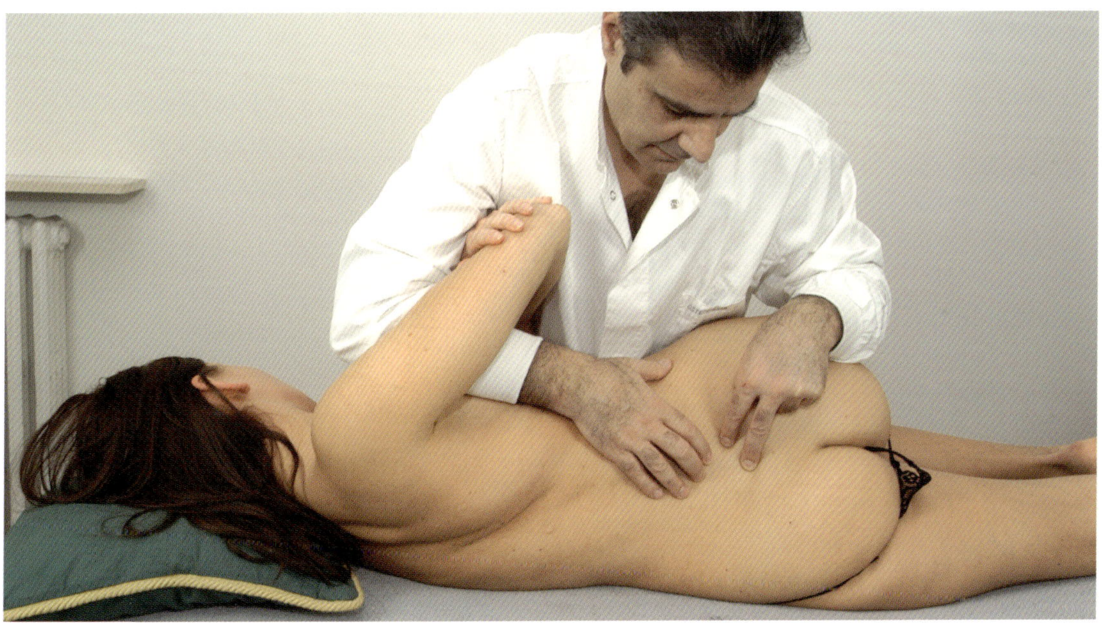

그림 31. *깊은 층 통증유발점 찾아내기*

엉덩허리근 부위 (Ileo psoas muscular region)

이 부위는 인간이 직립보행을 하도록 진화하는데 도움을 주었던 다른 근육들만큼이나 자세 유지에 가장 중요한 근육 부위이다. 이 부위는 작은 허리근, 큰 허리근, 그리고 장골근으로 구성되어 있다.

장골근과 큰 허리근의 해부학적 결합 부위는 다음과 같다.

- 요추 및 추간판 위쪽 및 옆쪽
- 아래쪽으로, 힘줄이 대퇴골의 소전자에 삽입되어 있다.

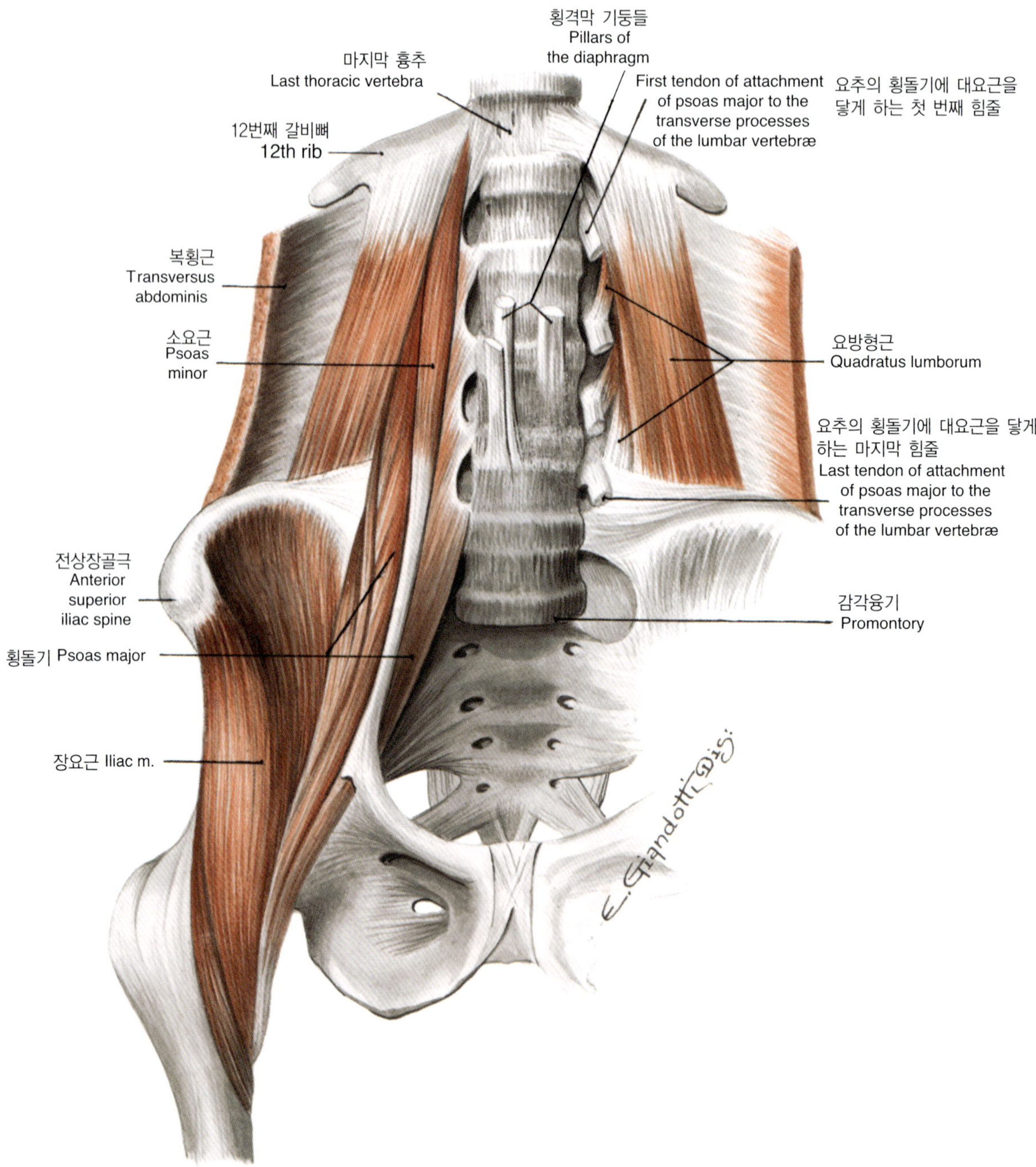

등쪽복부근육과 장골와의 해부학적 그림

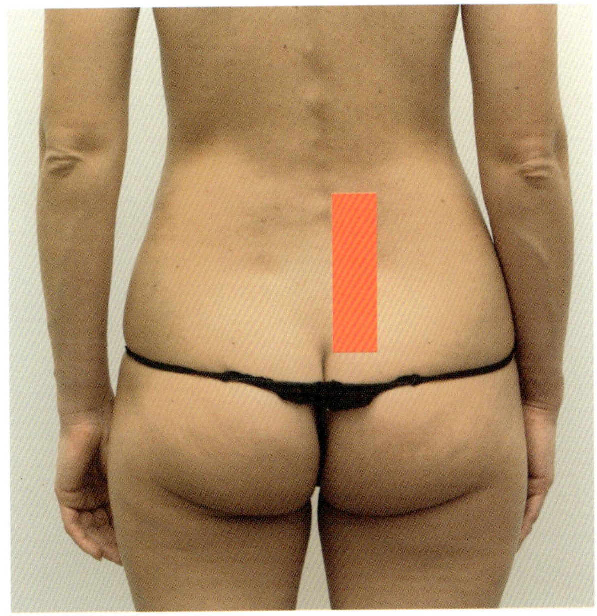

그림 32A. *엉덩허리근의 기능 결함으로 인한 연관통 (요방형근 통증과 매우 유사함)*

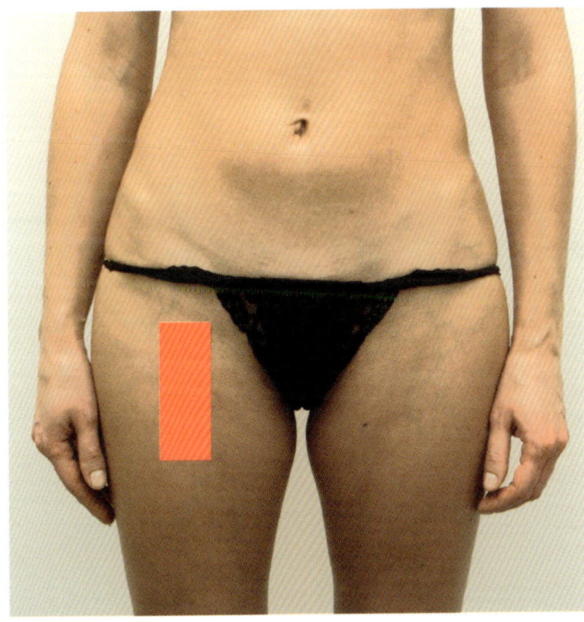

그림 32B. *큰 허리근과 장골근에 의한 연관통*

– 장골근은 장골와의 두 개의 뼈 위에 삽입되어 있고, 아래쪽으로는 큰 허리근의 힘줄과 연결되어 있다. 또한 몇몇 섬유들은 소전자 옆의 대퇴골에 직접 삽입되어 있는 형태이다.

주요한 마사지 기법은 허벅지를 엉덩이 쪽으로 당기는 것이다. 허리근은 환자가 서 있을 때 척추의 확산(요추전만을 늘린다)에 영향을 주고 따라서 올바른 자세를 유지하는 데 중요한 역할을 한다. 두 근육은 허벅지의 외전에서 팽팽하게 긴장 상태에 있으며, 앉거나 서고 걸을 때 활성화된다. 또한 몸통이 뒤로 최대 60° 로 기울어졌을 때 최대로 활성화 된다.

엉덩허리근의 통증유발점으로 인한 통증은 일상 생활에서 꽤 자주 겪을 수 있는 증상이다. 움직임이 적을수록 다리를 꼬고 앉는 경향이 증가한다는 것을 생각해 보자. 이렇게 엉덩이를 구부리는 자세는 엉덩허리근의 길이가 짧아지고 따라서 서 있는 것이 어렵거나 통증을 유발할 수 있게 되는 것이다.

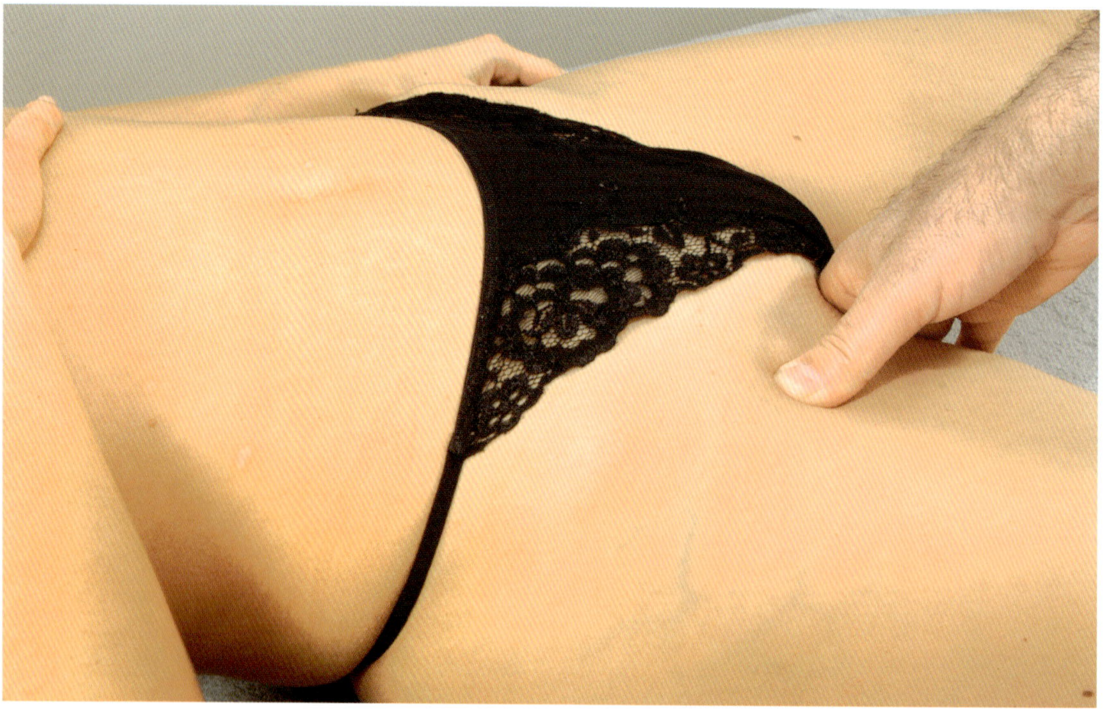

그림 33. 소전자의 근육 삽입 부분 바로 위에 있는 엉덩허리근의 말단 부분에 위치한 통증유발점 찾아내기

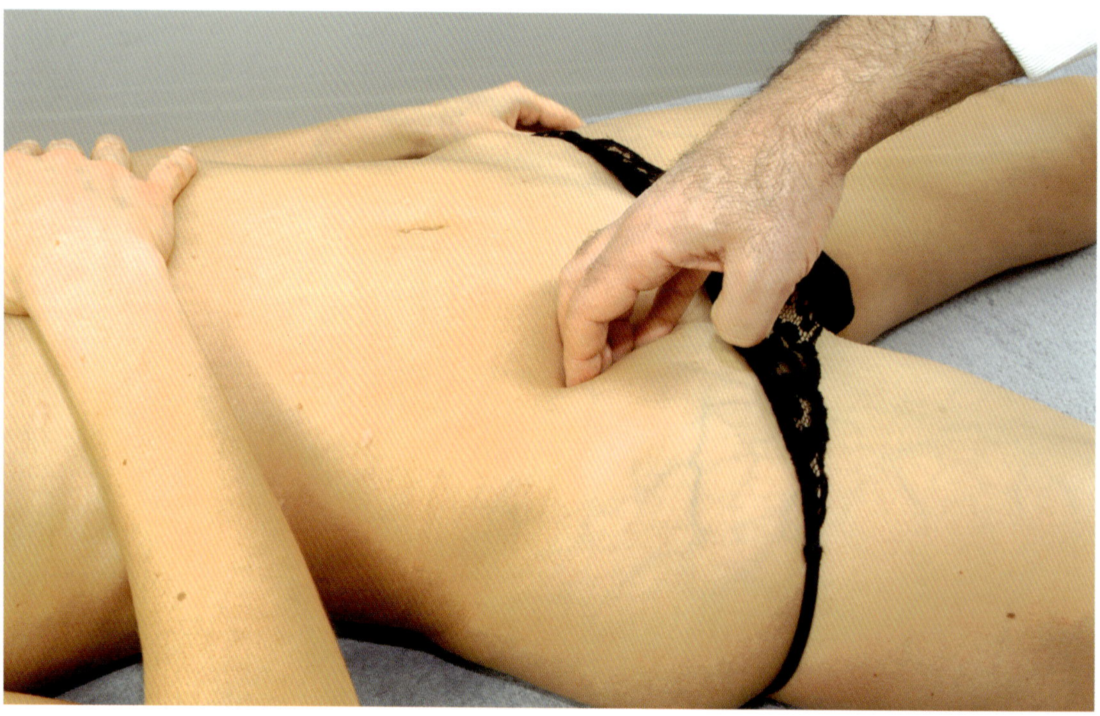

그림 34. 전후 방향 상후장골극 뒤쪽 다리이음뼈의 안쪽에 위치한 장골 통증유발점 찾아내기

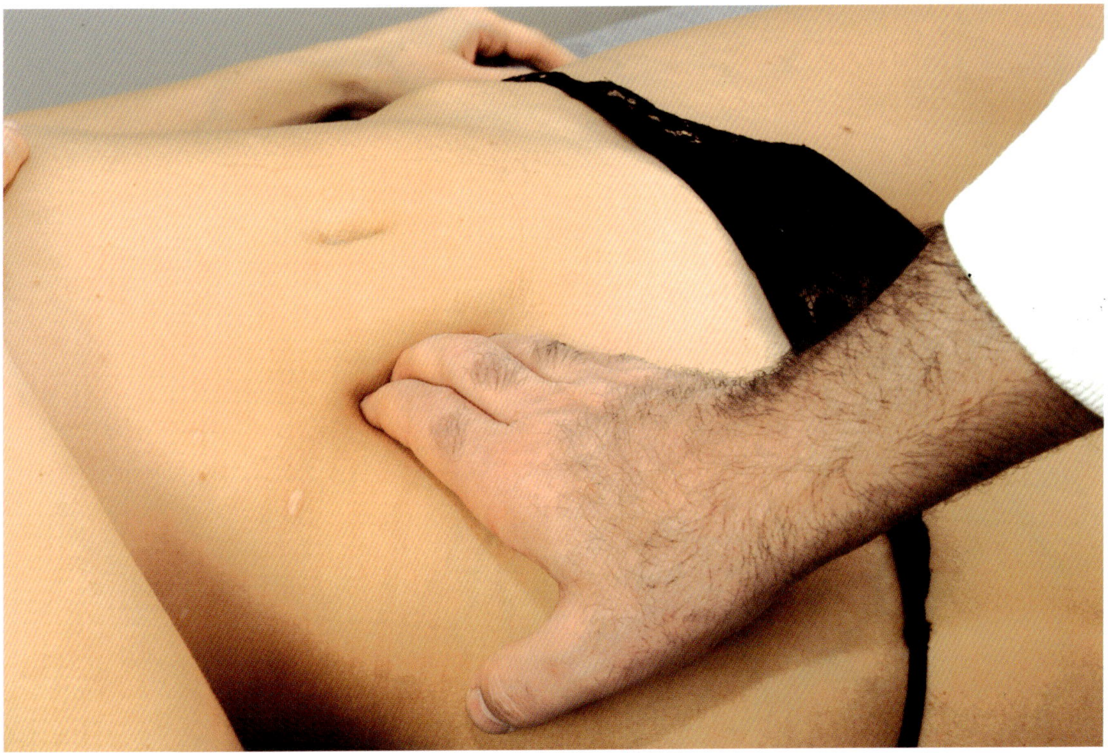

그림 34. 작은 허리근 쪽에 대한 통증유발점에 손가락으로 압력을 가한 것으로, 이는 복직근 아래쪽으로 향하고 있다. 연속적으로 척추 근처 허리근에도 적용한다.

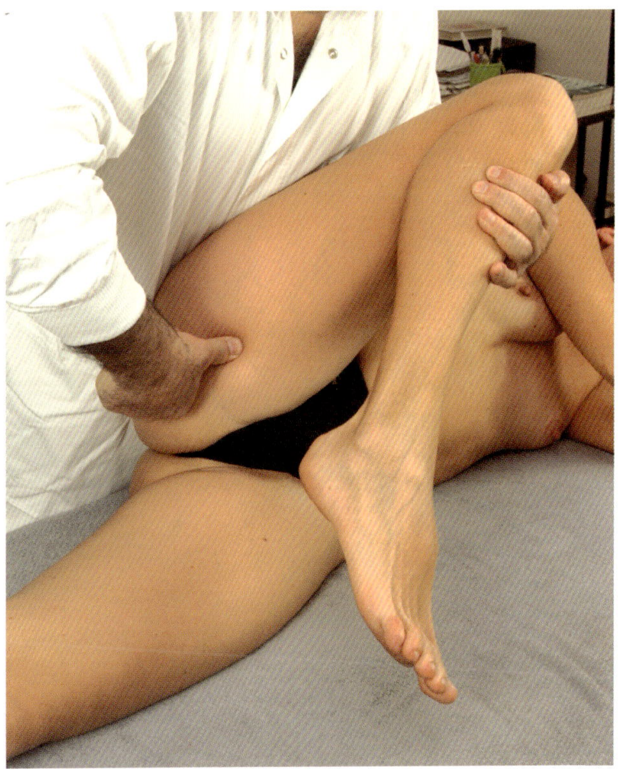

그림 35. 엉덩이 근육 닿는 곳에 대한 이완법

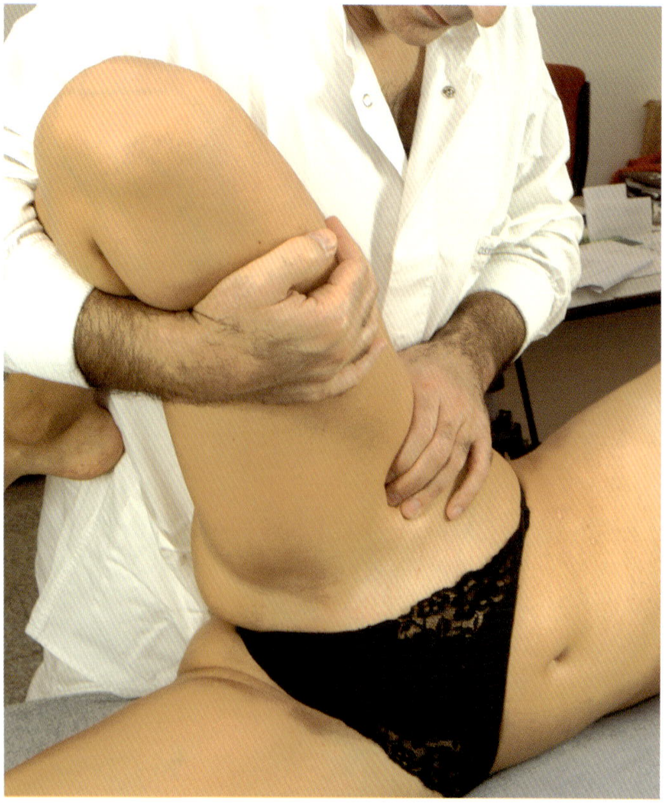

그림 37. 엉덩이와 엉덩허리근 일반적인 마사지 방법

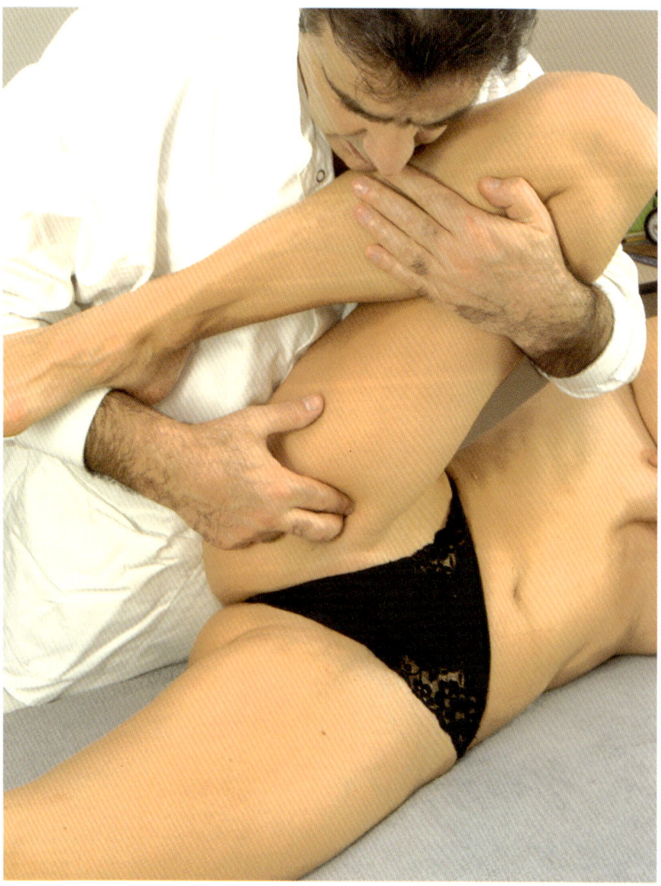

그림 38. 엉덩허리근 위에 있는 소전자를 누르는 일반적인 마사지 방법

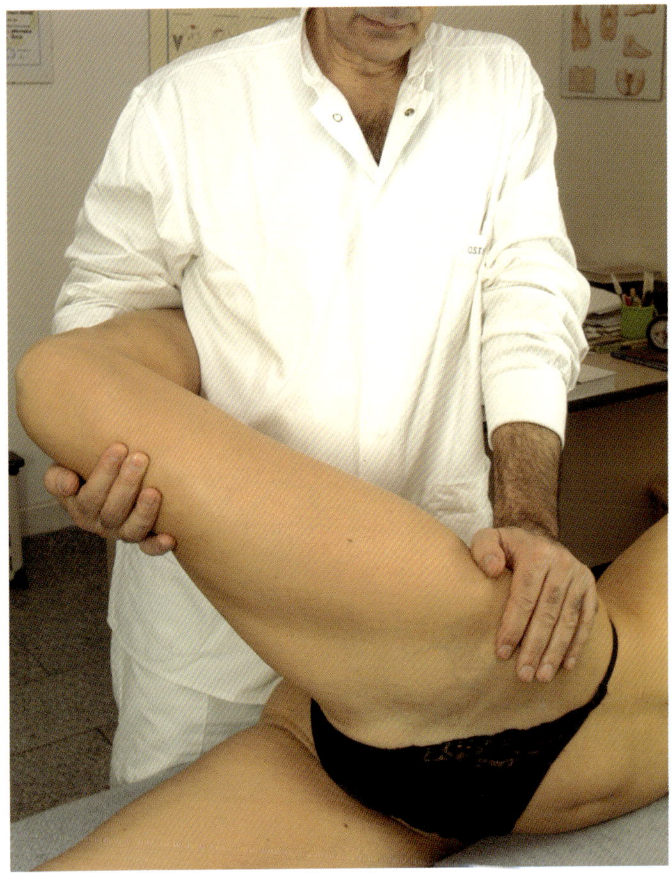

그림 39. *엉덩허리근의 스트레칭 방법*

계단을 오르거나 짐을 운반하고, 특히 짐의 무게가 양 팔에 적절히 전이되지 못한 경우와 같은 반복적인 움직임은 같은 경우라도 통증을 L1에서 L5로 매길 수 있다는 것을 의미한다. 이는 더욱 강력하고, 큰 인내심을 필요로 한다.

이 통증은 수직적으로 전이되며 천장 관절 쪽으로 확산된다. 엉치뼈와 대둔근의 근위 중간 부분이 연관되고 있다.

앞서 언급된 통증이 전이되는 부분은 일반적으로 사타구니, 동일한 쪽 허벅지의 위쪽 전내측에서 나타난다. 통증유발점은 복부, 허벅지 쪽, 그리고 사타구니에서 발견된다.

이러한 통증 증상은 종종 맹장염으로 오인 받기도 하며, 대퇴신경 압박으로 인한 통증 증상으로 이어질 수 있다.

골반저 부위 (Muscular and of the pelvic floor)

골반저 부위를 구성하는 근육들은 구해면체근, 좌골해면체근, 깊은 횡단 회음 근육, 괄약근, 자궁 수축 근육, 미골, 내폐쇄근이다. 통증유발점에 의한 구해면체근과 좌골해면체근의 통증은 일반적으로 회음과 비뇨 생식기 구조에서 나타난다. 항문괄약근의 통증유발점은 뒤쪽 골반저 부위의 통증으로 나타나는 반면, 회음 근육과 미골의 통증유발점은 천골과 미골 부위의 통증으로 유발된다.

여성의 경우 회음 근육의 통증은 질에서 나타날 수 있으며, 내폐쇄근의 통증유발점은 질과 항문미골부위에서 유발되며 최대 허벅지 뒤쪽까지 확산될 수 있다.

남성의 구해면체근은 요도와 성기의 회음 근막 아래와 해면체 위에 연결되어 있다. 여성의 경우 이 근육은 아래쪽 회음 근막으로 덮여 있으며, 질을 감싸고 클리토리스의 해면체와 연결되어 있다.

좌골해면체근은 남성과 여성 모두에게 엉덩이의 결절 조면 뒷면에 삽입되어 있다. 남성의 경우 음경의 뿌리 부분

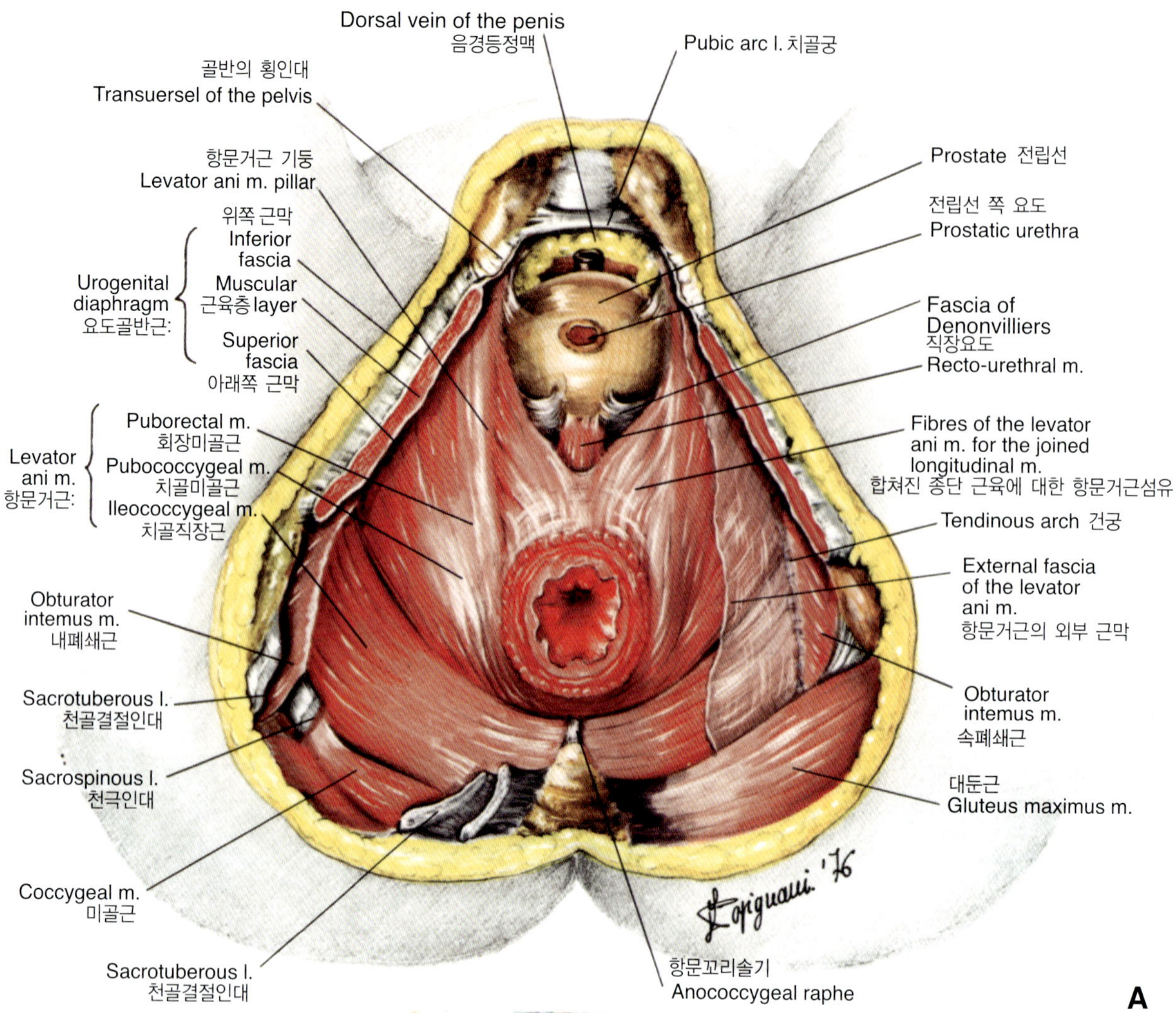

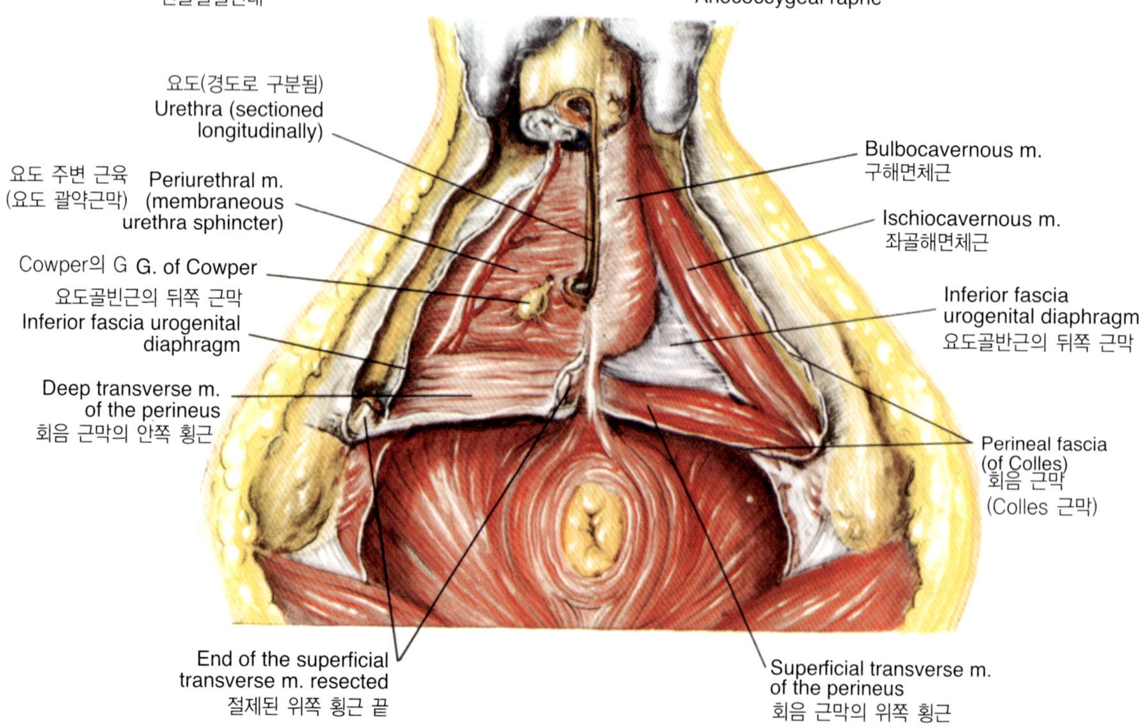

A) 입체적으로 본 골반의 가로막 B) 비뇨 생식기의 가로막 (Del Gaudio, Anatomia chirurgica, Piccin)

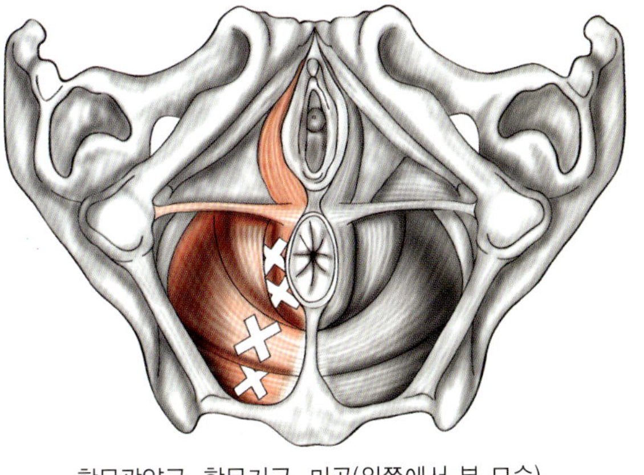

항문괄약근, 항문거근, 미골(위쪽에서 본 모습)
Anal sphincter, elecator ani, and coccyx (seeb from below)

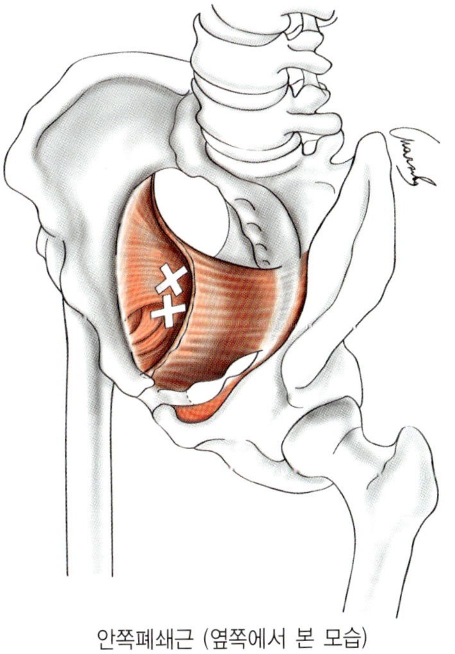

안쪽폐쇄근 (옆쪽에서 본 모습)
Internal obturator (side front view)

골반 바닥의 내부 근육의 해부 그림이다. (Anatomical table of the internal muscles of the pelvic floor.)

안쪽에 결합되어 있고, 여성의 경우는 클리토리스의 뿌리 부분과 결합되어 있다.

치골미골근은 좌골해면체근의 안쪽과 앞쪽에 위치하고 있으며, 골반저를 지탱하고 있는 형태를 하고 있다. 이 근육은 골반 벽을 따라 거상 항문 부위 근육의 힘줄 후면과 항문 미골 근육의 배꼽 안쪽, 그리고 미골의 마지막 두 부분에 삽입되어 있다.

내폐쇄근은 골반의 전외측 벽과 결합하고 있으며 폐쇄공을 덮고 있다. 이 근육 때문에 골반의 끝은 좌골의 소공을 지나 더 큰 대퇴골의 전자에서 끝날 수 있다.

위에 언급한 근육들은 L5에서 S5까지의 척추 신경으로 신경이 통한다.

항문괄약근은 직장의 장벽 및 보호 장치의 기능을 한다. 구해면체근은 질 압축 근육이다.
구해면체근과 좌골해면체근은 남성의 음경과 여성의 클리토리스가 발기하게 하는 근육이다.

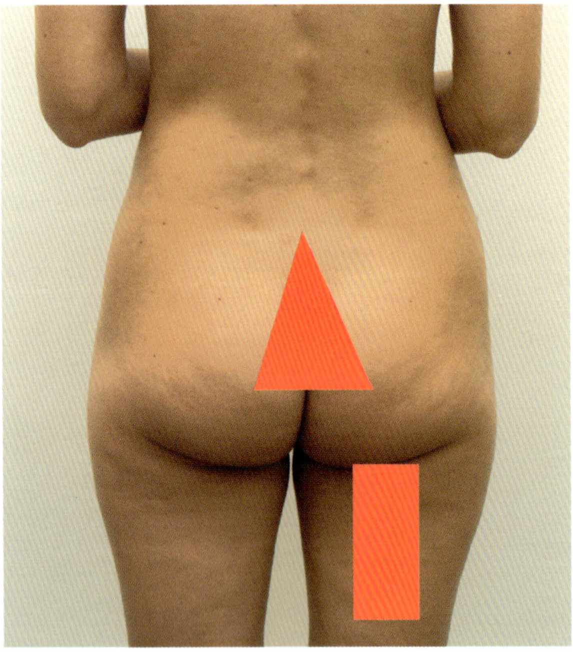

그림 40. *항문 괄약근, 거상 항문 부위, 미골, 오른쪽 내폐쇄근에서 발생한 연관통*

거상 항문 부위는 골반저를 지탱하고 있고, 요도와 괄약근을 지탱하며 질을 압축하는 역할을 한다.

골반 벽의 근육은 골반 안쪽으로 미골을 옮기는데 천장관절의 회전 긴장을 활성화하며 움직인다.

내폐쇄근은 확산되었을 때 허벅지 외곽으로 회전하고, 허벅지가 90° 로 굽혀졌을 때 외전 근육이 된다.

하나 이상의 골반 근육에서 근막 통증유발점들에 나타나는 환자의 증상은 다른 많은 환자들에게도 유사한 형태로 나타나며 다른 저자들은 골반의 미골통, 거상 항문 부위 증후근, 야행성 직장신경통, 근육통으로 분류한다.

골반저에 통증을 호소하는 환자를 진단할 경우, 미골의 움직임을 저하시키는 골반 내의 통증유발점의 존재를 드러낸다. 허벅지 내부 회전의 제한은 내폐쇄근 통증유발점의 활성화 때문에 나타나는 증상이다.

이 모든 골반 내의 근육들의 통증유발점 진단을 할 땐 직장을 진단하여야 한다.

몇몇 근육들은 치료사가 모든 내부 근육들을 식별해야만 하는 직장을 통해 더욱 잘 진단할 수 있다. 그후에 정확한 뼈의 위치와 치료할 인대의 지점을 찾아낼 수 있다. 이를 통해 촉진 방향은 근섬유 방향과 평행하고 있음을 확신할 수 있다.

항문 쪽 괄약근 통증유발점이 있는 환자들은 주로 위치를 잡기 힘든 항문 부위에 강한 통증을 호소하며 배변 활동을 힘들어할 수 있다.

여성의 경우, 구해면체근의 통증유발점이 특히 삽입 시 통증을 유발하며 항문 주변에 강한 통증을 느낄 수 있다.
남성의 경우, 허리를 세우고 앉았을 때 음낭 뒤쪽에 통증을 느낄 수 있다.

동일한 방식으로 좌골해면체근의 PT 역시 회음부 통증을 유발한다. 항문의 거상근은 엉치뼈 및 골반저, 그리고 직장 주변과 질 부위에 유발되는 통증과 함께 회음부에 나타나는 통증 유발 부위 중 가장 흔한 원인이다.
이 근육으로 유발된 통증 때문에 환자는 쉽게 앉아 있지 못 하며, 등을 기대고 있을 때 통증이 더욱 커질 수 있다.

여성의 경우, 통증유발점을 찾는 구해면체근과 좌골해면체근 진단은 누워서 다리를 벌린 자세로 질을 통해서만 할 수 있다. (의사의 특별한 권한이 필요하다.)

구해면체근 부분, 거상 질경, 그리고 거상 항문 부위는 구멍 주위에 위치하고 있으며, 환자에게 치료사의 손가락을 최소 5번 간헐적으로 쥐게 하여 3번의 긴 수축과 함께 통증유발점을 찾아낸다.

질 진단 시, 치골 모서리에 대해 촉진을 통해 단단한 띠를 누를 수 있다. 질 진단은 직장 진단보다 골반에 더욱 깊숙이 도달할 수 있다는 장점이 있기 때문에, 이상근과 미골을 더욱 쉽게 진단할 수 있다.

여성의 외부 진단의 경우, 좌골해면체근과 회음부의 얕은 층의 가로 부분만을 규명할 수 있으며, 환자가 *단단한 띠*를 가지고 있는 경우에만 가능하다.

남성의 경우, 음경의 구해면체근은 항문과 음경의 안쪽 사이, 음낭의 피부를 따라 성기 중앙에 있는 있는 중선에서 촉진할 수 있다. 구해면체근 섬유는 이 부위를 원주 방향으로 감싸고 있다. 수축된 단단한 띠와 통증유발점은 근육이 수축하였을 때, 쉽게 촉진되어진다.

회음부의 샅가로근은 *단단한 띠*가 없다면 촉진을 통해 검사하기는 어렵다.

각 측면의 좌골 결절 조면에서 뻗어 나온 근섬유는 항문과 음경구 사이에 있는 섬유성 회음부까지 뻗어나간다. 이러한 *단단한 띠*를 느끼고 통증유발점을 알아내기 위해, 손가락 하나를 사용한 직장 양손 촉진법이 유용할 수 있다.

거상 항문 근육의 직장과 미골, 이상근의 자극을 통해 근섬유 길이를 따라 요통 및 요추, 좌골의 영향을 받은 환자들에 대한 만족스러운 결과를 얻을 수 있다. 이러한 마사지는 다른 치료법에 비해 굉장히 효율적이라는 사실이 입증되었다. 앞서 언급한 모든 근육 기능 이상은 골반이나 치골, 엉덩이에 많은 보상 작용을 만들어 내며, 발을 디디고 있는 자세에 관한 다양한 문제를 야기한다.

둔근의 근육 부위 (Muscular region of the gluteus)

둔근의 근육 부위는 다음과 같은 3가지 부위로 나눌 수 있다.

- 대둔근
- 중둔근
- 소둔근

대둔근 (Gluteus maximus)

대둔근은 장골릉 뒤쪽과 엉치뼈 및 미골 측면에 삽입되어 있다. 근섬유는 아래쪽 대퇴근막의 회장-견골 근막과 대퇴골에 고정되어 있다. 또한 하전신경을 통해 L5, S1, S2의 척추 뿌리로 신경이 통한다. 대둔근은 달리고 점프하며 계단을 오르거나 앉은 자세에서 일어날 때의 모든 활동 시, 골반 바깥쪽으로 허벅지를 확산하는 역할을 한다. 걸을 때 발이 바닥에 닿는 경우, 대둔근은 엉덩이가 구부러지지 않도록 지탱하며 균형을 맞추어 주고 서 있는 자세를 그대로 유지하게 하기 때문에, 하지골의 가쪽돌림(외회전)을 돕는다.

통증유발점에 의한 통증은 엉덩이 전체 부분에 나타나며 대략적으로는 과잉 통증이 나타나지 않는다.
통증유발점 증상은 주로 장시간 앉은 자세의 피로로 인해 유발된다.

환자를 진단할 때 진통보행이 주로 눈에 띄는데, 앉은 자세를 유지하는 시간이 줄어들고 골반 외곽으로 나가는 허벅지의 탄력성 역시 줄어든다. 진단은 환자를 절반쯤 누워 있게 해서, 한쪽 허벅지가 다른 쪽 허벅지 위로 올라오게 하여 90° 구부리고 옆으로 돌아 누운 자세를 유지하게 한다.(그림 43) 통증유발점은 눈에 띄는 급속한 수축 현상이 나타나는 세 부위에 위치할 수 있다. (그림 41)

대둔근의 통증유발점들은 종종 서 있을 때 가해지는 과부하, 갑자기 힘을 주는 경우, 그리고 넘어지거나 넘어지기 직전에 활성화된다. 통증유발점은 무엇보다도 주로 가해지는 충격이나 넘어짐을 막으려 할 때, 급속히 수축하는 근육 때문에 활성화되는데, 그 이유는 장애물을 넘어 뒤로 넘어지는 경우 엉덩이에 직접적으로 가해지는 힘 때문이다.

또한 통증유발점은 장시간 오르막길을 올라갈 때 몸을 기울이며 대둔근을 과부하시키는 경우에도 활성화된다.

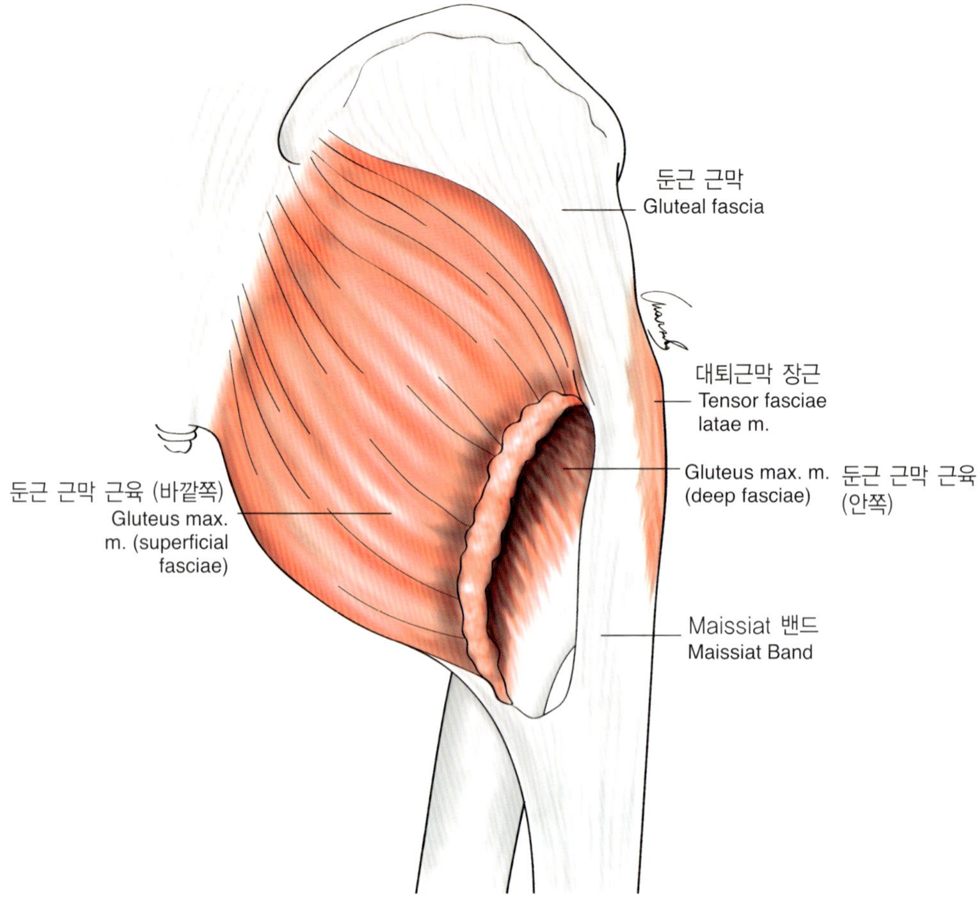

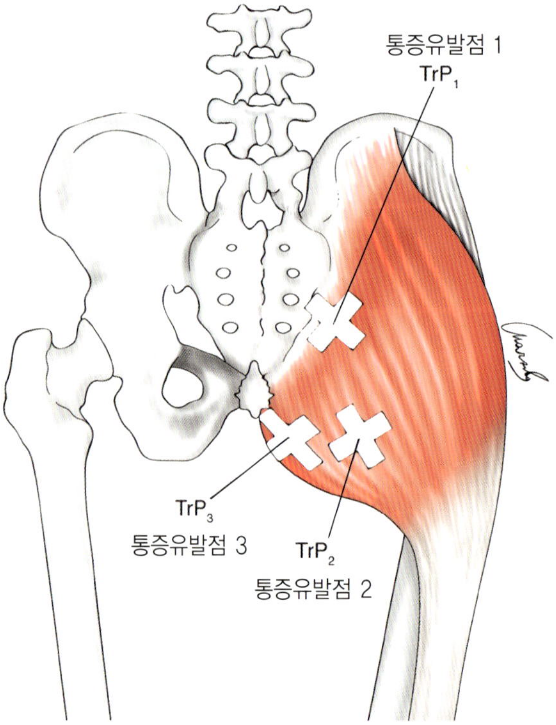

대둔근의 해부학적 조직도

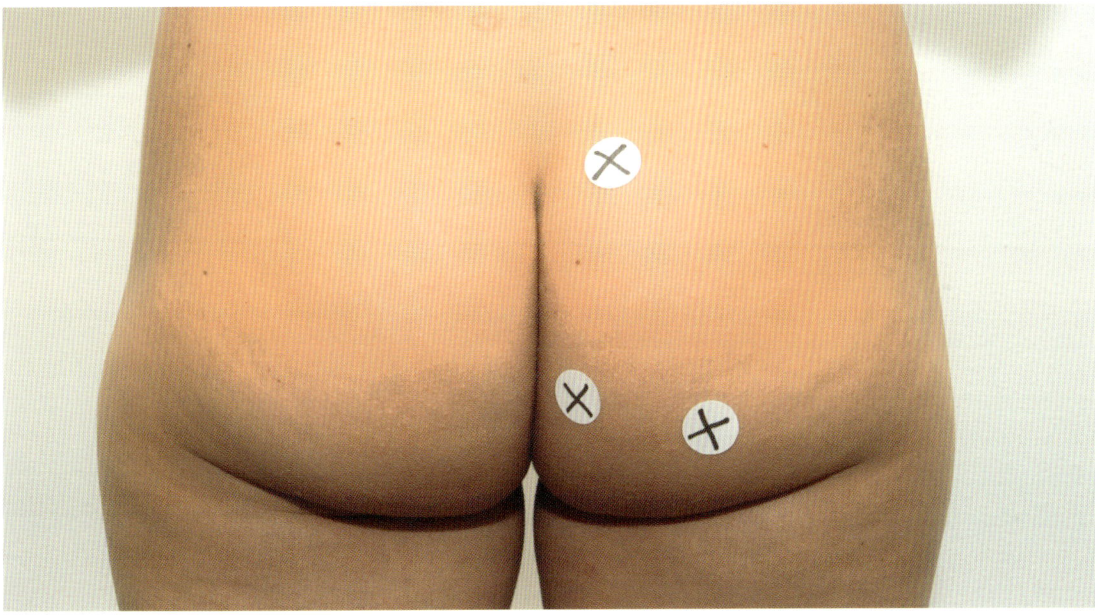

그림 41. *통증유발점의 위치*

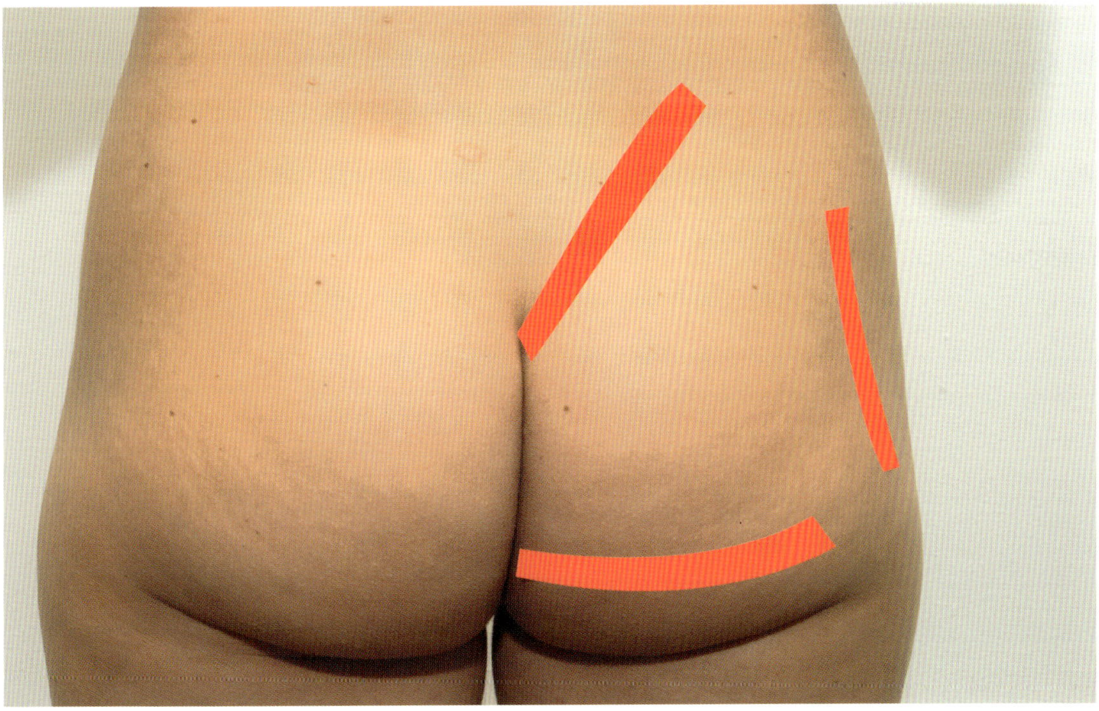

그림 42. *연관통이 나타나는 부위*

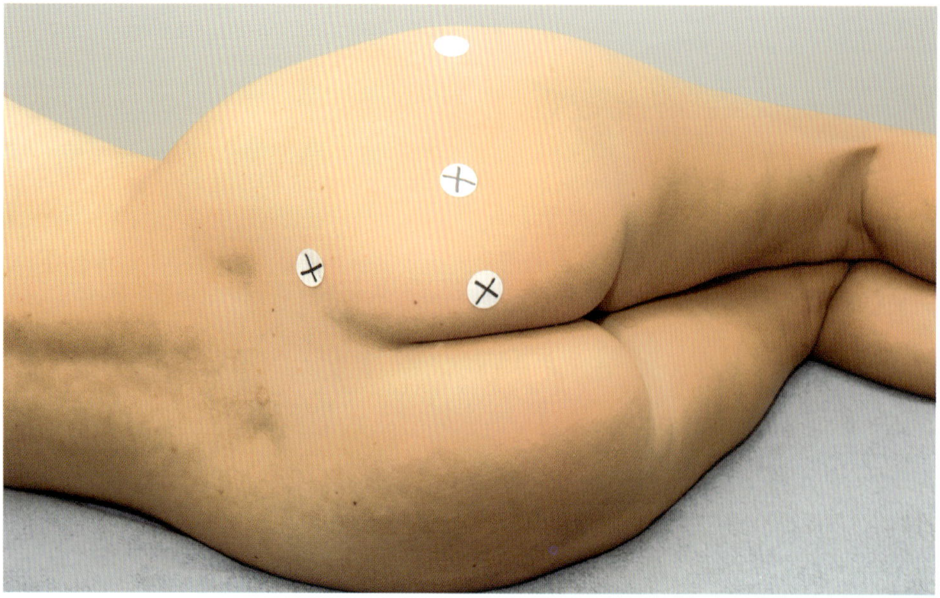

그림 43. *대둔근 통증유발점의 최적의 촉진을 가능하게 하는 환자의 자세. ×자 표시가 되어 있지 않은 스티커는 대전자를 나타내고 있다.*

침대 위에 하지를 제대로 두지 않고 잠이 들었을 때도 마찬가지이다.

또한 두꺼운 지갑을 엉덩이 쪽 주머니에 넣고 앉아 있으면서 지속적으로 엉덩이와 엉덩이 관절에 압박을 가하면 둔근 통증유발점이 활성화된다. 이를 통해 유발되는 통증은 종종 좌골 신경통에 의한 것으로 오인되기도 한다.

대둔근의 장력은 환자가 한쪽으로 누워 진단할 근육이 위쪽을 향하고 허벅지가 충분히 뻗어 가능한 한 최대한 확산하였을 때 진단이 가능하다. 통증이 나타나는 부위의 두 번째 통증유발점과 뼈가 드러나는 쪽의 힘줄이 삽입된 부분을 촉진할 것이다.

중둔근 (The gluteus medius)

중둔근은 대둔근의 아래쪽 깊숙한 곳에 위치하고 있다. 중둔근의 아래쪽은 소둔근을 감싸는 형태를 하고 있다. 중둔근의 통증유발점은 요추통 또는 요통이라 불리는 통증을 유발한다. 3개의 통증유발점들은 엉치뼈 뒤쪽과 엉덩이의 두쪽 및 아래쪽의 장골릉을 따라 통증을 나타낸다. 신경은 대둔근 신경의 도움으로 L4, L5, S1 척추 뿌리로 통한다. 허벅지 외향근의 주요한 기능은 걸으면서 발을 내려놓을 때 골반의 균형을 잡아 주는 것이다. 근막 통증유발점은 걸을 때나 의자에 편안하게 앉을 때, 그리고 등을 기대고 있을 때 통증을 나타낸다. 환자를 진단할 때는 반드시 나타날 수 있는 발의 병리 (Morton' s foot)를 염두에 두어야 하며, 이 병리 현상은 환자의 걸음걸이나 허벅지의 내전에 제한이 있는지를 확인하면 알 수 있다.

통증유발점 촉진은 반드시 장골릉을 따라서 실행하여야 한다.(그림 44) 근육 전면 내측 부분의 통증유발점은 피부와 뼈 사이에서 발견될 수 있다. 통증유발점 1의 뒤쪽은 대둔근 아래에서 발견된다. 이러한 통증유발점 전면의 통증유발점들과는 달리, 급속한 근섬유 수축에 대한 부분적 반응을 유발하지 않는다. 우리는 중둔근에서 요방형근과 관련되어 있는 원거리의 위성 통증유발점을 찾을 수 있다.

벌림 기능에 관여하는 근육들은 중둔근, 소둔근, 대퇴근막의 긴장근, 그리고 이것들보다는 영향력이 크지는 않지만

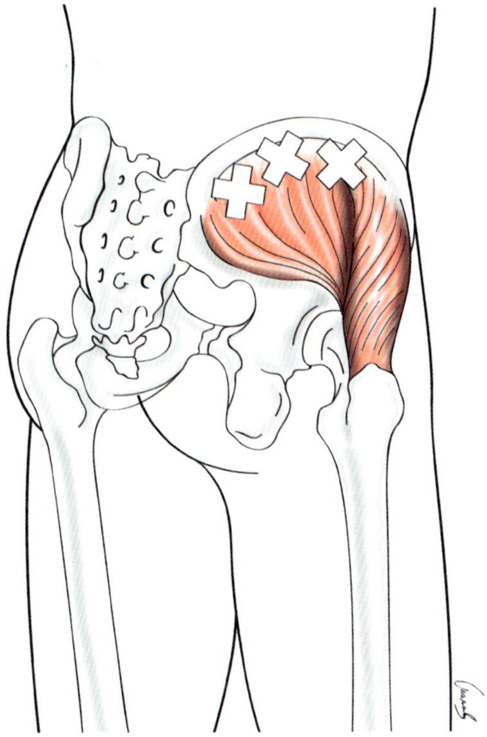

중둔근의 해부학적 조직도

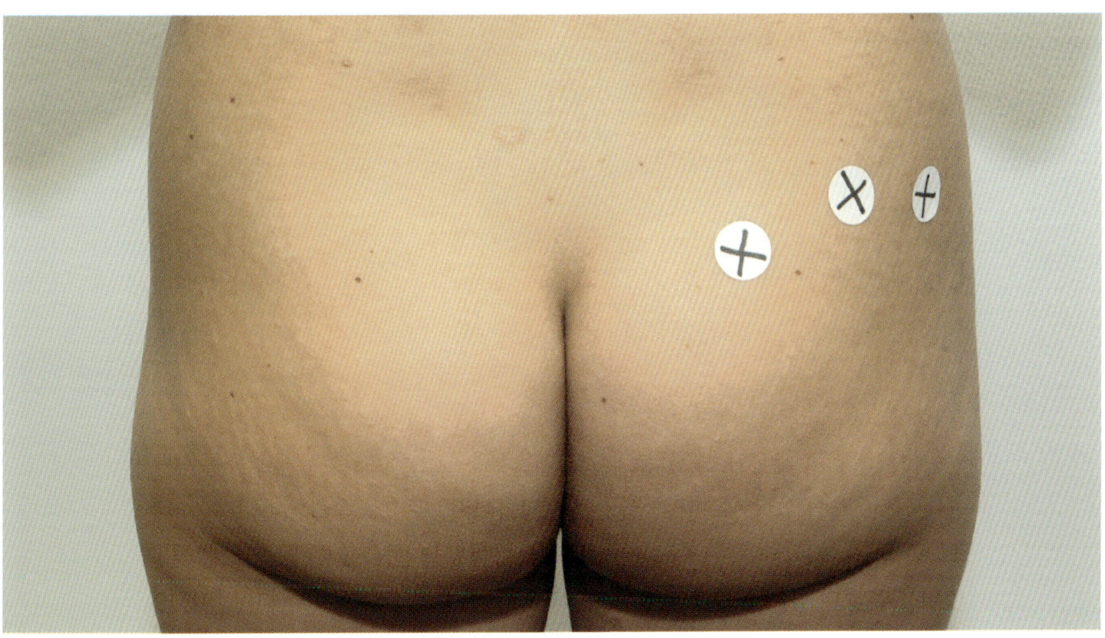

그림 44. 중둔근의 통증유발점 위치

봉공근, 이상근, 그리고 대둔근의 일부가 있다.

중둔근의 모든 통증유발점들은 환자가 통증이 있는 쪽의 반대 방향으로 누웠을 때 촉진되어야 한다. 이와 동일한 자세를 통해 더욱 뒤쪽에 있는 통증유발점 2와 3을 촉진하는데, 그림 46에 ×자로 표시한 부분이다.

마지막으로 남은 통증유발점들은 피부 및 피하 조직으로만 덮여 있으며, 따라서 수축된 띠들을 찾기 위해서 손가락 끝으로 근섬유 방향의 수직으로 스트로크하며 뼈 밑의 근섬유를 말아주는(roll) 마사지를 해야 한다.

소둔근 (The gluteus minimus)

허벅지 벌림근의 해부학적 기능은 한 다리의 무게로도 골반의 균형을 잡는 것이다. 이 근육의 통증유발점들은 특별한 전이 패턴으로 통증을 보이는데, 그 중에서도 앉았다 일어나거나 걸음을 걸을 때 특징적으로 나타난다. 이러한 통증 증상은 신경근병이 유발하는 유사 증상과 헷갈릴 수 있는데, 따라서 통증유발점을 매우 정확하게 짚어내야 한다. 소둔근의 통증유발점 활성화는 급작스럽거나 만성적인 과부하, 천장 관절의 탈구, 신경 뿌리 자극으로 인해 나타난다. 소둔근의 해부학적 삽입은 그 위에 자리잡고 있는 중둔근의 해부학적 삽입과 유사하되, 길이는 이보다 약간 짧다. 소둔근은 대둔근 신경의 상부 가지와 하부 가지로 신경이 통한다. 이 신경은 중둔근과 소둔근을 통과하며 관계있는 가지들에 영향을 준다. 신경은 L4, L5, S1 척추 신경의 섬유들로 구성되어 있다.

소둔근은 3가지 둔근 중 가장 깊숙한 곳에 위치하고 있으며, 길이도 가장 짧고 가볍다. 모양은 부채 모양인데, 위에 놓은 중둔근에 완벽하게 붙어 있을 수 있다. 근섬유는 앞쪽 및 아래쪽 둔근선 사이의 장폐색의 외부를 따라 골반에 삽입되어 있다. 이는 이상근이 골반에 남기는 대좌골 구멍과 굉장히 가깝게 위치하고 있다. 소둔근의 근섬유는

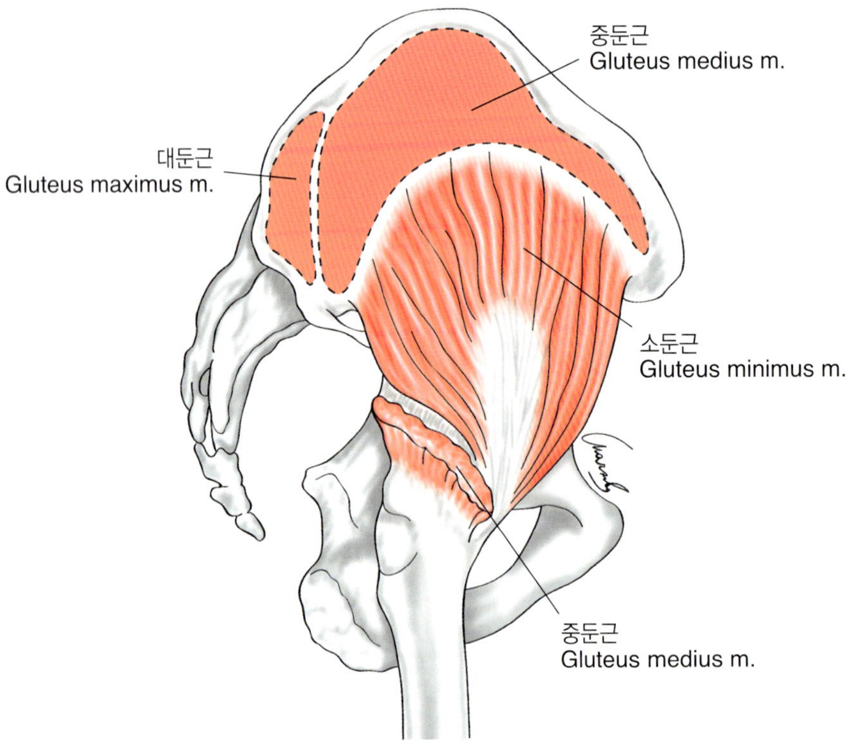

소둔근의 해부학적 조직도

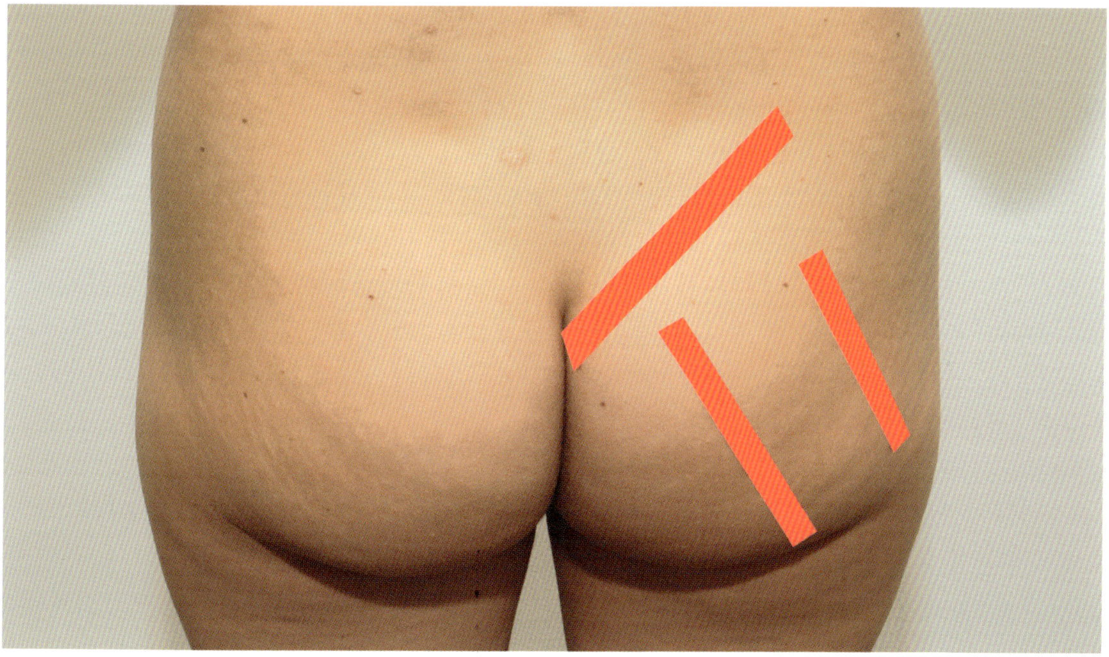

그림 45. *연관통이 나타나는 부위*

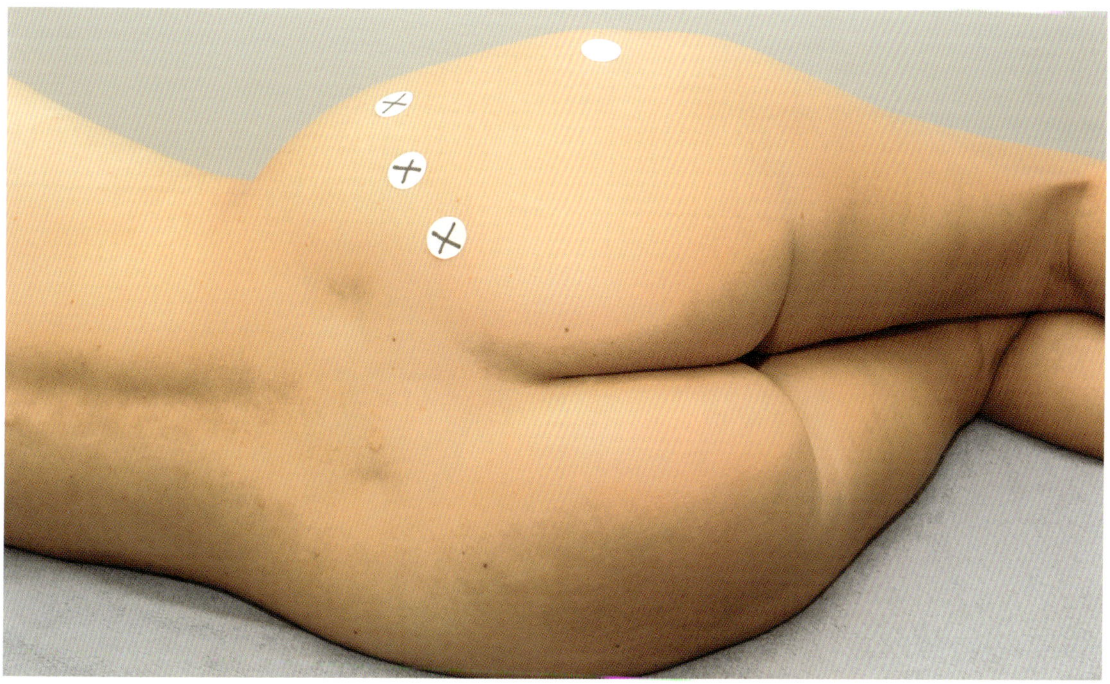

그림 46. *중둔근 통증유발점을 촉진하는데 최적화된 환자의 자세. ×자 표시가 되어 있지 않은 스티커는 대전자를 나타내고 있다.*

아래쪽으로는 대전자의 뒤쪽 근막 위쪽에 있는 대퇴골의 힘줄과 이상근의 앞쪽에 삽입되어 있다.

소둔근의 통증유발점에서 통증은 지속적이고 날카로우며 참을 수 없을 정도까지 유발된다. 가장 흔한 경우는 통증을 유발하는 통증유발점이 너무 깊숙한 곳에 위치하고 있어서 통증의 근원에 닿지 못 하는 경우이다. 1946년 Travellin은 처음으로 소둔근의 뒤쪽 및 앞쪽 모두에 나타나는 통증유발점에 의한 통증이 전이되는 부위를 찾아냈다.

이 부위들은 각각 하지의 옆면과 뒷면과 연관되어 있다. 통증 전이는 둘 이상의 외상 둔근과 반대되는데, 발목까지 전달될 수 있다. 소둔근의 앞쪽 전절 부위의 통증유발점은 엉덩이의 아래 및 옆쪽(그림 47, 48), 허벅지와 무릎의 옆쪽, 그리고 다리에서 발목까지의 비골부에 걸쳐 통증을 유발한다. 때때로 발등에서도 통증이 나타날 수 있다.
소둔근의 뒤쪽에 위치하고 있는 근막 통증유발점은 엉덩이의 대부분에서 통증을 유발시키며, 허벅지 및 종아리 뒤쪽에 집중되는 통증을 야기한다. (그림 49, 50) 때때로 무릎 부위도 여기에 포함된다.

소둔근 통증유발점을 가진 환자들은 종종 진통보행을 호소하는데, 이 증상은 걸을 때 지팡이가 필요할 정도로 매우 심각할 수 있다.

통증유발점이 과도하게 자극되었을 때, 앉아 있는 환자는 통증이 있는 다리를 그렇지 않은 다리 위로 올려서 다리를 꼬고 앉을 수 조차 없다. 그 이유는 자극을 받고 통증이 있는 내전 때문이다. 운동성 저하가 지속되는 경우는 통증유발점을 악화시키는 전형적인 원인이다. 장시간 운전을 할 때 오른쪽 발이 액셀레이터 위에서 오랫동안 움직이지 않는 경우, 그리고 오른쪽 엉덩이 근육이 허벅지와 엉덩이를 스트레칭할 때도 고정되어 있는 경우와 같은 것이 운동성 저하의 예이다.

이와 동일한 상황은 곧추 서 있는 시간이 길어지는 것 즉, 몸의 무게가 한쪽에서 다른 쪽으로 옮겨졌더라도 오랜 시간 줄을 서 있는 경우라 할 수 있다.

통증유발점을 진단하기 위해서 환자는 반드시 그림 51과 같이 한쪽으로 뻗은 자세를 취해야 한다.

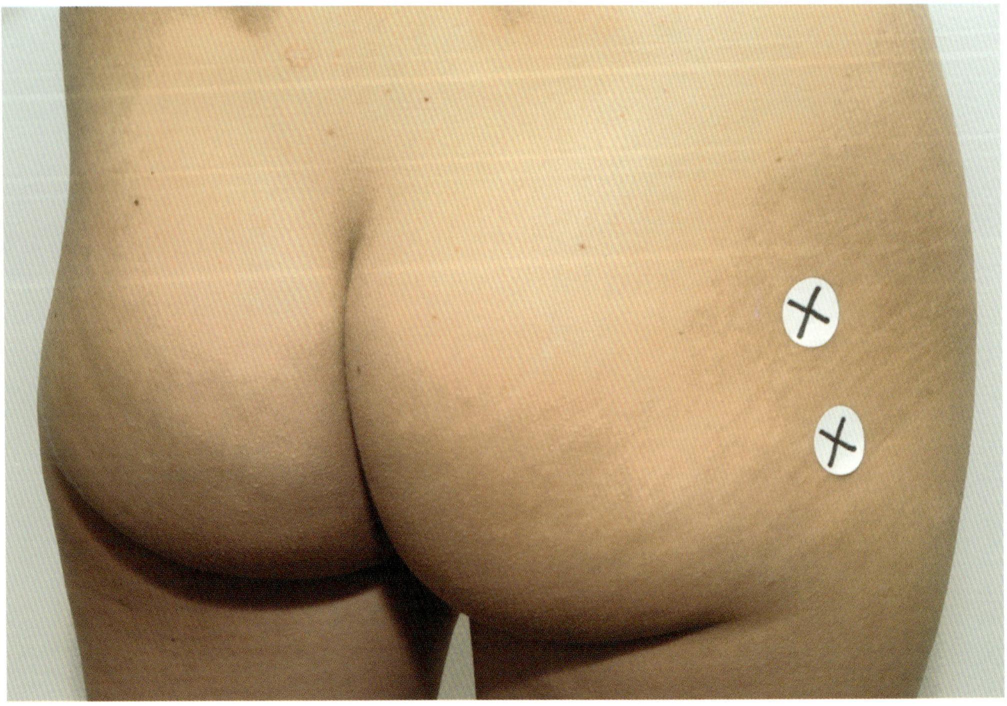

그림 47. *소둔근의 통증유발점의 위치*

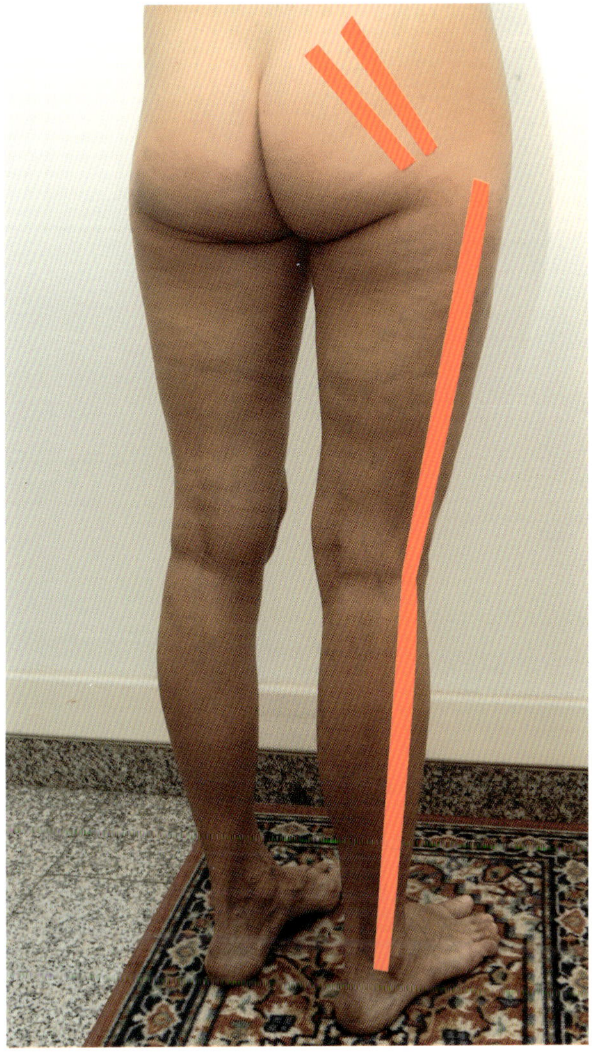

그림 48. *소둔근 통증유발점에 의한 연관통 부위*

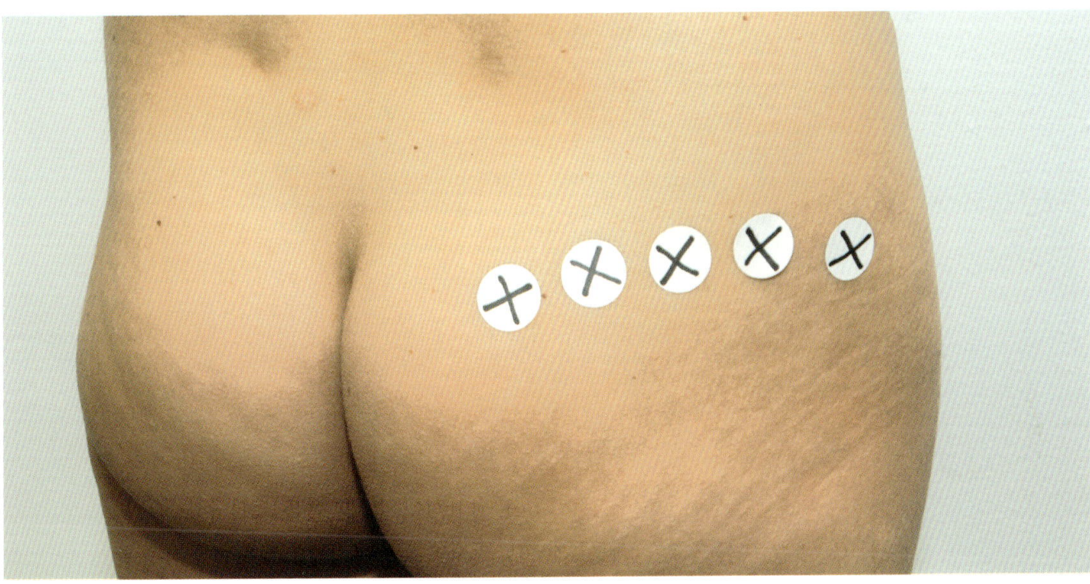

그림 49. *뒤쪽 소둔근 통증유발점의 위치*

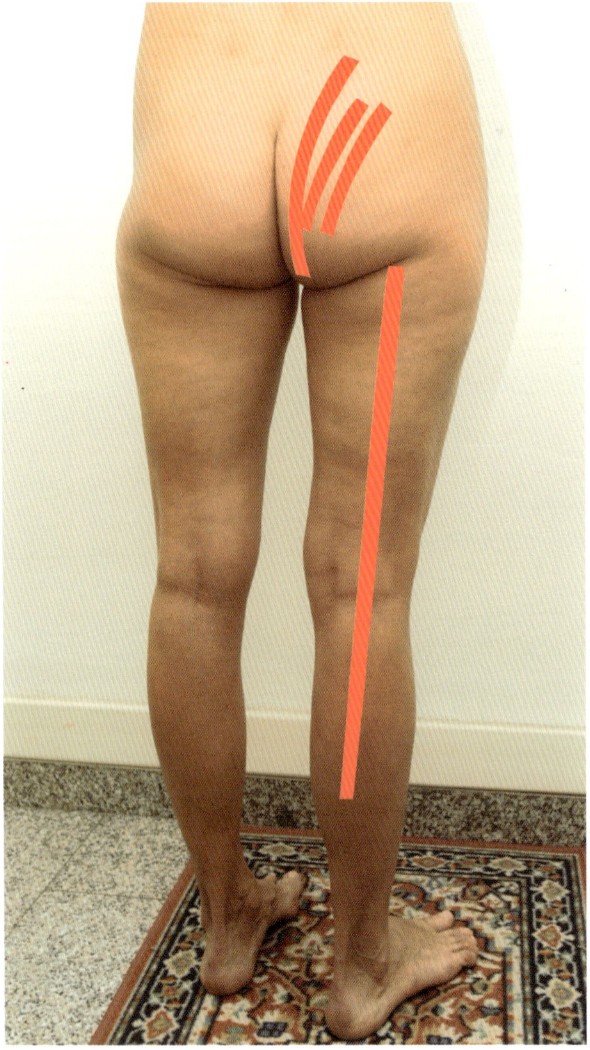

그림 50. *뒤쪽 소둔근 통증유발점에 의한 연관통 부위*

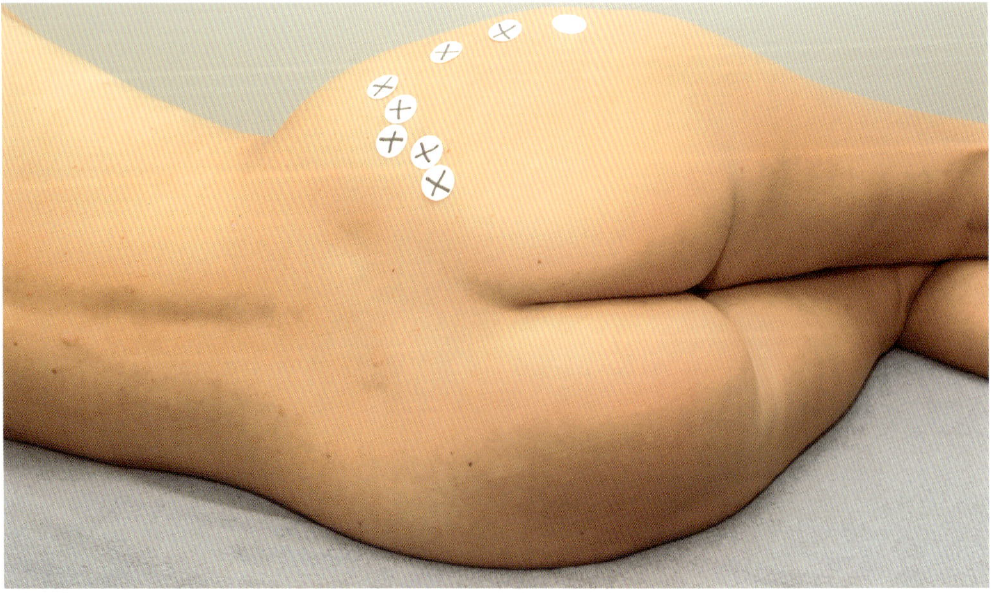

그림 51. *소둔근 통증유발점의 촉진을 최적화하는 환자의 자세. ×자 표시가 되어 있지 않은 스티커는 대전자를 나타낸다.*

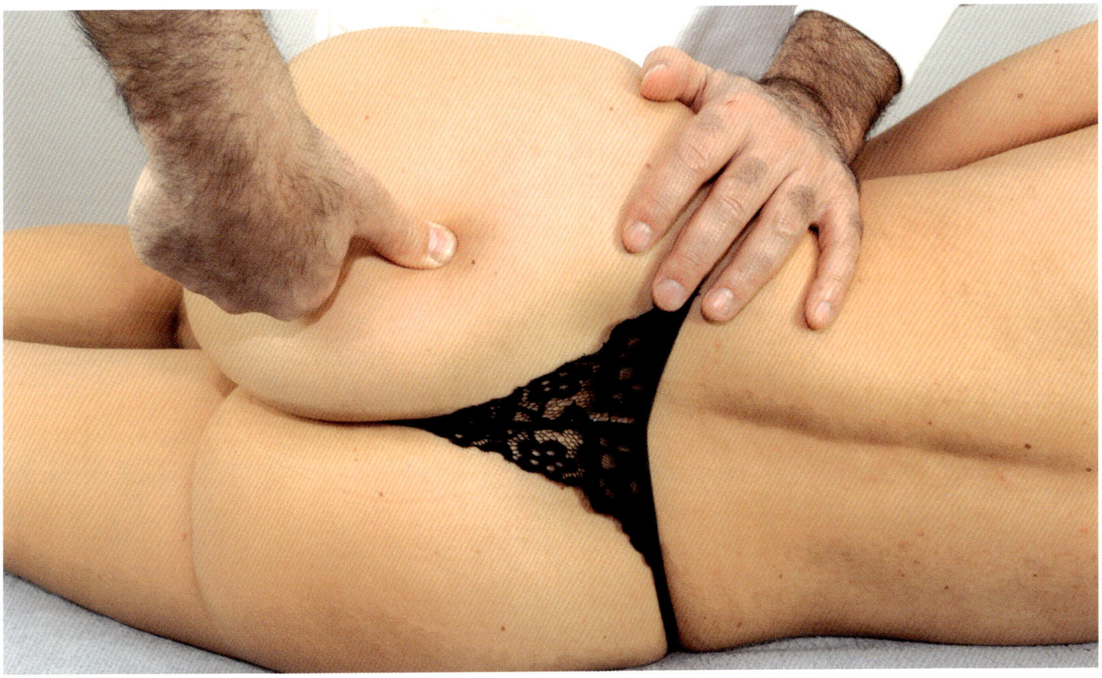

그림 52. 엄지손가락의 편평한 부분을 사용한 통증유발점을 허혈성 압박하기

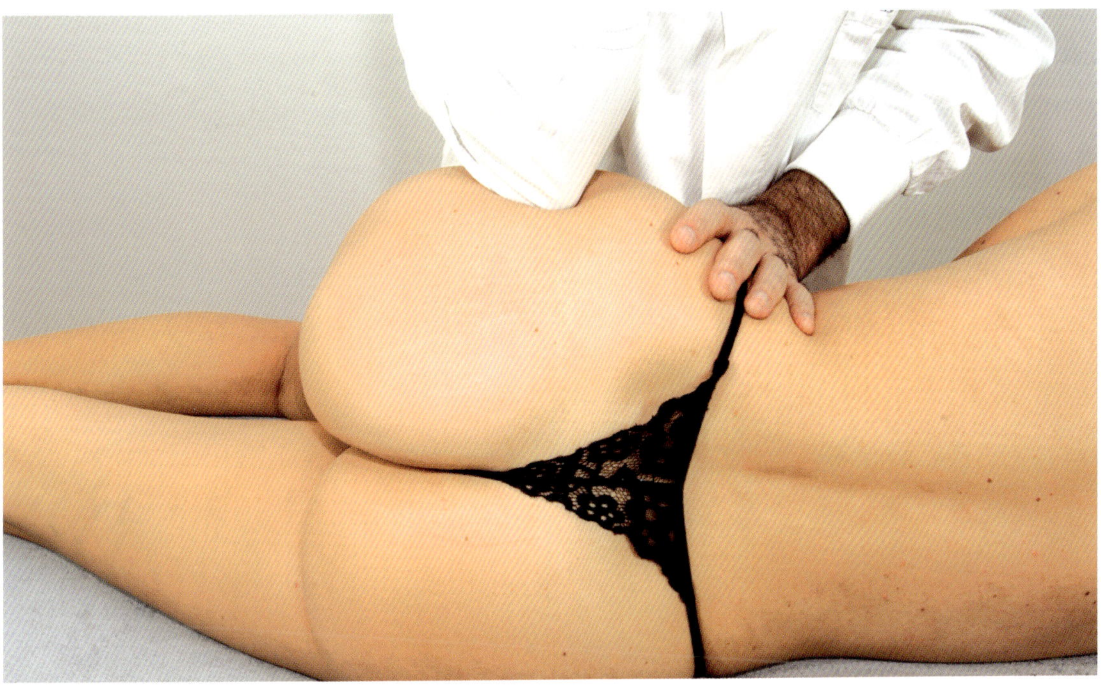

그림 53. 팔꿈치를 사용한 통증유발점을 허혈성 압박하기

이상근 및 기타 회전근 부위
(Region of the piriformis muscle and short rotators)

이상근은 소위 "이상근 증후군"이라 불리는 증상을 나타내는 부위이다. 이곳은 신경 압박과 통증유발점에 의한 통증을 유발한다. 통증은 천장 관절 부위, 엉덩이의 아래쪽, 엉덩이의 뒤쪽, 그리고 허벅지 뒤쪽 3분의 2정도까지 나타날 수 있다. 다른 다섯 가지의 외부 회전근의 허벅지에서의 통증 유발은 이상근의 통증 유발과 동일하며, 내폐쇄근은 골반 내에서 통증을 유발시킨다. 이상근의 해부학적 삽입은 주로 엉치뼈의 내부에서 발견할 수 있다.

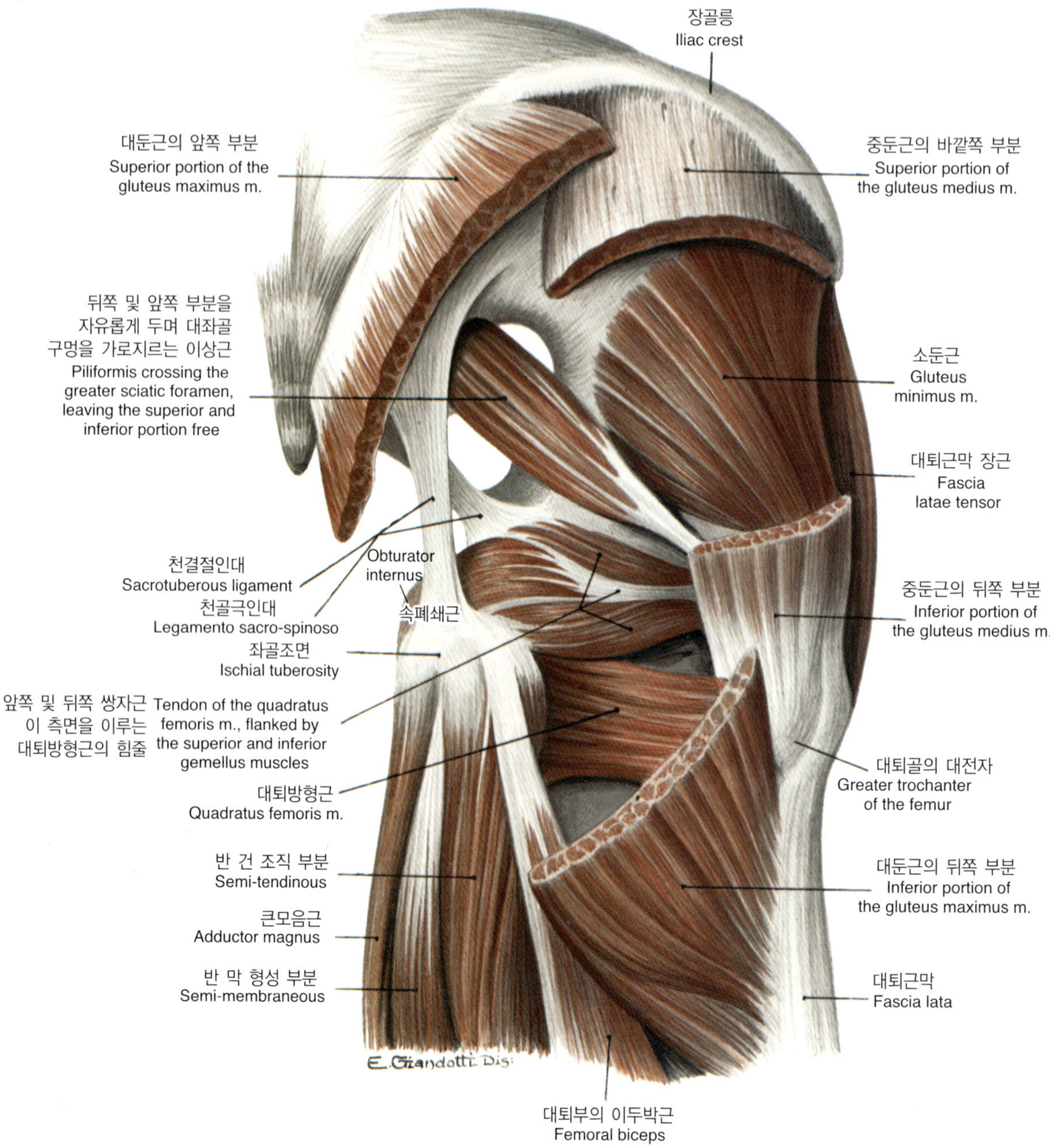

둔근 부위의 해부학적 조직도. 대둔근과 중둔근은 부분으로 나누어 표기. (Chiarugi-Bucciante, Istituzioni di anatomia dell'uomo, Piccin)

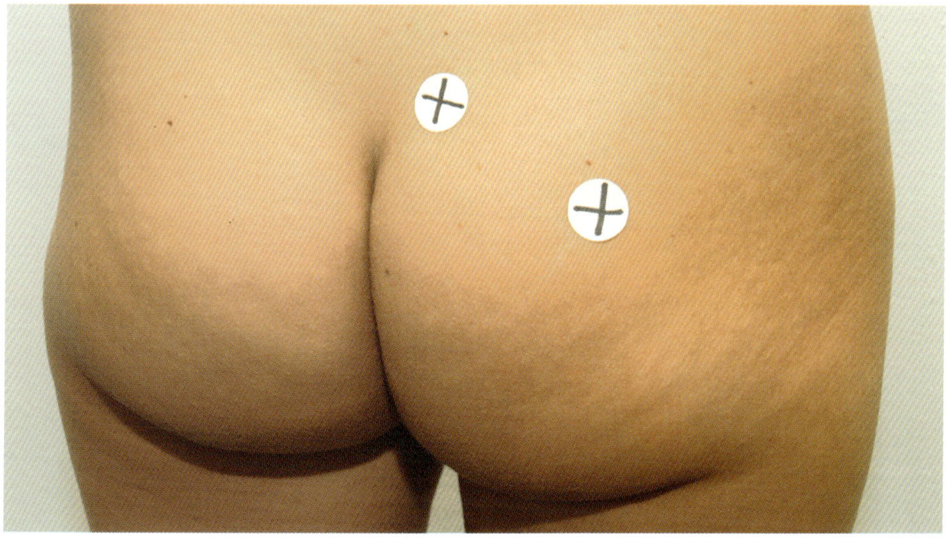

그림 54. *이상근 통증유발점의 위치. 이상근 연관통은 통증유발점과 연관된다.*

이상근은 더 큰 좌골 구멍에 골반을 위치하게 한다. 측면으로는 힘줄과 다른 짧은 외부 회전근과 함께 대퇴골의 대전자에 삽입된다. 안쪽으로는 좌골, 두 개의 비복근과 넙다리네모근에 삽입되어 있다. 내폐쇄근은 폐색 막 내부와 폐색 구멍의 경계에 붙어 있다.

이상근의 신경은 첫 번째와 두 번째 천골 신경과 직접적으로 통하고 있다. 외폐쇄근은 폐쇄 신경이 통한다. (L3, L4 척추 신경의 기지) 나머지 짧은 회전근들은 L4에서 S3까지의 척추 신경에서 나온 운동 신경에서부터 신경이 통한다.

무게가 실리지 않은 이상근의 움직임은 엉덩이 쪽이 확산된 상태에서 특히 바깥 돌림을 보인다. 벌림 요소는 엉덩이를 90° 로 구부렸을 때만 나타난다. 남은 짧은 회전근들(쌍태 근육, 넙다리네모근, 내폐쇄근, 외폐쇄근)은 두 자세 모두에서 바깥 돌림을 한다. 이상근은 허벅지의 바깥 돌림에서 제동 작용을 한다. 이상근 증후군의 증상은
신경성, 그리고 신경혈관구조가 천장 관절 기능 결함으로 인한 큰 좌골 구멍 모서리에 눌렸을 때, 혈관 압박에 인한 통증유발점의 통증으로 유발된다. 이 증후군의 근막 요소는 아래쪽 요추 속과 엉덩이, 그리고 허벅지의 뒤쪽에서 나타나는 통증을 포함한다. 이상근 통증유발점의 활성화는 주로 과하거나 갑작스러운 과부하, 예로, 넘어질 때와 같은 경우에 나타난다.

지속적인 과부하 증상은 허벅지가 구부러진 채 장시간 바깥쪽을 향하고 있어야 하는 장시간 운전 시에 나타난다. 이상근 통증유발점은 천장 관절 부위, 엉덩이, 그리고 엉덩이 관절 뒤쪽 표면에서 통증을 유발시킨다. 연관된 통증은 때때로 허벅지 뒤쪽 3분의 2지점의 근위 부분에서도 나타난다. 측면 통증유발점 1에서 내부 통증유발점 2의 연관 통증의 전이는 동일하다. 이상근에서의 통증은 쑤시는 듯한 통증, 또는 좌골 신경통으로 설명되며, 요추나 요추 하부에서의 통증으로 유발된다.

몇몇 저자들은 미저골과 사타구니 부위 및 대전자에서 이러한 통증이 나타나는 것으로 기술한다. 다른 연구자들은 이상근 증후군의 통증을 좌골 신경 및 대좌골 구멍을 지나는 다른 신경에 대해 근육 압박이 가해지는 것에서 그 원인을 지적한다. 신경 압박으로 인한 통증은 근막 통증과 다르지만, 함께 나타나는 경우 신경성 통증은 허벅지 뒤쪽 및 비복근을 따라 발바닥까지 확산되어 나타날 수 있다.

"이상근(piriformis)"이라는 이름은 라틴어 pirum(pear)에서 유래하였다. 이 이름을 붙인 사람은 16세기 후반의 벨기에 해부학자인 Adrian Spigelius이다. 이상근은 엉치뼈의 앞쪽으로 내부에 주로 세 개의 굵은 가지가 지탱하며,

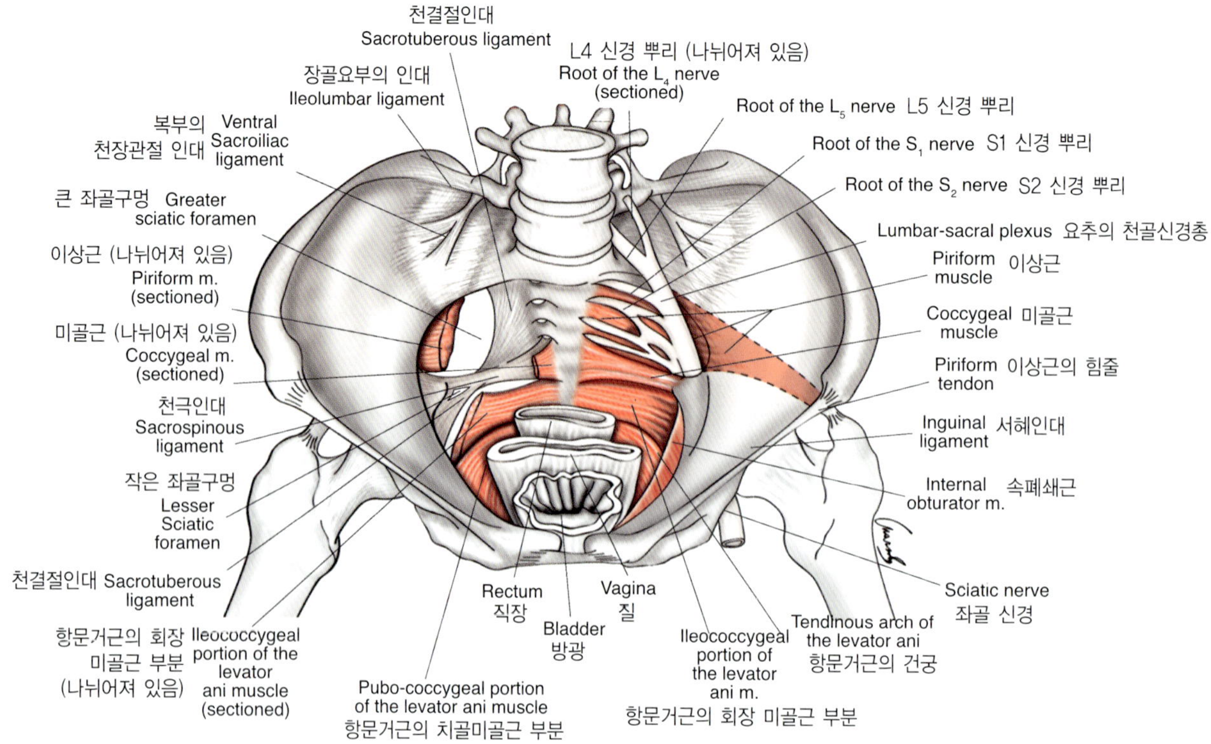

요추-골반 부위의 해부학적 조직도 (외부 및 내부)

1, 2, 3의 천골부 구멍 사이에 있다. 몇몇 근섬유들은 천장 관절 꼭대기에서 천골 구멍의 모서리에 삽입되어 있으며 다른 섬유들은 천극인대에 삽입되어 있다. 측면으로는 대전자의 위쪽 근막 내부의 힘줄에 붙어 있다. 종종 이 힘줄은 내폐쇄근과 쌍자근의 공통 힘줄과 결합한다.

환자가 좌골 신경의 종아리 부분 압박으로 통증을 호소할 때, 환자의 발목에는 배굴이 약하게 나타나며 환자는 중등도의 족하수를 갖게 된다. 좌골 신경의 더욱 심각한 포착과 함께 환자는 좋지 못한 다리를 절뚝거리며 땅에 끌 수 있으며, 이상근 증후군이 심한 경우, 환자는 걷지 못할 수도 있다. 환자를 반듯이 눕게 하고 발을 바깥쪽으로 돌림시키면, 좋지 않은 쪽 허벅지의 바깥 돌림을 관찰할 수 있다. (그림 55)

환자가 앉아 있을 때, 우리는 좋지 않은 허벅지를 다른 무릎에 올리며 다리를 꼬고 앉지 못 하는 것을 알 수 있다. 환자가 겪기 쉬운 이상근의 경직은 좌골이 회전하는데 비정상적인 힘을 필요로 하도록 하며, 이는 골반 기능을 더욱 악화시킨다. 특히 오른쪽 이상근의 길이가 짧아지면 좌골의 횡단축이 왼쪽으로 기울어질 수 있다. 이러한 비틀린 골반이 치골 결합의 정렬 불량과 연관되어 있는 만큼, 왼쪽의 주름이 어떻게 더욱 낮은 상태를 유지하는지를 유념하도록 한다. 한쪽으로 누운 환자의 엉덩이를 촉진하면, 대좌골 구멍의 측면과 위쪽에서 통증이 유발될 수 있다. (그림 56)

외부 진단 시, 우리는 대전자의 위쪽 경계선에서 대좌골 구멍의 천장 관절 모서리까지 뻗어나가는 선을 따라가면서 이상근의 위치 범위를 설정할 수 있다.

대둔근이 이완되었을 때, 대전자의 위치는 손바닥을 엉덩이 뒤쪽에 두고 피하의 뼈 조직을 느끼는 깊은 순환성 촉진을 통해 알 수 있다. 좌골 구멍의 내부 선은 반달 모양으로, 엉치뼈의 외부 모서리를 따라 위치해 있다. 이 부분은 이완된 대둔근을 통해 촉진될 수 있다.

이상근 통증유발점은 이상근에 대한 외부로부터의 국소 압박을 통해 비활성화 될 수 있다. 이 경우 양 손의 엄지손가락으로 각 통증유발점 부위에 압박을 가한다. 이 부위들은 근육의 외부 끝에서부터 시작되는데, 그렇게 하여 좌골 신경의 압박을 피한다. 다른 저자들은 팔꿈치로 통증유발점에 압박을 가하는 방법을 설명하였다. (그림 53)

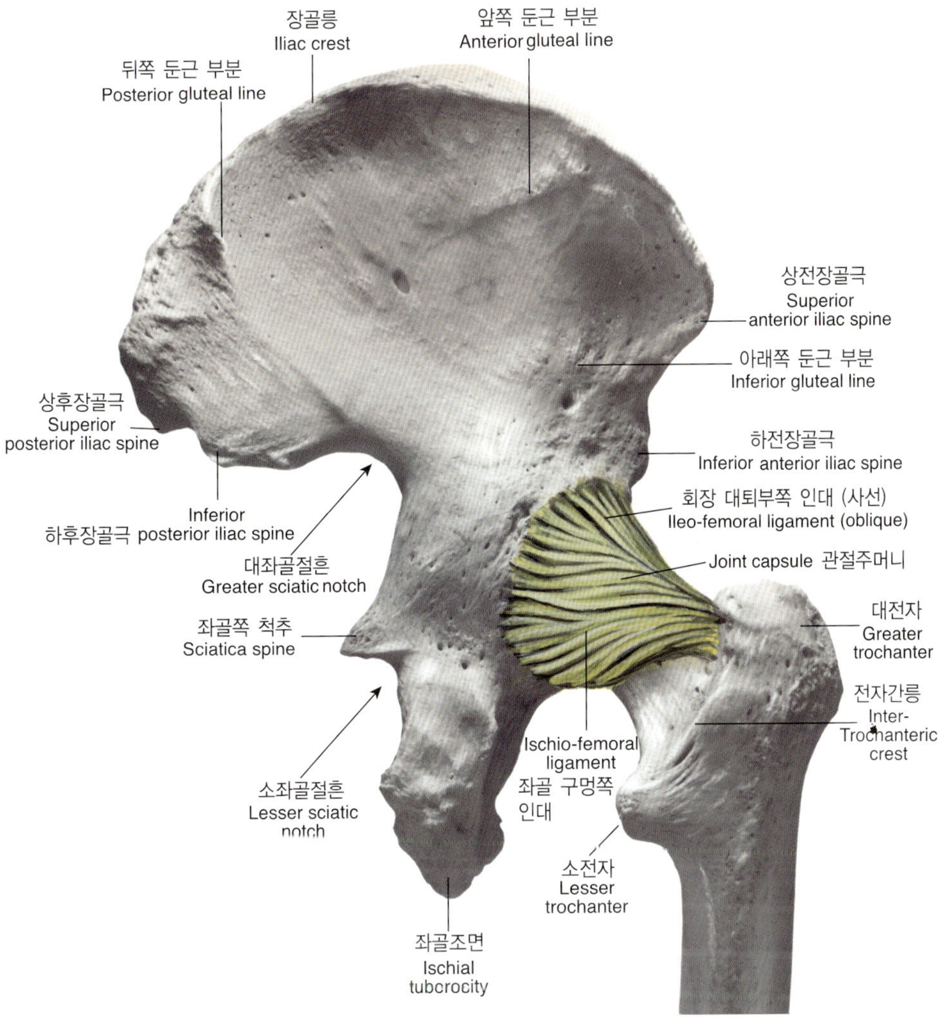

엉덩이 관절 뒤쪽의 해부학적 조직도 *(chiarugi-Bucciante, Istituzioni di anatomia dell'uomo, Piccin)*

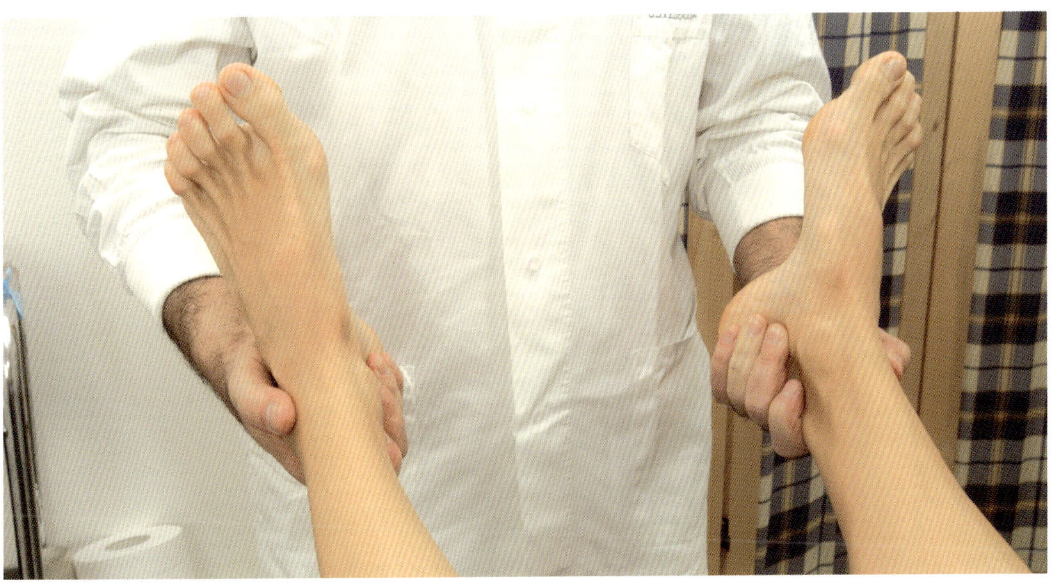

그림 55. *이상근 증후군에 의한 통증이 나타나는 부위를 바깥 돌림하기*

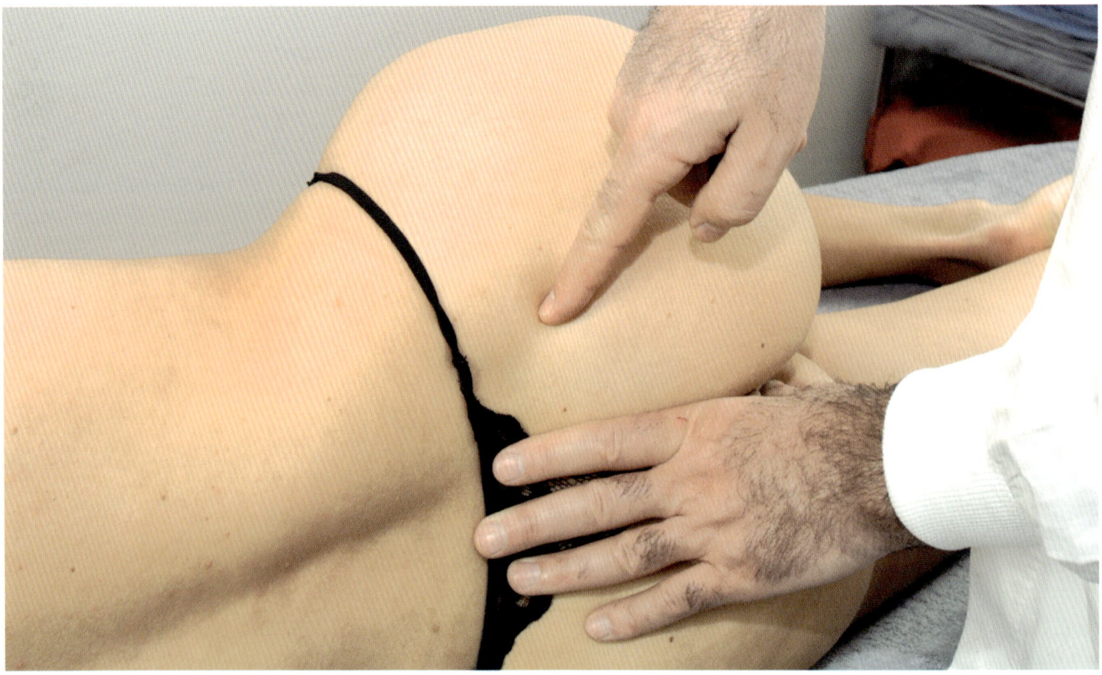

그림 56. *이상근 통증의 부위*

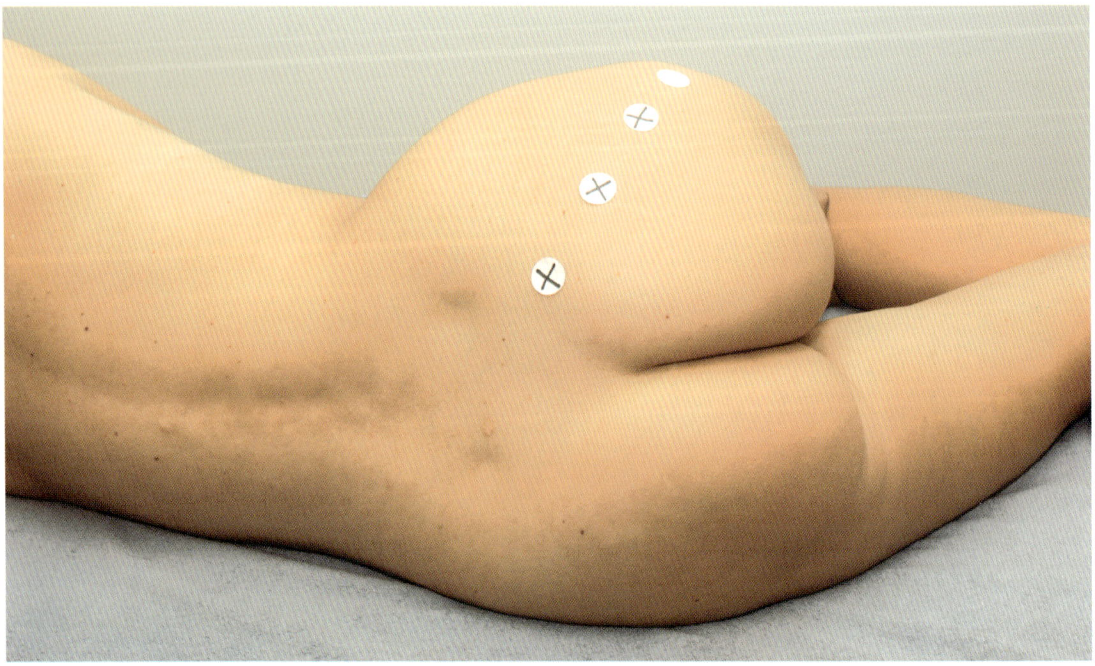

그림 57. *이상근의 통증유발점*

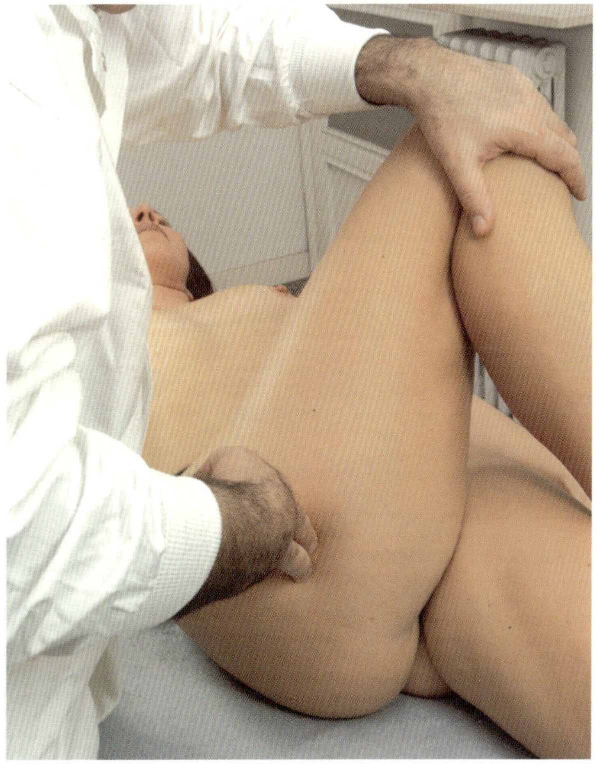

그림 58. *대전자 찾아내기*

이 기술은 더욱 체중을 이용한 압박과 밀치기(thrust)를 할 수 있기에 더욱 강하게 해당 부위에 적용할 수 있다. 하지만 치료사의 세심함을 떨어뜨리고 좌골 신경 손상의 위험성을 증가시키기 때문에 치료 시 매우 깊은 주의와 집중이 필요하다.

몇몇 정골 의학자들은 손가락 압력을 사용하여 직장을 통해 골반 내까지 직접적으로 이상근에 닿을 수 있도록 하였다. 직장에 손가락을 완전히 삽입하면, 천극인대 위의 이상근을 촉진할 수 있다. 손가락을 사용하여 골반 안쪽 근육 배꼽의 이 부분의 길이를 따라갈 수 있다.

마사지는 굉장히 고통스러울 수 있는 근육 자극을 피하는 가벼운 마사지에서 시작한다. 치료를 진행하면서 가해지는 압박은 천천히 증가하는데 만약 통증이 증가한다면, 치료사는 반드시 다시 가벼운 마사지부터 실행하여야 한다. 압박은 통증이 줄어듦에 따라 점진적으로 증가하여야 한다.

목 부분 (Region of the Neck)

머리와 목의 판상근 (Splenius muscles of the head and neck)

두판상근의 통증유발점에 의한 통증은 머리 꼭대기에서 느낄 수 있으며, 경판상근의 통증은 뒷머리의 위쪽에서 유발되어 두개골 전체로 확산되며 특히, 목의 한쪽 구석에 위치한 어깨뼈 주위의 미리 뒤쪽과 때때로 아래쪽에서 강하게 유발된다. 이 근육들의 통증유발점의 활성화는 종종 갑작스러운 직접적인 트라우마와 장시간 머리와 목을 구부린 상태를 유지하는 것에서부터 유발된다. 목 부분 근육들은 특히, 피로를 느끼거나 근육 위에 피부가 차가운

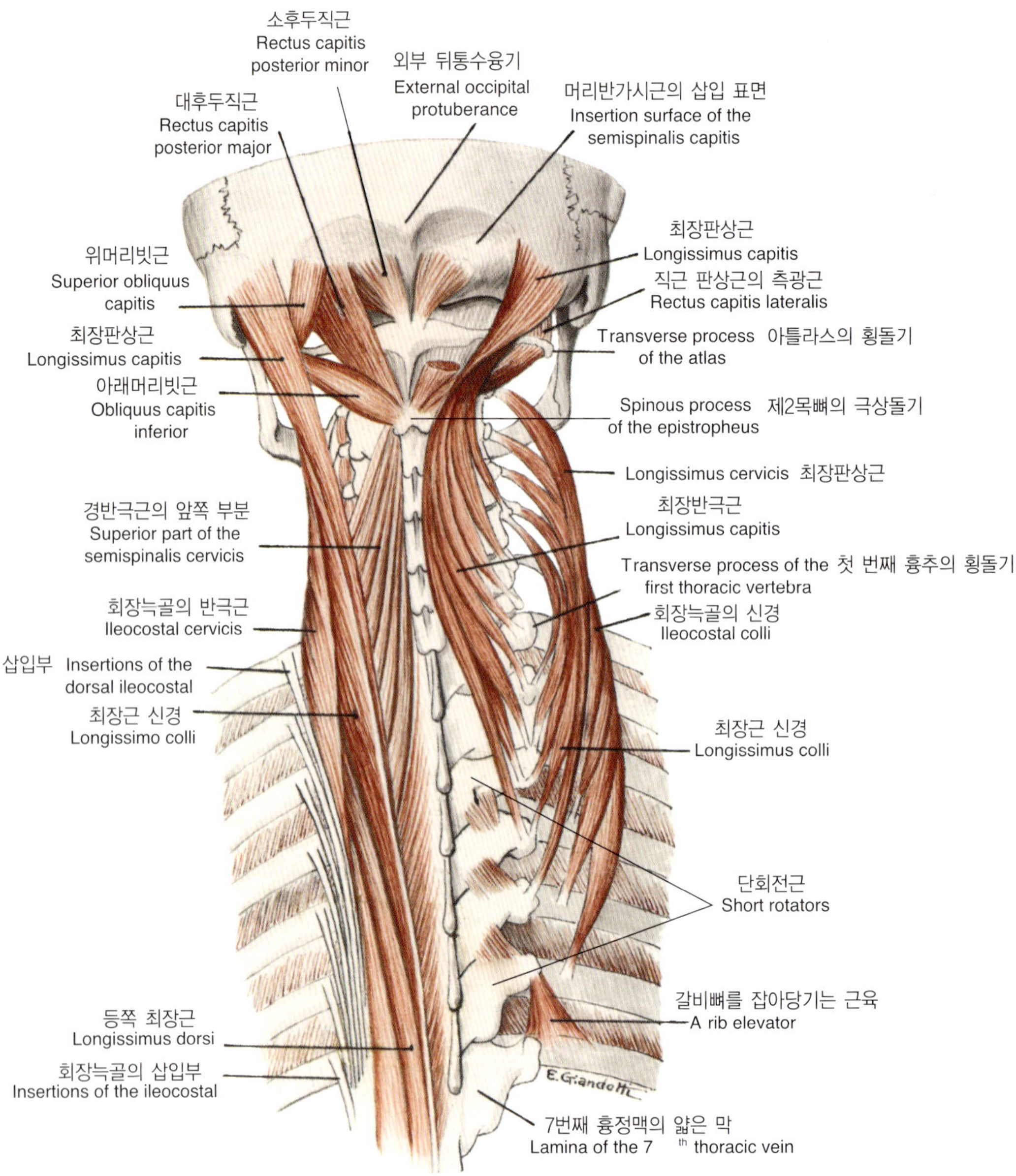

몸통 위쪽과 뒤쪽 근육의 해부학적 조직도 (Chiarugi-Bucciante, Istituzioni di anadomia dell'uomo, Piccin)

공기 및 급격한 온도 변화에 노출되었을 경우에 약하다.

판상근의 해부학적 결합은 아래쪽 목뼈 및 위쪽 흉추의 극상 돌기 아래에 연결되어 위치해 있다. 경판상근은 유양돌기에 삽입되어 있다. 두판상근과 경판상근은 표면적으로는 머리의 반구와 다른 척추 인접 근육에 대하여 위치해 있으며 깊이로는 대능형골, 그리고 뒤 안쪽으로는 어깨뼈의 거상 근육이 위치하고 있다. 판상근의 작용은 머리와 목의 확산 및 회전을 하는 것이며 따라서 얼굴이 동측으로 회전할 수 있게 된다. 동측 시야가 흐려지는 것과 관련된 두통과 목의 통증은 두판상근과 경판상근의 통증유발점의 활성화와 연관된다.

두 근육은 C2-C4 척추 신경의 일차적 등쪽 부분의 뒤쪽 가지로 신경이 통하며, 주로 C1이나 때때로는 C5,

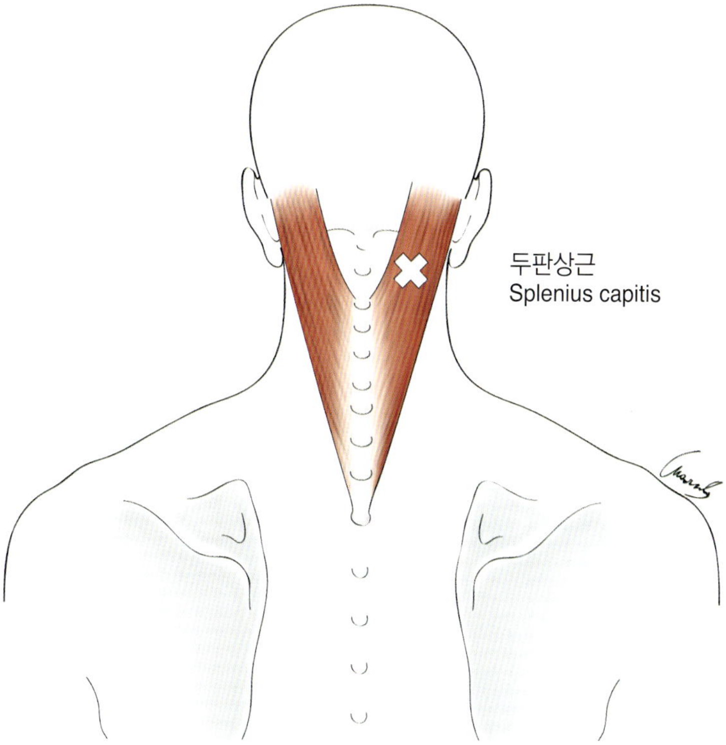

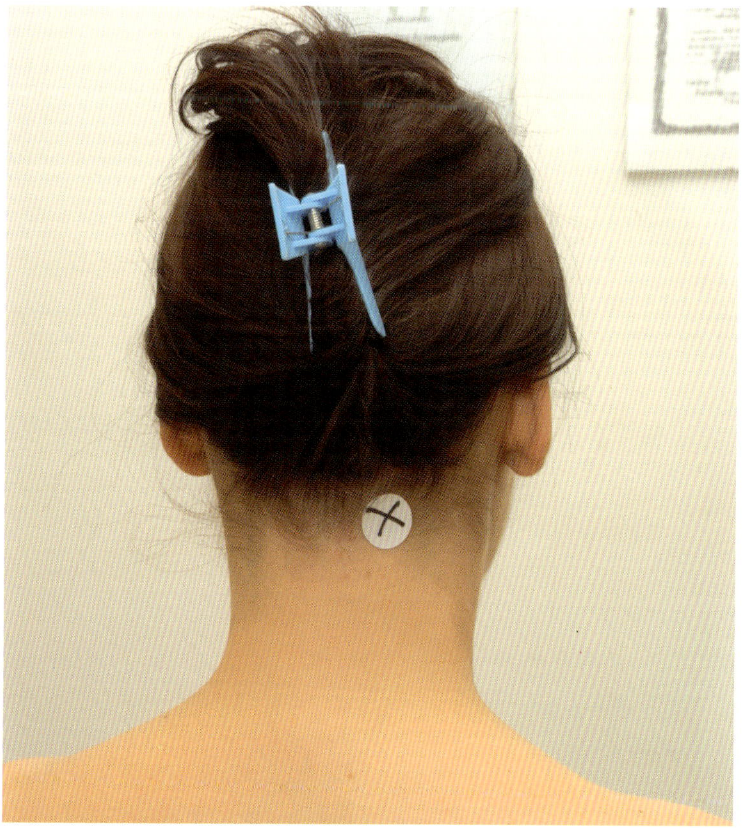

그림 59. *두판상근의 통증유발점*

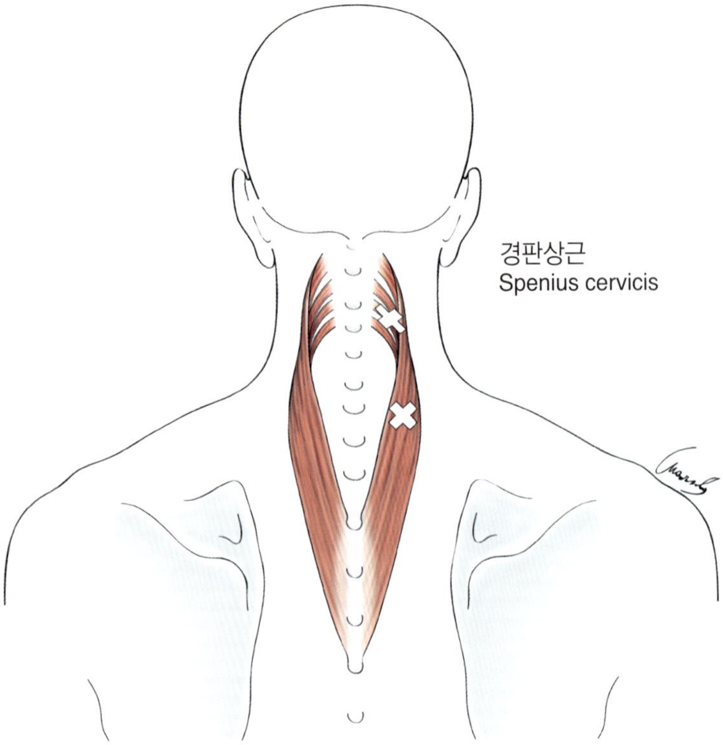

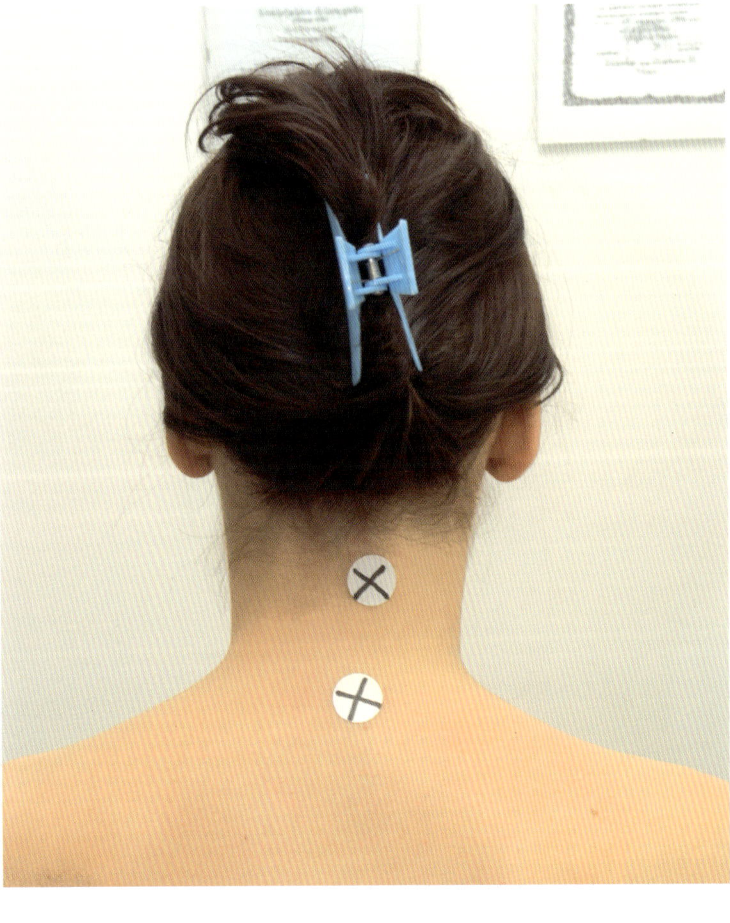

그림 60. *경판상근의 통증유발점*

드물게 C6에서도 신경이 통하기도 한다.

환자 검사는 적당한 정도로 머리와 목을 구부리게 하며 근육을 동측으로 회전하게 하면서 실행한다. 이러한 근막통증후군은 신경성 질병인 경련성 경직된 목 때문에 나타나는 증상들과는 명백한 차이가 있다. 통증유발점을 검사하기 위해서는 어떻게 판상근이 인접 근육들과 상호 작용을 하는지 구체적으로 파악해야 한다. 대부분 근육들의 길이에 따르면, 다른 근육들보다도 아래쪽에 위치해 있음을 유추할 수 있다. 연관된 통증유발점들은 주로 판상근, 위쪽 승모근, 목빗근, 그리고 후목뼈근의 거상 근육에서 찾을 수 있다. 이 근육들은 아래에 위치한 추골동맥에 손상을 가하지 않는 한 깊숙한 곳에 닿는 마사지와 허혈성 압박에 잘 반응한다.

머리와 목의 폄 및 돌림을 과부하하는 자세의 긴장 상태들 중에서도 특히, 컴퓨터 앞이나 운전, 또는 앉은 자세로 장시간 책을 읽거나 흉추 후만증을 완화하기 위해 목을 늘이는 자세로 바이올린, 플루트 및 다양한 관악기를 연주하는 등의 상황들이 머리널판근의 통증유발점들은 쿠션 없이 소파에서 팔에 머리를 기대고 잠들었을 때 활성화될 수 있다. 에어컨이나 춥고 건조한 공기가 목으로 불어올 때, 또는 물 속에서 서 있거나 머리를 담그지 않고 평영을 하는 경우, 역시 이러한 두개골 근육의 통증유발점들을 활성화할 가능성이 있다.

후경근 (Posterior cervical muscles)

목 뒤쪽의 근육들은 깊이가 더 높은 순서대로 네 개의 층으로 구분된다. 머리의 승모근, 널판근, 두반극근, 경반극근, 경장근이 여기에 해당한다. 다열근, 회전근 그리고 작은 후두하근들은 첫 두 개의 목뼈와 함께 후두부를

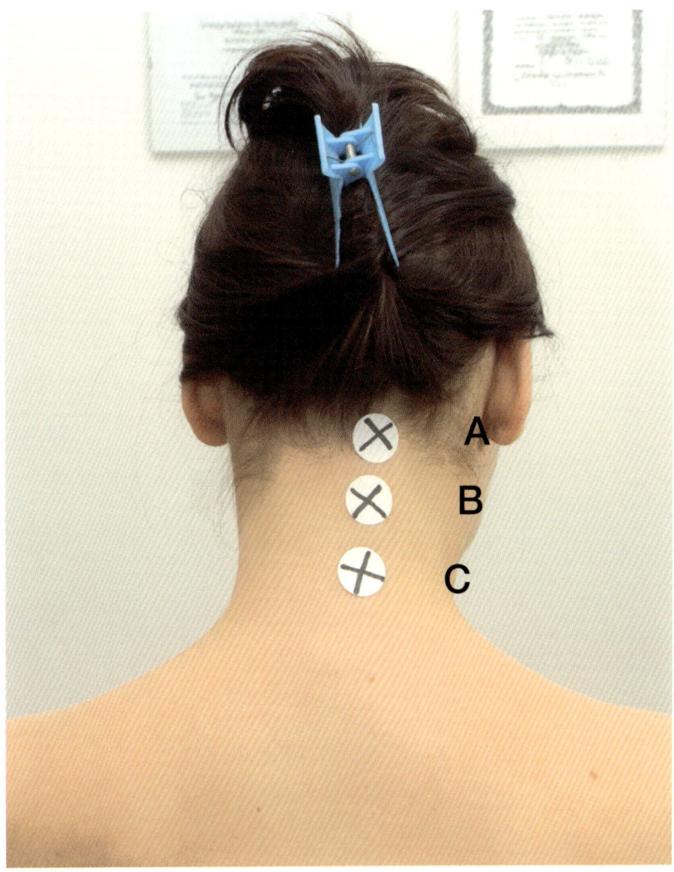

그림 61. *머리(A), 목(B), 다열근(C)의 반극근의 세 가지 주요 통증유발점 부위*

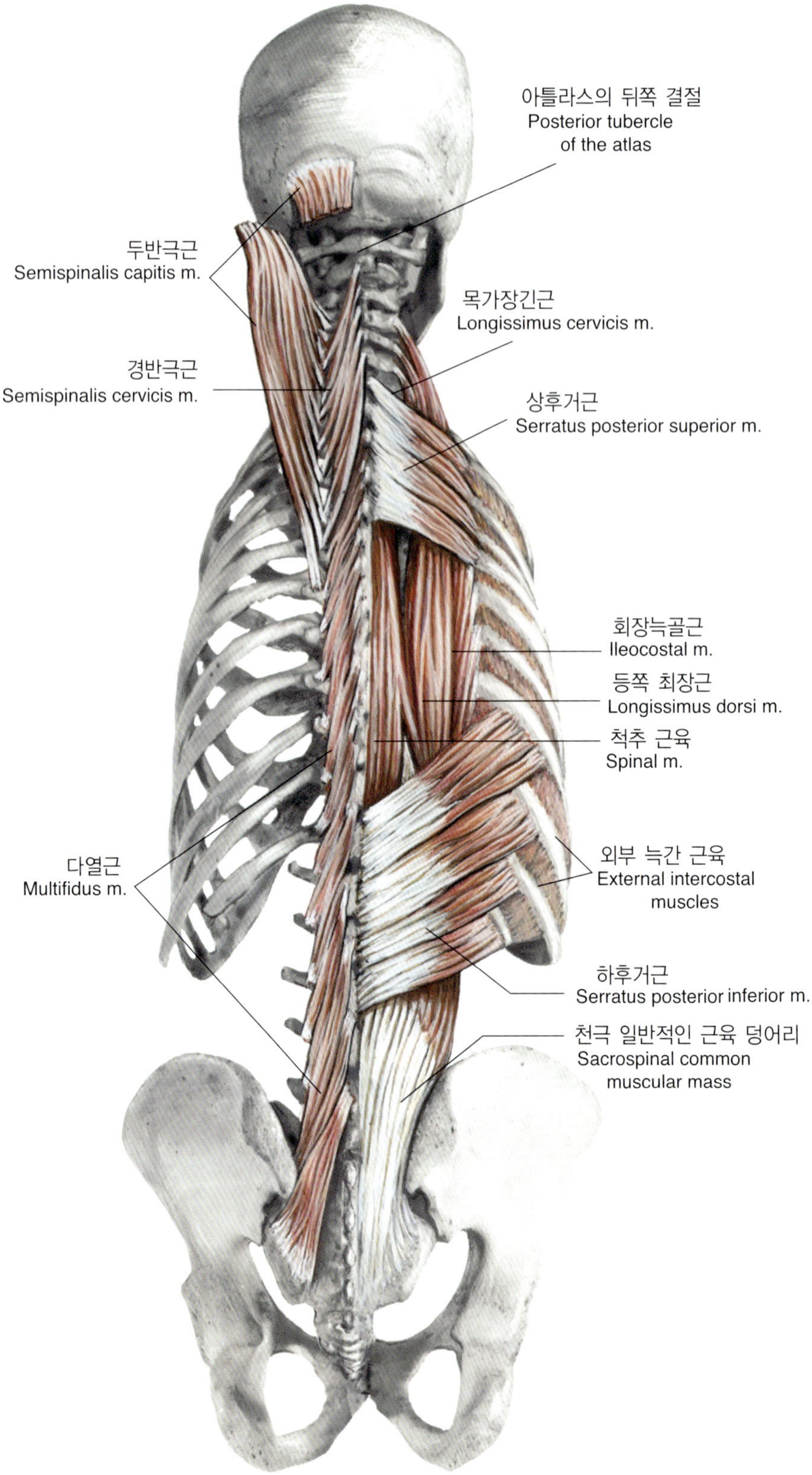

몸통과 목 뒤쪽에서의 배근의 해부학적 조직도 (Chiarugi-Bucciante, Istituzioni di anatomia dell'uomo, Piccin)

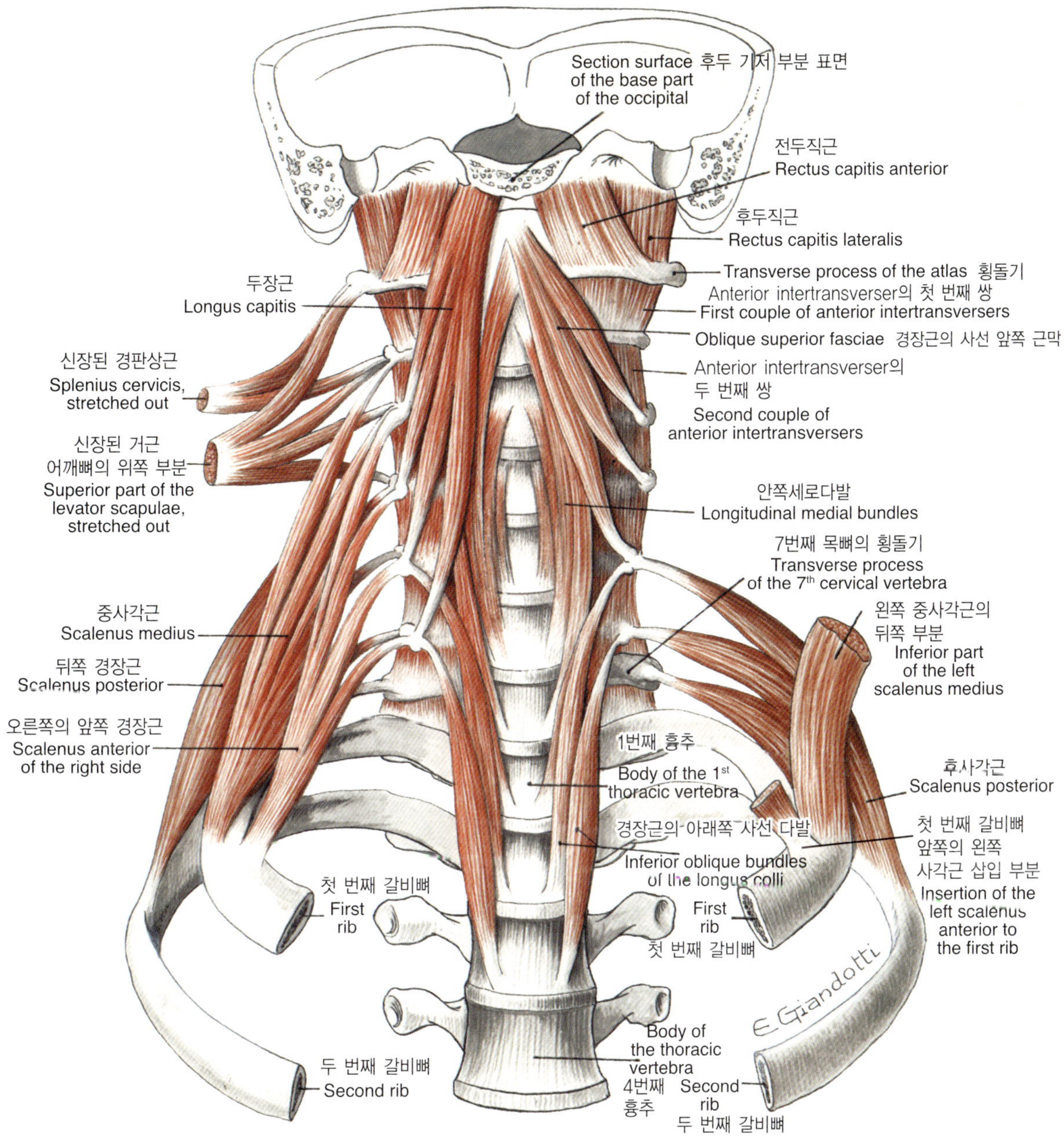

척추 앞 및 사각근의 해부학적 조직도; 전면 (*Chiarugi-Bucciante, Istituzioni di anatomia dell'uomo, Piccin*)

연결한다. 후경근에서 통증유발점은 3단계로 찾을 수 있다. 통증유발점 1이 가장 흔하기 위치한 곳은 C4-C5 위치 목 위이다. 이 부위의 통증유발점들은 후두하근까지의 상향 통증을 유발하며, 때때로 어깨뼈의 위쪽 척추 벽까지의 목 아래쪽을 향하기도 한다 이러한 통증유발점들은 경반극근에 이르기까지 깊숙한 곳에 위치할 수 있다. 후두부에서 2-4cm 아래쪽에 위치한 통증유발점 2의 활성화는 전체 후두부와 두개골 위쪽을 향한 통증을 유발한다. 통증유발점 3은 후두골 바로 아래에 위치하고 있으며, 두반극근과 붙어 있다. 통증은 머리의 절반을 감싸듯 나타나며 통증이 가장 강하게 나타나는 지점은 눈 위쪽 앞이마이다. 이 통증유발점은 목에 통증을 유발하지는 않는다. 때때로 후두 아래쪽

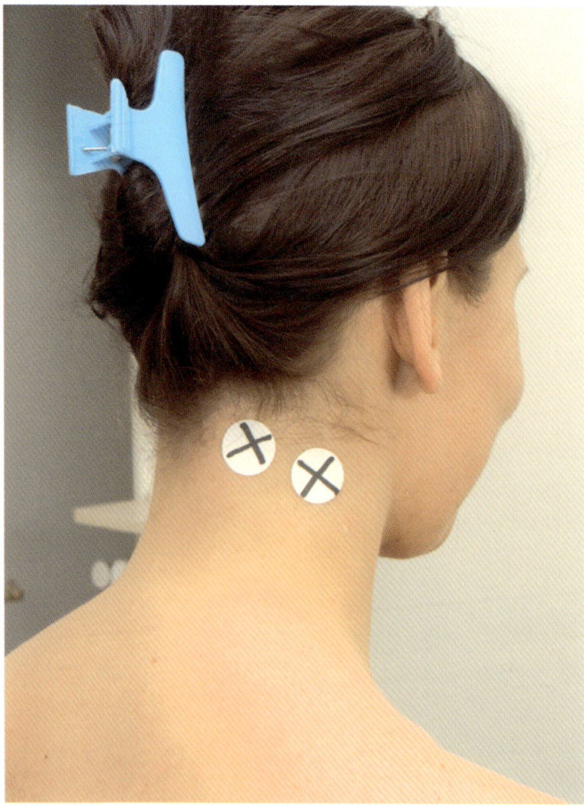

그림 62. *후두하근의 통증유발점*

후경근의 통증유발점은 손과 발에 양 방향으로 또는 어깨 아래쪽 몸통에 같은 쪽으로 통증을 유발하기도 한다.

위쪽 목 근육의 해부학적 결합은 타이어 접지면과 같은 교차 방향을 하고 있다. 위쪽 승모근 섬유는 위쪽을 향하고 있으며, 가장 깊은 층위에는 "V"자 모양으로 아래를 향하고 있는 판상근 섬유가 위치한다. 세 번째 층에는 두반극근의 섬유가 위치하고 있으며, 섬유들은 척추에 대해 거의 수직이거나 수평을 이루고 있다. 깊숙한 부위에 위치한 다른 모든 근섬유들은 "V"자가 뒤집어진 모양을 하고 있다. 이들 중에는 경반극근의 섬유, 다열근 섬유, 회전근 섬유와 같이 네 번째 층위를 구성하는 근섬유들이 있다. 이 근섬유들의 위치에 대한 지식은 관련 근육들을 적절히 치료하기 위해 꼭 알아 두어야 할 사항이다.

두반극근은 첫번째 네 개나 다섯 개의 목신경의 가지들에 의해 신경이 통한다. 경반극근과 더욱 깊숙이 위치한 후경근은 3에서 6번째까지의 일차적 뒤쪽 부위와 목신경 가지들에 의해 신경이 통한다. 통증유발점들을 활성화하는 흔한 자세에는 목을 앞으로 구부린 자세로 책상에서 업무를 보거나 책을 읽는 것이 있다.

잘못 앉은 자세에서 유발되는 부적절한 척추지지대 통증유발점을 활성화한다. 베개가 없거나 딱딱한 매트리스 위에서 반듯이 누운 자세로 있을 경우, 과도한 목의 폄이 나타난다. 다른 요소들 중에서 혈류를 감소시키고 통증유발점을 유발하는 너무 꼭 맞는 샤워 캡의 사용을 들 수 있다. 후경 통증유발점을 가진 환자들은 머리와 목을 매우 곧추 세우고 어깨를 위로 올리는 경향이 있다. 머리는 약간 기울거나 돌아가고, 환자는 대화 중 이러한 머리의 움직임을 억누르려는 모습을 보인다. 후경근이 여기에 관여하고 있다면, 통증이 있는 근육들이 두개골에서 어깨뼈를 둘러싸는 부분까지 이르는 팽팽하게 잡아당겨진 밧줄과 같다는 것을 알 수 있다.

후두하근 (Suboccipital muscles)

후두하근은 대후두직근과 소후두직근, 위머리빗근과 아래머리빗근으로 이루어져 있다. 이 네 가지의 근육들은 두개골 바로 아래 위치해 있는 가장 깊숙한 곳의 근육들이다. 이 근육들의 통증유발점들은 두개골 안쪽을 꿰뚫는 듯한 통증을 보이지만, 위치를 잡기가 매우 어렵다. 이러한 근육들로 유발되는 통증을 "두통 강화"라고도 불린다. 환자들은 이 통증을 "전체로 퍼져 나간다"라고도 설명하는데, 이 환자들에게 자세히 물어보면 통증은 한쪽 면에서 후두와 눈, 그리고 앞이마에 이르기까지 갈수록 불분명하게 안쪽으로 퍼져나감을 알 수 있다.

후두하근은 후두하신경의 일차적 척추 부분 가지들에 의해 신경이 통한다. (첫 번째 목) 첫 번째 관절은 구부리기 및 확산, 그리고 측방 굴곡의 움직임을 허용한다면 머리의 회전은 두 번째 관절에 가장 많이 의존하고 있다. 후두하근은 이 두 관절을 조절한다. 환추후두부 관절은 10° 정도의 구부리기와 25° 정도의 폄을 허용한다. 환추치돌기 관절은 양쪽이 모두 45°로 회전하는 것을 허용한다.

후두하근의 해부학적 결합 (Anatomicla connections of the suboccipital muscles)

소후두직근: 이 짧은 근육은 고리뼈의 뒤쪽 아치 부분에 있는 결절에 삽입되기 위해 거의 수직 방향으로 아래쪽으로 집중되어 있다. 위쪽으로 갈수록 넓어지며, 후두의 아래쪽 목덜미선의 중반부 절반은 큰구멍 바로 아래에 위치해 있다.

대후두직근: 이 근육이 섬유 다발들은 고리뼈를 지나 치돌기의 극돌기 아래쪽으로 연결되어 있다. 위쪽으로 갈수록 부채 모양으로 넓어지며 후두의 아래쪽 목널비신의 더욱 바깥쪽 부분에 삽입되어 있다. 소후두직근의 뒤에 위치하고 있다.

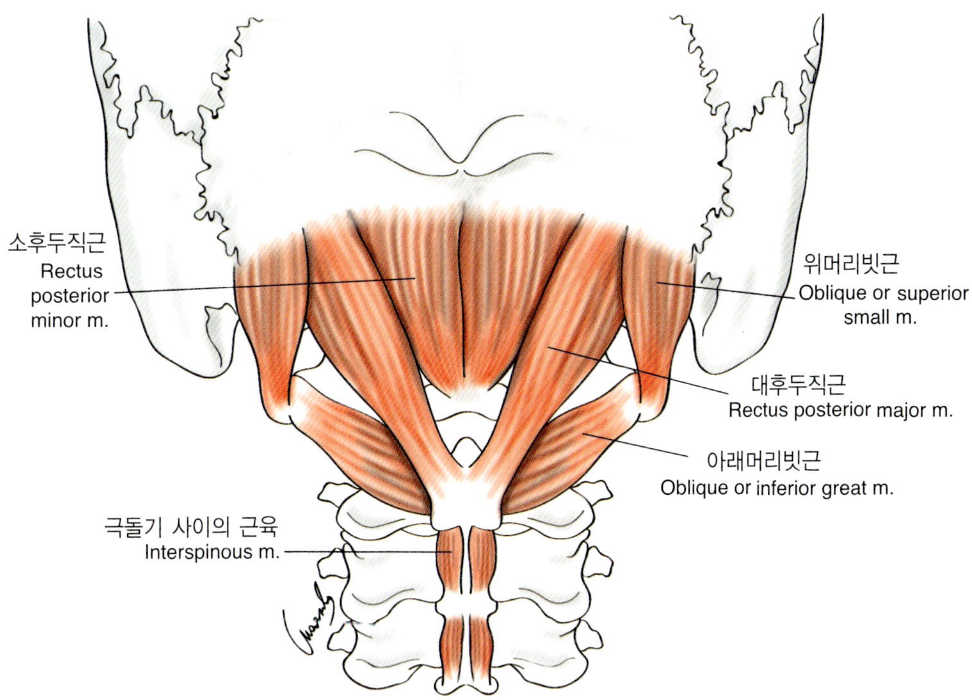

후두하근의 해부학적 결합도

위머리빗근: 소위 "사선" 섬유라고 불리지만, 실제로는 거의 수직에 가까우며 고리뼈의 횡돌기 아래와 후두의 위쪽과 아래쪽 목덜미선 사이의 영역 위쪽에 붙어 있다. 머리의 반극근 뒤쪽에 위치한다.

아래머리빗근: 이 사선 모양의 머리 회전근은 두개골에 삽입되지 않은 유일한 후두하근이다. 이 근육은 첫번째 두 개의 목뼈를 결합한다. (고리뼈와 치돌기 사이) 아래쪽의 안쪽에는 고리뼈의 apophysis spinosa에 삽입되어 있다. 위쪽 후면으로는 고리뼈의 횡돌기와도 닿아 있다.

위쪽 등 부분 (Region of the upper back)

견갑거근 (Levator scapulae muscle)

견갑거근은 어깨뼈를 둘러싸고 있는 근육들 중 하나로 근막 통증의 영향을 주로 받는 부위이다. 통계에 따르면, 잠복 통증유발점의 빈도수는 다른 근육들보다도 어깨뼈에서 더 많다는 것을 알 수 있다. 그림 63에서 통증을 나타내는 통증유발점은 어깨뼈의 척추 주변부를 따라 있는 부속 부위와 함께 목의 모서리(corner) 쪽이나 어깨 뒤쪽에서 나타난다. 아래쪽의 통증유발점은 어깨뼈의 아래쪽 모서리에서 통증을 유발하며, 안정 상태에서도 목을 돌리는 것이 고통스러울 때 "경직된 목" 증상을 유발한다.

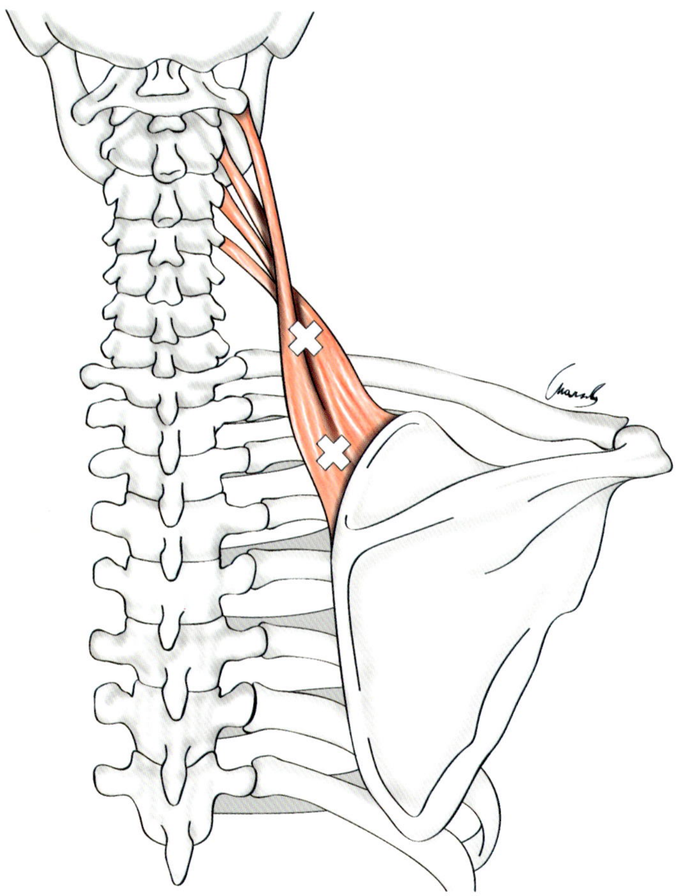

거근 어깨뼈의 근육 삽입도

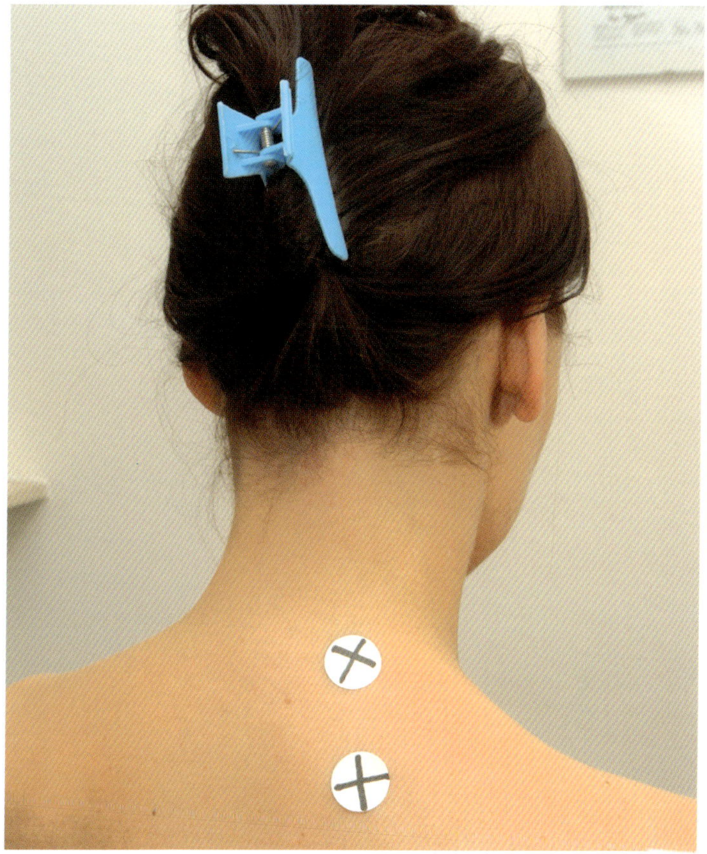

그림 63. *견갑거근의 통증유발점*

통증유발점 활성화는 어깨 올림 현상이 길어지거나 과하게 짧아진 자세 특히, 근육이 피로하거나 추위에 노출되었을 때와 직접적인 관련이 있다. 환자 진단은 목의 회전에 제한이 있는지를 주로 판단하면서 이루어진다.

거근 어깨뼈는 근섬유들은 첫번째 네 개의 목뼈의 횡돌기 위나 척추의 근원 및 위쪽 코너 사이의 어깨뼈의 척추골 경계선 아래에 붙어 있다.

거근 어깨뼈는 경신경층을 따라 있는 세 번째와 네 번째 목신경의 가지들에 의해 신경이 통하며, 때때로 C5의 근원에서 나온 배면 어깨뼈 신경의 섬유에 의해서도 신경이 통하기도 한다.

통증유발점의 위치를 잡을 때 환자는 통증을 느끼는 부위의 반대쪽으로 앉거나 누워 있을 수 있다. 환자가 앉아 있을 때 엉덩이를 앞쪽으로 잘 유지하고 몸통의 위쪽 부분 무게 중력이 등에 잘 배분된다면, 목의 모서리를 더욱 잘 촉진할 수 있다.

거근 어깨뼈와 위쪽 승모근은 팔꿈치가 의자의 팔에 놓여 있거나 필요하다면 쿠션을 사용했을 경우에 약간 이완된다. 이러한 이완 현상 때문에 치료사의 손가락들은 거근 어깨뼈를 찾기 위해 앞쪽 승모근을 뒤로 밀 수 있다. (그림 65)

얼굴와 목은 뒤쪽으로 섬세하게 돌아갈 수 있으며, 따라서 손가락으로 촉진되고 있는 거근 어깨뼈를 올리거나 밀 수 있게 된다. 아래쪽 통증유발점의 위치를 잡기 위해 환자는 반대쪽으로 누워야 하며, 촉진은 어깨뼈의 위쪽 코너에서 위쪽으로 1.3cm 정도 떨어진 근섬유를 가로질러 실행된다.

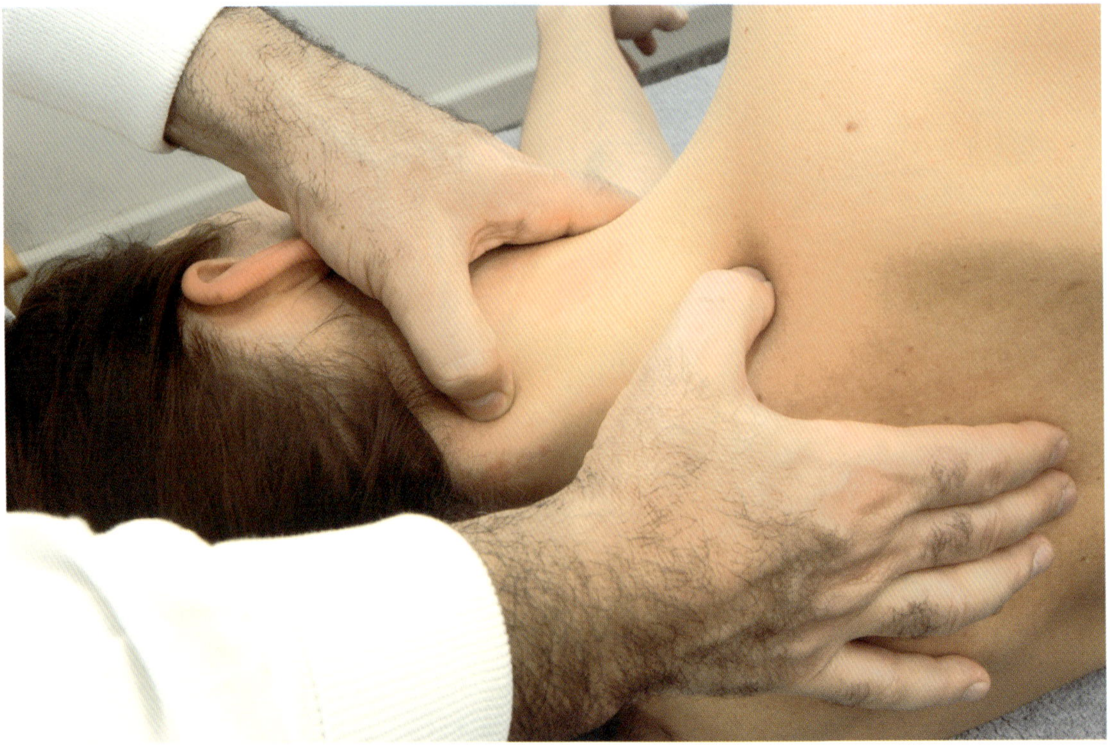

그림 64. 어깨뼈 근위부의 통증유발점

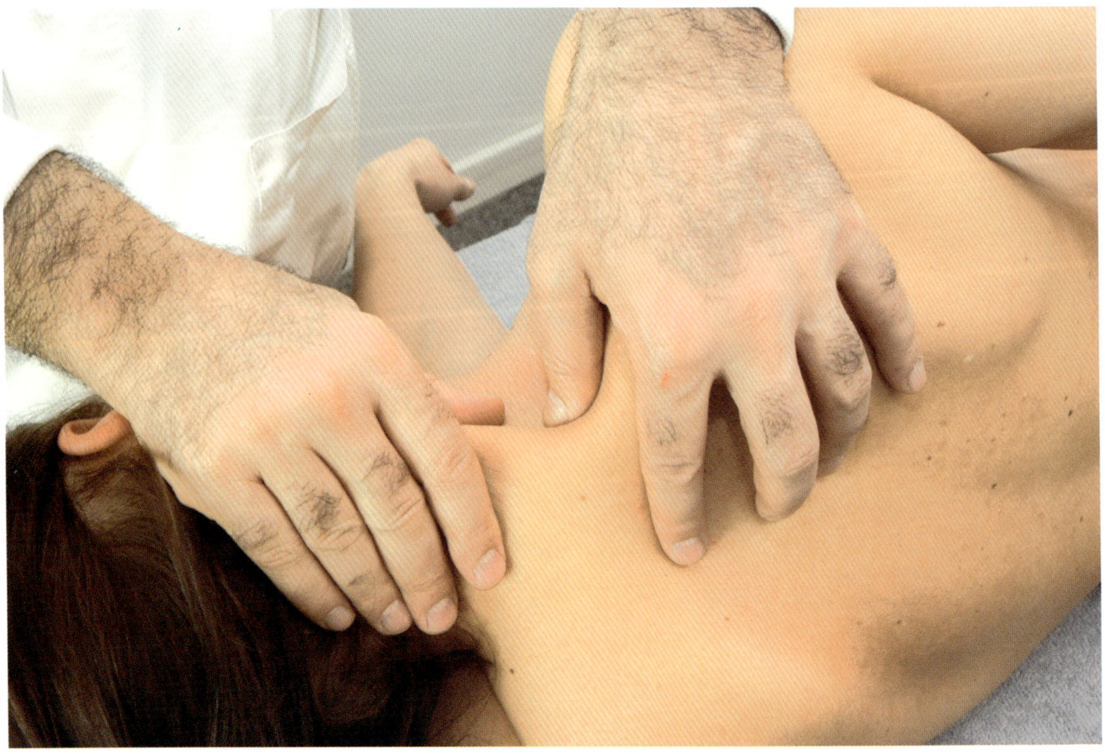

그림 65. 위쪽 통증유발점을 찾아내기 위해 상모근의 주변부는 반드시 움직여지게 된다.

극상근 (Supraspinatus muscle)

극상근은 어깨뼈의 극상근의 구멍에 위치해 있으며 상완골두의 결절 조면의 힘줄로 삽입되어 있다. 이 근육은 팔을 상완골두의 관절와를 향하여 벌림시키며, C5 척추 신경에서 나오는 위쪽 견갑 신경(superscapular nerve)이 통하게 된다.

극상근은 어깨에 연결된 팔이 벌림하는 동안 삼각근과 함께 작용한다. 극상근이 삼각근보다도 몸의 한쪽에 늘어져 있는 팔의 벌림을 돕는 데 더욱 효율적이지만, 두 근육은 함께 작용하는 것이다. 극상근은 걸음을 걸을 때, 상완골이 아래쪽으로 향하는 것을 막기 위해 팔을 앞뒤로 흔들 때 활성화된다.

극상근은 팔의 벌림 시 삼각근의 안쪽 부분과 승모근의 위쪽 부분의 섬유와 함께 작용하였을 때 시너지 효과를 일으키며, 회전근에 있는 가시밑근, 소원근, 그리고 견갑하근 등 세 개의 근육들은 벌림 시 관절와의 상완골의 균형을 잡는 데 도움을 준다.

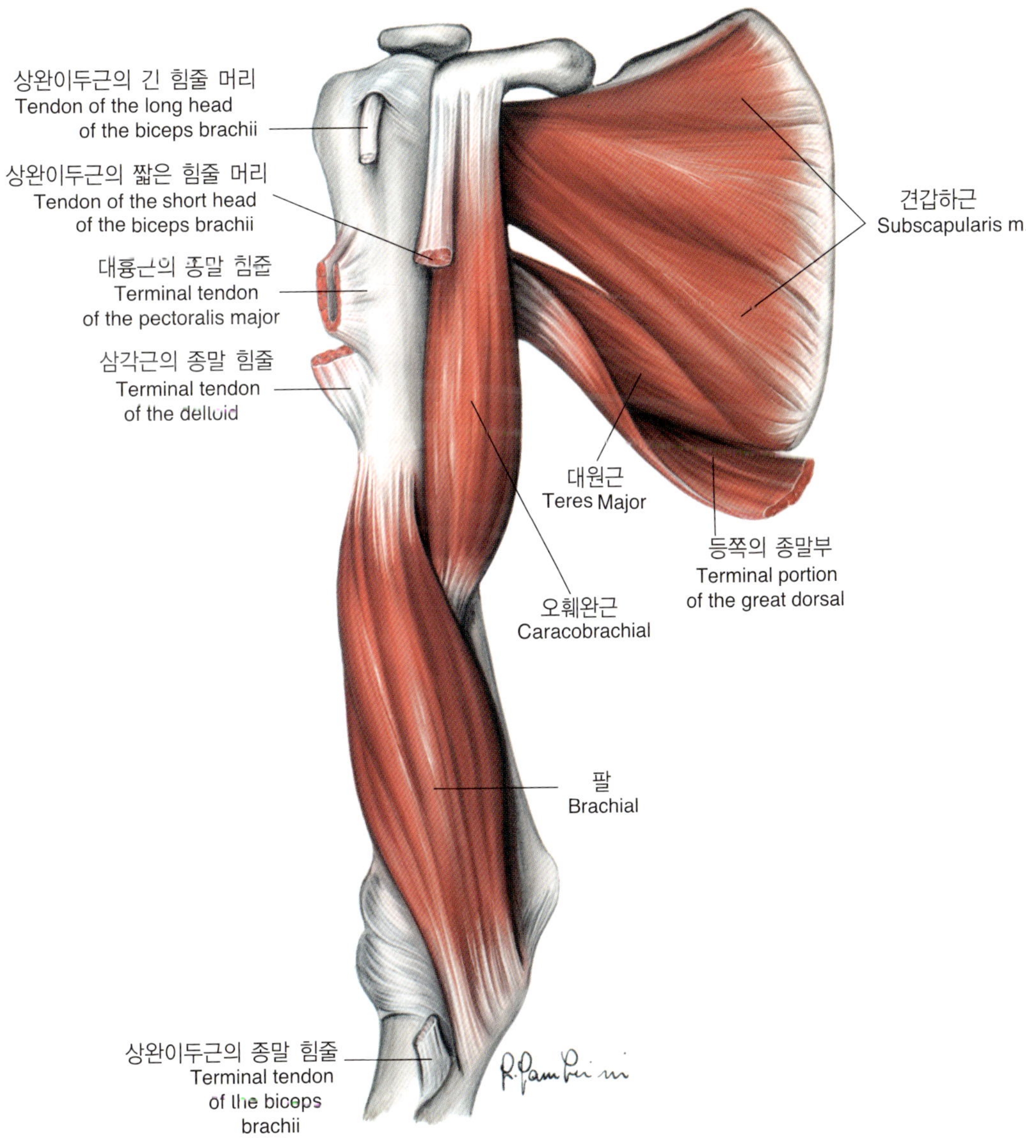

오른쪽 어깨와 팔 근육의 전면. 삼각근과 이두박근은 제거되어 있다. (Chiarugi-Bucciante, Istituzioni di anatomia dell'omo, Piccin)

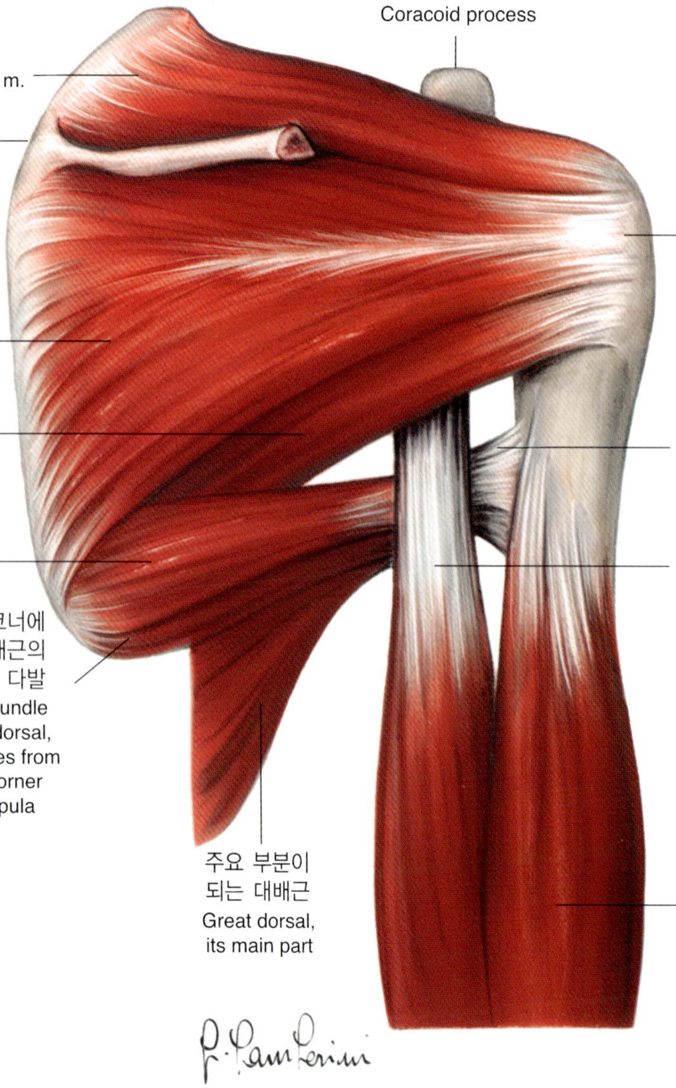

뒤쪽에서 바라 본 오른쪽 어깨의 근육. 견봉, 어깨뼈 척추의 후면, 그리고 삼각근은 제거되어 있다.
(Chiarugi-Bucciante, Istituzioni di anatomia dell'uomo, Piccin)

주요 증상으로는 어깨 높이에서 팔을 벌림 시 강한 통증이 느껴지거나, 팔을 편하게 둔 상태에서도 통증이 나타날 수 있으며 수면을 방해할 정도의 강한 통증을 느끼는 것이 있다.

이 근육에 통증을 느끼게 되면 환자들은 머리를 빗거나 면도를 하고, 테니스와 같은 대부분의 스포츠 활동 시 머리 위로 팔을 올릴 때 어려움을 겪는다고 호소한다.

극상근의 통증유발점들은 팔을 아래로 하고 무거운 것을 옮길 때 즉, 쇼핑 백이나, 덩치 큰 개의 목줄을 잡고 갈 때 활성화된다. 통증유발점을 찾아내기 위해 반드시 환자를 앉은 자세로 둔 다음, 팔을 등쪽으로 당기며 어깨뼈의 위를 향하게 한다. 이러한 움직임은 심한 통증을 유발할 수 있다.

극상근은 반드시 극상와의 안쪽과 후면으로 촉진되어야 한다. 이 부위 깊숙이 통증유발점이 위치하고 있으며, 통증유발점 중 하나는 견갑극의 위쪽에 있으며 견갑근의 척추 경계에서 봤을 때 측면으로 2-3cm 떨어져 있다.
다른 통증유발점은 어깨뼈과 빗장뼈 사이에 있으며, 세 번째 통증유발점은 상완골의 결절 조면의 삽입 지점 부근에서 발견된다.

극상근의 통증유발점을 비활성화하기 위해서 통증이 있는 팔이 옆에 놓이게 환자를 옆으로 눕힌 뒤, 손을 어깨뼈를 향해 두어 근육을 천천히 뒤로 밀며 이완하도록 한다.

결합 조직 치료를 사용하고 어깨뼈 전반에 걸쳐서 삼각근과 극상근 부위를 자극한다. (그림 66) 팔을 잡아 위로 들고(그림 67) 극상근 힘줄 중심부에 위치한 통증유발점을 찾아 낸다.

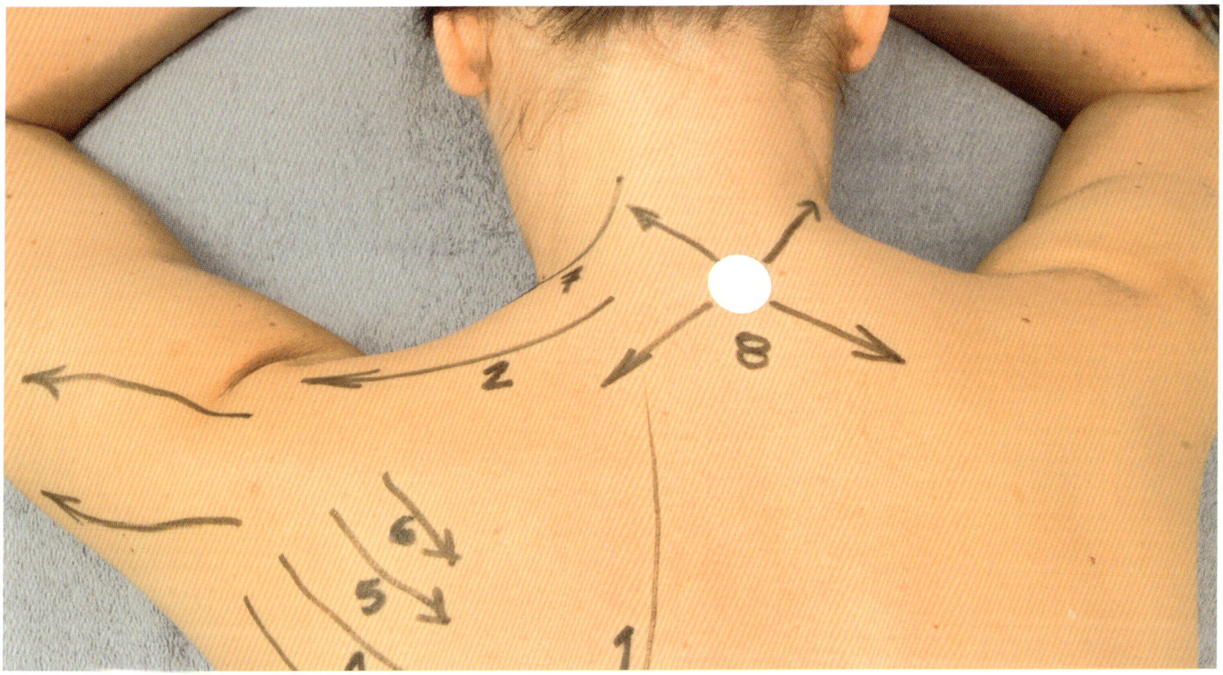

그림 66. *삼각근 부위의 결합적인 자극*

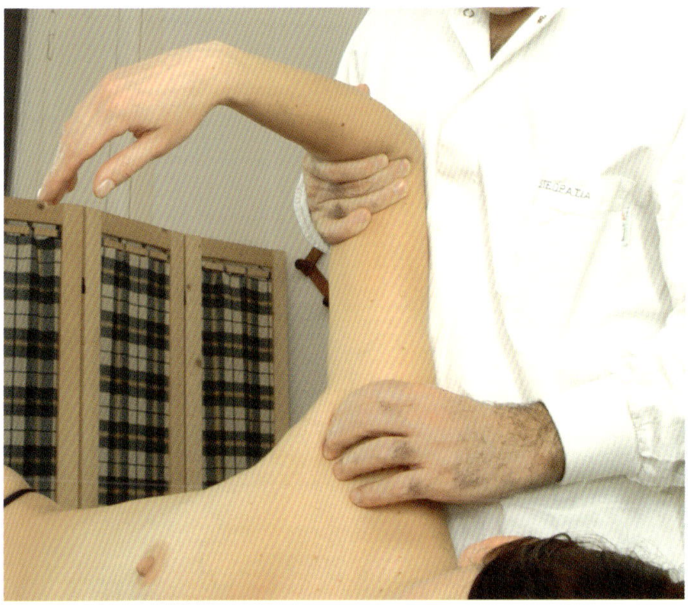

그림 67. *어깨를 느슨하게 이완하는 절차*

어깨 뒤쪽으로 팔의 위치를 다시 잡을 때, 극상 돌기에 위치한 통증유발점에 허혈성 압박을 가한다. 통증유발점을 비활성화한 뒤, 이전에 마사지했던 근육에 결합 조직 치료를 반복해서 실행하도록 한다.

가시밑근 (Subspinatus Muscle)

가시밑근은 어깨뼈 안쪽 극상근와에 위치하고 있다. 어깨뼈 척추 아래로 안쪽으로는 가시밑근와의 3분의 2쯤 되는 지점에 삽입되어 있다. 뒤쪽으로는 근막이 위치하고 있는 이 근육은 상완골의 대결절 조면 후방에 위치하고 있으며 근육의 위쪽 부분은 승모근 아래 부분으로 덮여 있다.

가시밑근은 C5와 C6의 척추 신경 위쪽 기둥에서 나온 극상근 신경으로 신경이 통하게 된다. 가시밑근은 어깨 높이에서 팔이 회전할 수 있게 해 주며 팔을 위쪽으로 움직일 때, 어깨 관절와의 상완골의 중심을 잡는다. 가시밑근은 팔의 회전을 더욱 촉진하기 위해 삼각근 후방에서 소원근과 작용했을 때, 시너지 효과를 낸다. 가시밑근과 소원근은 서로 다른 신경이 통하지만, 거의 동일한 작용을 한다.

견갑하근, 앞쪽 가슴근육 그리고 삼각근의 앞부분은 팔을 회전시킬 때에만 한해서 가시밑근과 반대로 작용한다.

소원근 (Teres minor muscle)

소원근은 어깨뼈의 배면 안쪽에 삽입되어 있고, 가시밑근과 소원근을 분리하는 apodneuroses와 겨드랑이 쪽 경계 근처에 위치하고 있다. 따라서 측면 아래쪽으로 상완골의 텅 빈 대결절 조면이 자리하고 있다.

소원근은 C5와 C6 신경으로부터 후방 기둥을 가로질러 근섬유를 가져 오는 겨드랑이 신경에 의해 신경이 통한다. 소원근은 어깨 관절와의 상완골의 균형을 잡는 가시밑근, 극상근, 아래쪽 견갑근과 함께 시너지 효과를 내며 기능한다. 또한 소원근은 대흉근과 삼각근의 앞 부분, 그리고 견갑하근과 반대로 작용한다.

소원근과 관련된 증상을 보이는 환자들은 관절의 제한보다도 통증에 대해 더 많이 호소한다. 따라서 어깨 앞쪽에서 깊은 통증이 느껴진다면 가시밑근의 통증유발점이 통증의 주범이라 판단한다.

환자들은 소원근에서 유발되는 통증을 어깨를 치료하고 가시밑근을 정상 길이로 복구한 후에 느낄 수 있다.

소원근이 단독으로 통증의 근원이 되는 경우는 거의 없으며, 가시밑근의 통증유발점이 과부하에 의해 활성화됨에 따라서 소원근의 통증유발점도 활성화 된다.

대원근 (Teres major muscle)

대원근은 어깨뼈 후방의 아래쪽 타원형 부위 안쪽에 삽입되어 있다. 이 곳은 아래쪽 코너와 소원근과 가시밑근이 함께 위치한 섬유 격막 옆에 위치하고 있다. 또한 상완골의 소결절 조면 능선 위 짧은 힘줄에 의해 측면에 삽입되어 있다. 대원근 힘줄의 경계와 광배근은 같은 높이에 상완골에 삽입되어 있다.

대원근은 아래쪽 어깨뼈 신경과 후방 경계선을 따라 어깨뼈 아래 경계선을 따라 어깨뼈 C6과 C7의 척추 뿌리에 의해 신경이 통하게 된다. 이 근육은 어깨의 안쪽 회전에 관여하고, 구부린 자세에서 팔의 폄 및 저항 작용에 대한 내전을 할 때 활성화된다. 또한 나무를 베거나 망치를 사용하는 등, 아래쪽으로 움직이는 경우 광배근과 함께 기능한다. 자극 연구에 따르면, 대원근은 스스로 팔의 내전 작용을 할 수 있으나, 그 정도가 약하다고 한다.

상완골의 고정 지점에서 이 근육은 어깨날이 가쪽 돌림하게 하며, 승모근과 전거근을 돕는다. 하지만 어깨뼈가 견갑거근과 마름근에 의해 균형을 잡고 아래쪽 코너에 고정된다면, 대원근의 활동은 팔을 향해 강하게 내전 작용을 한다.

환자들은 관련된 팔을 완전히 내전시키는 데 어려움을 겪으며, 이 때문에 팔의 수동적인 가쪽 돌림과 굽힘을 하면 통증이 유발된다. 또한 활성화된 폄과 안쪽 돌림 시 적용되는 저항 작용에 의해 근육에 무게가 실릴 때도 통증을 호소하게 된다.

대원근이 관여한다고 해서 어깨가 굳거나 움직임이 뚜렷하게 제한되는 것은 아니다. 하지만, 마지막 움직임을 행할 때, 그 움직임이 불가능할 정도의 강한 통증이 느껴지게 된다.

통증유발점에 의한 통증은 대원근의 겨드랑이 쪽에 위치해 있으며 이 부분은 삽입 부위보다 약간 위쪽이다. 환자를 옆으로 눕게 하면 수축된 띠가 존재하는 어깨뼈 모서리와 대원근 사이의 홈을 촉진할 수 있게 된다. 이 위치는 쉽게 찾을 수 있으며, 급속한 국소성 수축 작용 시 보이는 반응은 거의 모든 환자들에게 공통적으로 나타난다.

이러한 통증유발점들을 제외한 다른 통증유발점들은 팔의 삼두박근의 상완삼두근과 광배근과 관련되어 있을 수 있다. 이 부위는 시간이 지남에 따라 삼각근의 후방, 소원근, 그리고 어깨뼈와도 관련되어 기능을 제한하고, 강한 통증을 유발한다. 또한 이러한 경우 환자들은 소원근과 가시밑근에 실행 했던 동일한 치료를 받게 된다.

마름근 (Rhomboid muscles)

두 가지 종류의 마름근이 존재한다,

작은 마름근은 두개골에 더욱 가까운 쪽에 위치하며 위로는 경인대와 척추 C7, T11의 극돌기에 삽입되어 있고 아래쪽으로는 어깨뼈의 안쪽 주변부에 삽입되어 있다.

큰 마름근은 위로는 T2에서 T5의 척추의 극돌기에, 아래쪽으로는 척추와 아래쪽 코너 사이의 어깨뼈의 안쪽 측면에 삽입되어 있다.

마름근은 C5 뿌리에서 나온 어깨뼈 신경에 의해 신경이 통한다. 또한 위쪽 기둥을 따라 때때로 C4에 의해 신경이

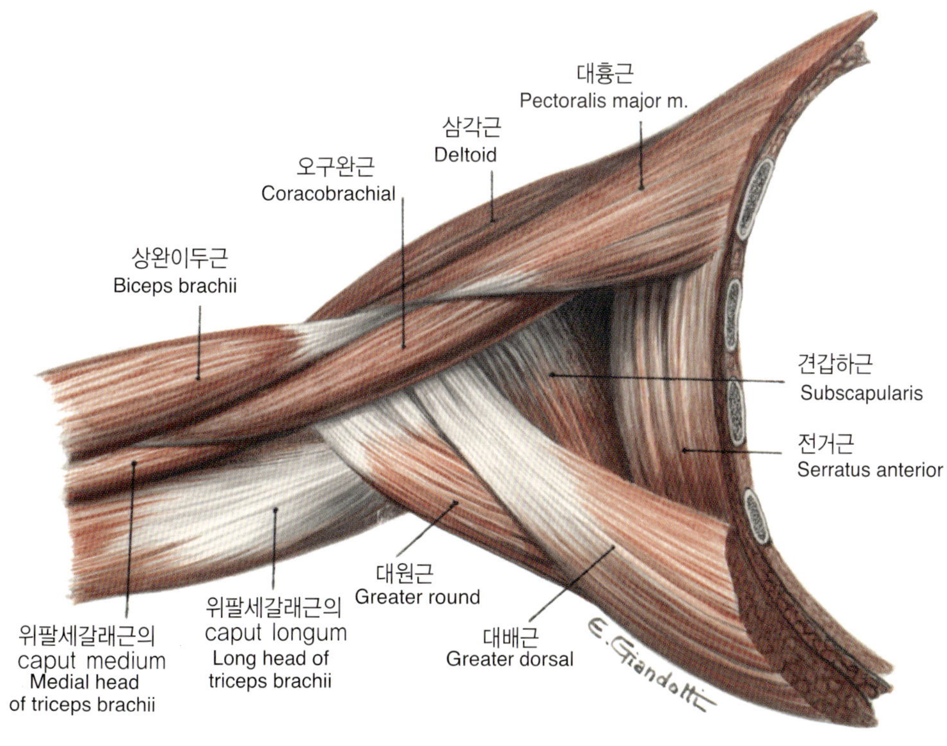

오른쪽 겨드랑이 부분의 근육. 내전 작용을 하는 팔은 수평으로 놓여 있다. (Chiarugi-Bucciante, Istituzioni di anatomia dell'uomo, Piccin)

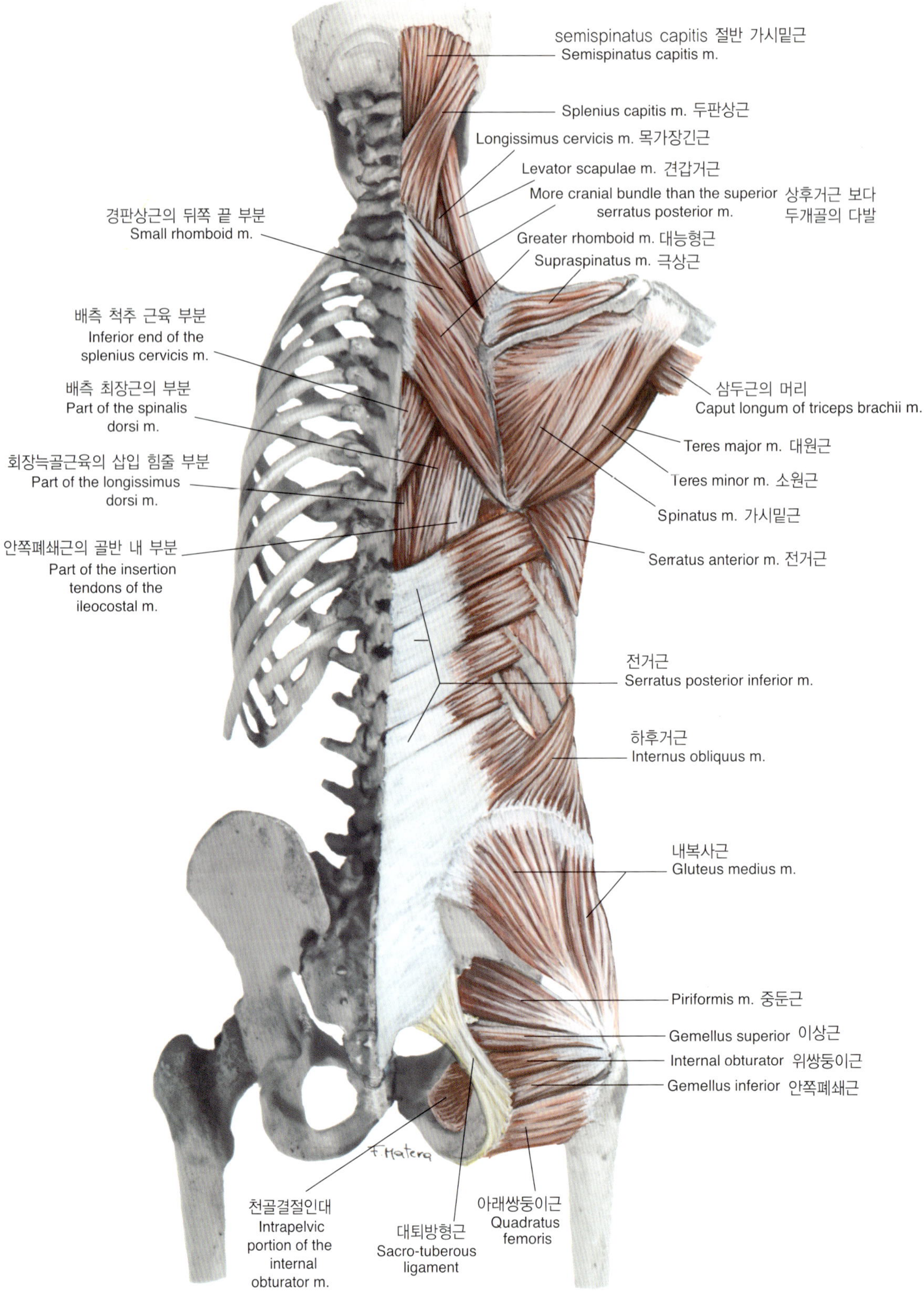

몸통과 어깨, 엉덩이의 근육. 승모근, 흉배근, 삼각근, 대둔근, 그리고 외복사근은 제거되어 있다. (Chiarugi-Bucciante, Istituzioni di anatomia dell'uomo, Piccin)

통하기도 한다. 마름근은 어깨 관절와를 낮추거나 올리면서 어깨뼈의 아래쪽 코너를 안쪽이나 바깥쪽으로 돌리는 작용을 한다. 나아가 흉곽 옆 아래쪽 코너를 유지하기도 한다.

승모근의 안쪽 부분과 마름근 쪽에 있는 어깨뼈의 수축 작용은 어깨뼈를 앞쪽으로 움직이는 대흉근과 소흉근의 작용과 반대로 활성화된다. 이렇게 반대 작용을 하며 활동의 균형을 잡는 근육들은 위쪽 승모근, 소흉근, 그리고 대거근(great serratus)이다.

마름근의 통증유발점과 연관된 통증은 어깨뼈의 척추 주변부를 따라, 또는 척추 주변부와 척추 인접 근육 사이에서 유발된다. 이 통증은 어깨뼈의 극상근 부분 위쪽과 연관되어 있으며 통증의 분포는 목 관련 요소나 목 회전 시의 제한이 적다고 해도 견갑거근의 통증 증상과 매우 유사하다. 또한 팔에 한해서는 연관된 통증이 나타나지 않는다.

마름근의 통증유발점은 움직임을 크게 제한하지 않지만, 환자가 어깨를 아래로 늘어뜨리고 몸이 앞으로 쏠려 있는 기울어진 자세를 하게 한다.

마름근을 정상화하기 위해서 환자를 옆으로 눕게 한 다음, 팔을 뒤쪽으로 늘어뜨리게 하고 피하 결합 조직 기술을 사용하여 전체적인 어깨뼈 영역을 자극하여 신경근방추의 긴장을 완화하도록 한다. (그림 68)

그런 다음 왼손을 사용하여 어깨를 아래로 누르고, 오른손으로는 어깨뼈의 측면을 쥐면서 긴장이 완화가 되었는지를 검사한 뒤, 해당 부위를 올리고 바깥쪽으로 젖힌다. (그림 69)

그 동안 환자는 엎드린 자세를 하고 있다. 어깨와 어깨뼈 사이의 부위를 사용하여 위 · 아래로 근육을 당기는 마사지를 한다. (그림 70)

이 시점에서 어깨뼈의 위치를 다시 정상화하는 스트립핑 기술을 사용한다. (그림 71)

치료를 마치면서 두 개의 어깨뼈의 균형이 맞는지를 확인할 수 있다. (그림 72)

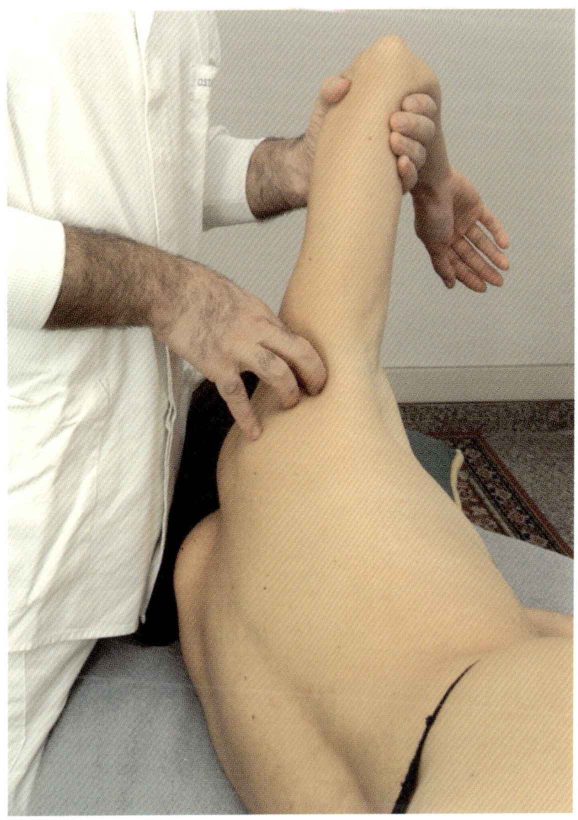

그림 68. *어깨를 느슨하게 이완하는 절차*

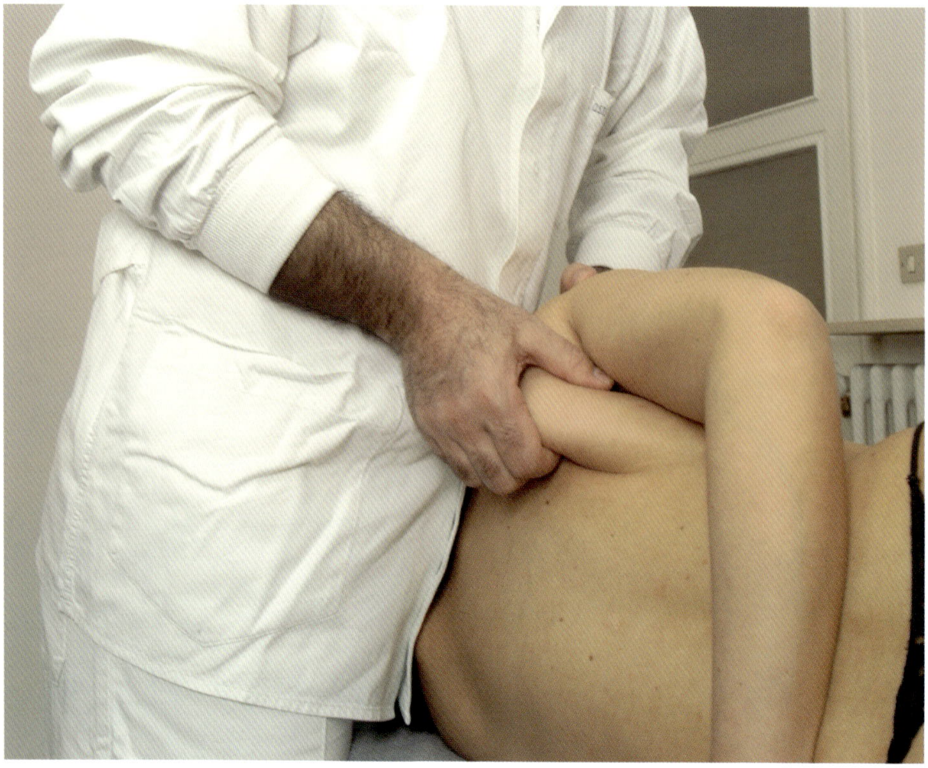

그림 69. 어깨를 느슨하게 이완하는 절차

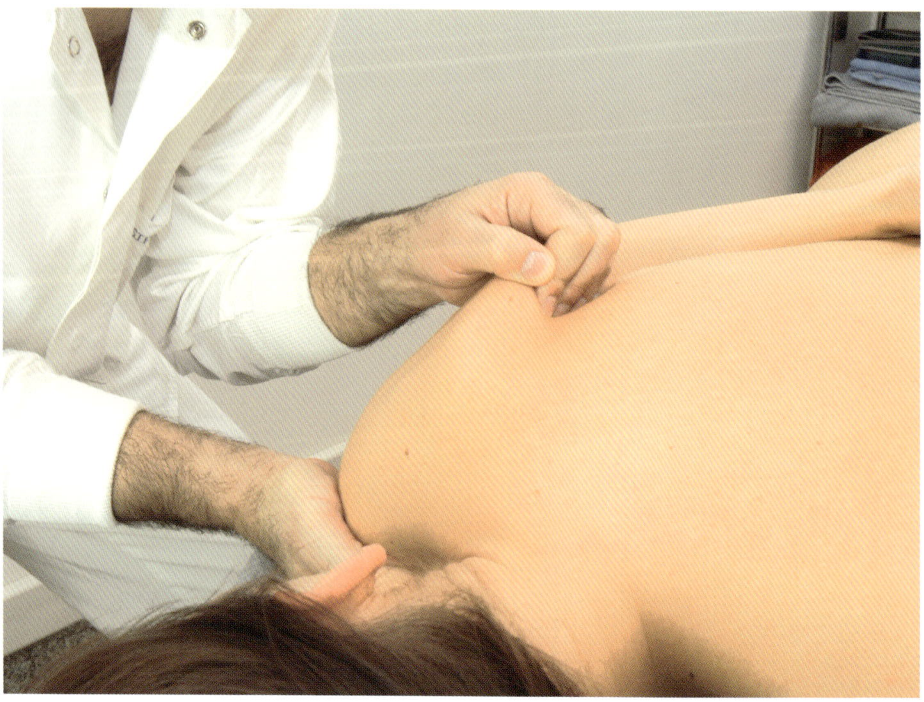

그림 70. 어깨를 느슨하게 이완하는 절차

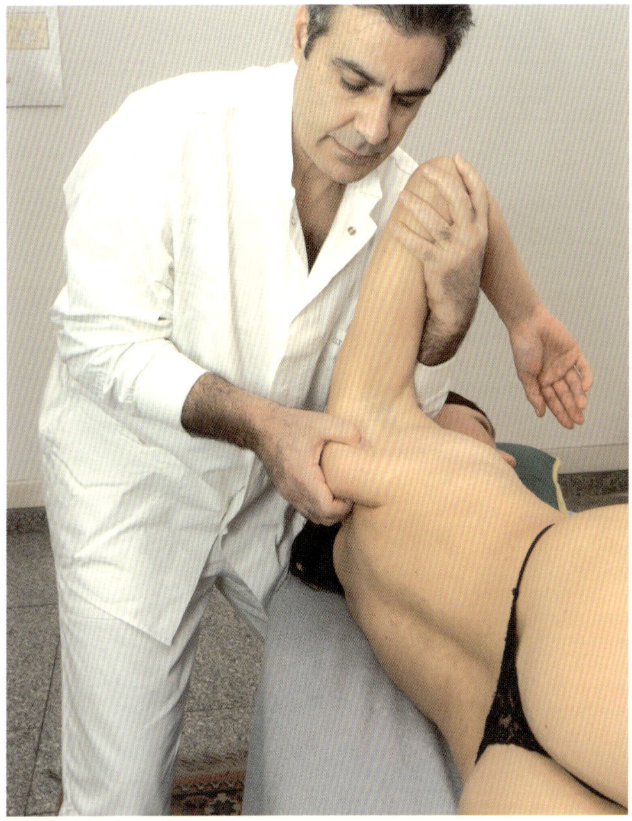

그림 71. *어깨뼈를 위로 들어 올리는 절차*

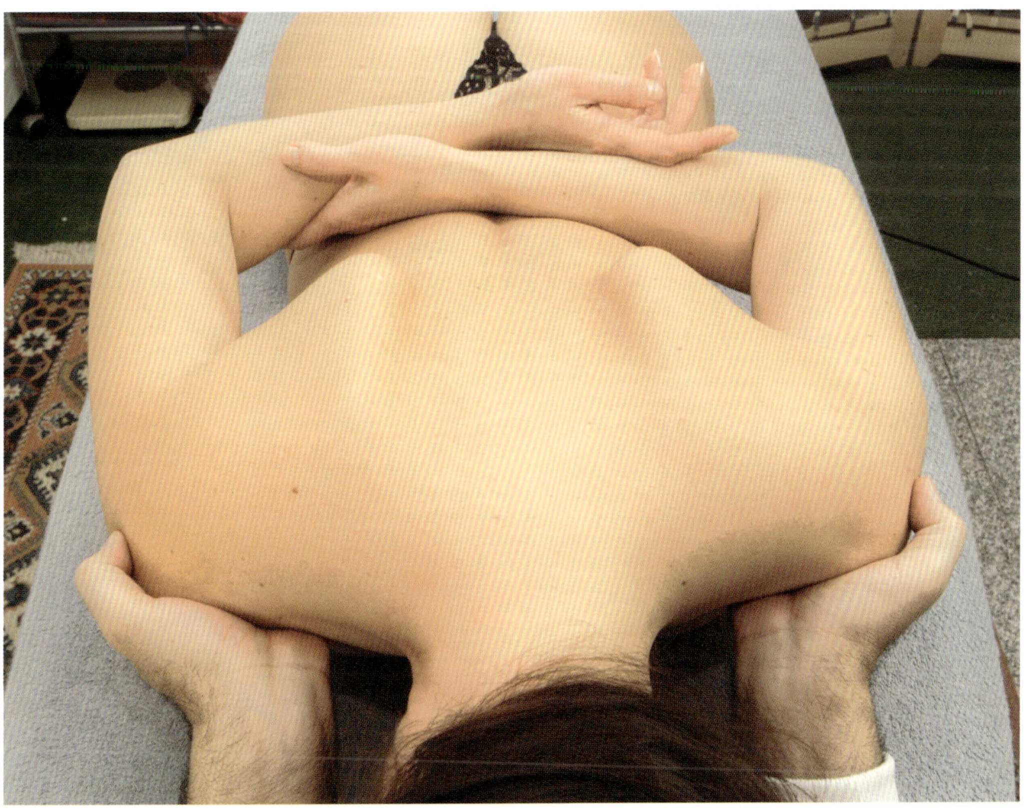

그림 72. *어깨뼈의 균형 확인 절차*

사각근 (Scalene muscles)

사각근(앞쪽, 안쪽, 후방 사각근과 최소 사각근)은 앞쪽과 흉곽, 측면으로는 팔, 뒤쪽으로는 안쪽 견갑근 측면과 인접한 견갑근 사이의 부위에서 유발되는 통증과 관련이 있다. (그림 73)

앞쪽으로는 연관 통증의 전이는 가슴 부위 위로 유두까지 확산된다. 통증유발점은 사각근 안쪽과 후방 아래쪽에 위치하고 있다.

팔의 앞뒤에 유발되는 통증(이두박근과 삼두박근에 유발됨)은 팔꿈치를 피하고, 앞쪽 팔의 방사상 측면에 다시 나타나며 엄지손가락과 검지까지 확산되어 나타난다. 이 통증은 안쪽 삼각근과 앞쪽 삼각근의 위쪽에 자리잡은 통증유발점 때문에 나타난다. 최소 사각근의 통증유발점에 의한 통증은 훨씬 드물게 나타나며, 나타나는 경우 엄지손가락에서 강하게 유발된다. 이 통증은 팔 뒤쪽을 따라서도 유발된다.

사각근의 해부학적 결합 (Anatomical connections of the scalenes)

앞쪽 사각근은 척추 C3과 C6의 횡돌기의 앞쪽 결절 위에 붙어 있다. 아래쪽으로는 첫 번째 갈비뼈 내부 측면의 사각근 결절에 힘줄로 연결되어 삽입되어 있다.

안쪽 사각근은 사각근 중에서 가장 넓고 주로 C2, C7 척추의 횡돌기에 대한 후방 결절 위에 붙어 있다. 이 근육은

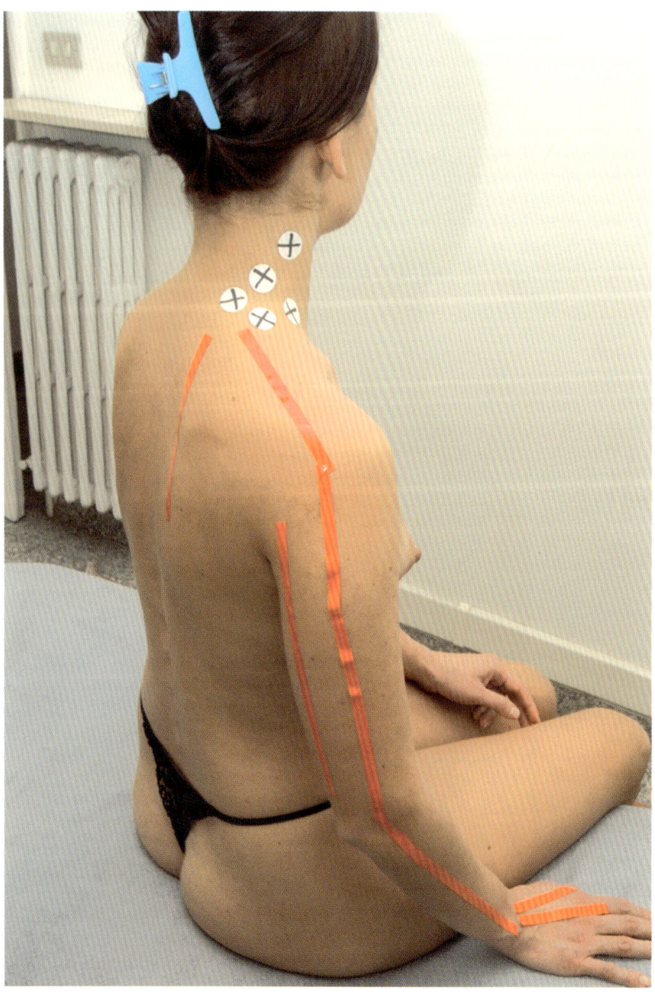

그림 73. *앞쪽, 안쪽, 그리고 후방 사각근 통증 유발점과 연관된 통증*

대각선으로 뻗어 있으며 첫 번째 갈비뼈의 두개 표면 아래쪽으로, 뒤쪽 측면으로는 쇄골하 동맥의 홈에 삽입되어 있다. 근육의 가느다란 조각은 때때로 두 번째 갈비뼈까지 확산되어 있기도 한다.

후방 사각근은 2~3개의 목뼈 횡돌기의 후방 결절 위, 그리고 아래쪽으로는 두 번째 갈비뼈의 측면, 때때로 세 번째 갈비뼈에 삽입되어 있다. 후방 사각근은 안쪽 사각근 뒤로 첫 번째 갈비뼈를 지나며 견갑거근 깊숙한 곳에 위치해 있다.

최소 사각근은 해부학적 결합 조직 중 가장 다양한 경향을 보이는 근육이며 연구된 신체 분야 중 최소 절반 이상의 부분에 걸쳐 존재한다. 일반적으로 이 근육은 C7, 때때로 C6 척추 횡돌기의 앞쪽 결절까지 닿으며 아래쪽으로는 늑막의 둥근 부분에 삽입되어 있고, 첫 번째 갈비뼈 주변부를 넘어서까지 뻗어 있으며 후방으로는 앞쪽 사각근과 쇄골하 동맥의 홈에 대하여 뻗어 있다. 이 모든 사각근들은 인접하고 있는 근육 부분에 대한 척추 신경 C2에서 C7까지, 앞쪽 1차 부분의 운동 가지들에 의해 신경이 통한다.

사각근의 통증유발점이 활성화되는 빈도수는 앞쪽, 안쪽, 후방, 그리고 최소 사각근 순으로 높다. 앞쪽 사각근의 경우 통증유발점은 흉내유돌근의 쇄골두 후방주변부 아래의 근육을 촉진하면 찾을 수 있다.

목정맥은 빗장뼈 바로 위에 위치해 있어서 손가락으로 가볍게 누를 수 있다. (그림 74) 이 정맥은 활성화된 해당 통증유발점의 레벨에서 앞쪽 사각근을 가로지른다.

단단한 띠의 위치를 촉진하기 위해 한쪽 손의 손가락들을 앞쪽 사각근을 가로질러 마사지한다. (그림 75)

안쪽 사각근은 깊이 위치하고 있으며 척추 횡돌기의 후방 결절 가까이에서 촉진될 수 있다. 후방 사각근은 안쪽 사각근 보다 수평적으로 뻗어 있기 때문에 닿기가 더욱 어려운데, 이 때문에 등쪽 자세(dorsal position)를 통해 위치를 잡도록 하여야 한다.

최소 사각근 통증유발점은 주로 다른 사각근들을 비활성화한 후에 발견된다. 안쪽 사각근에 대한 깊숙한 곳의 통증 때문에 해당 통증유발점을 찾을 수 있는 것이다.

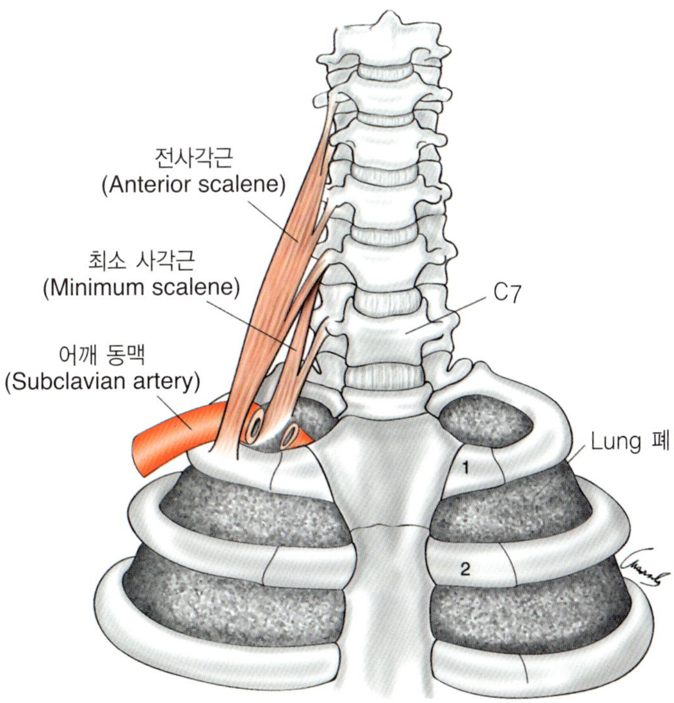

사각근의 해부학적 결합도

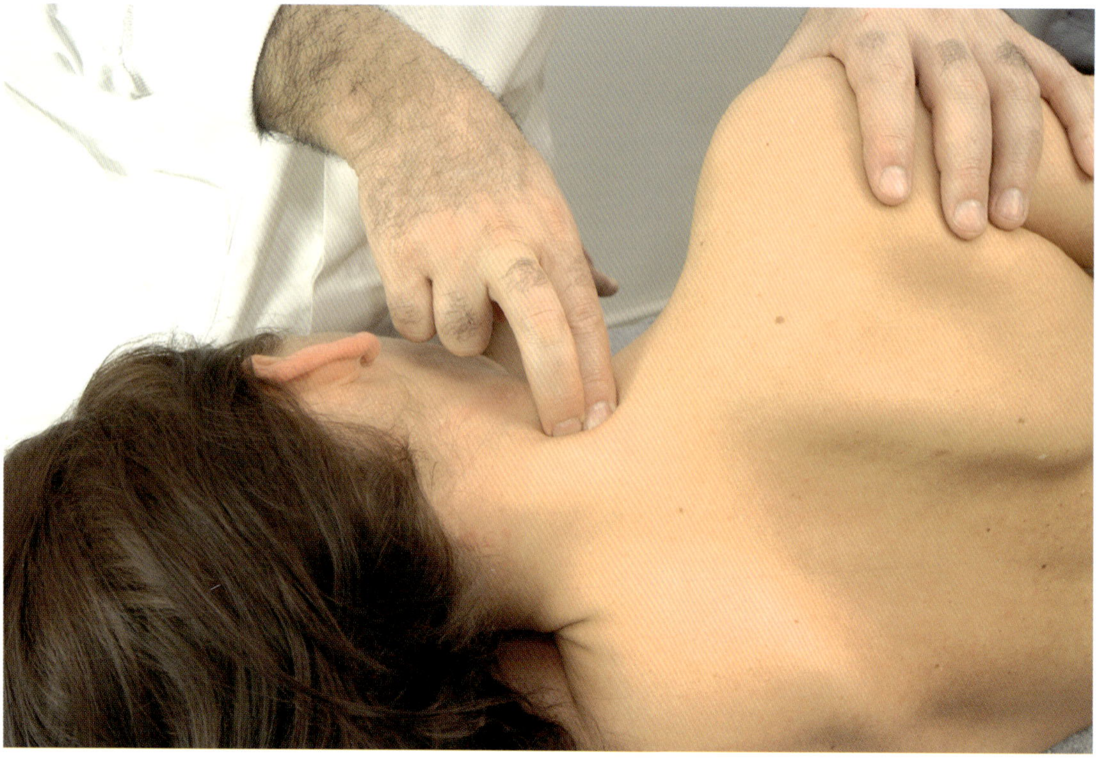

그림 74. 목정맥 찾아내기

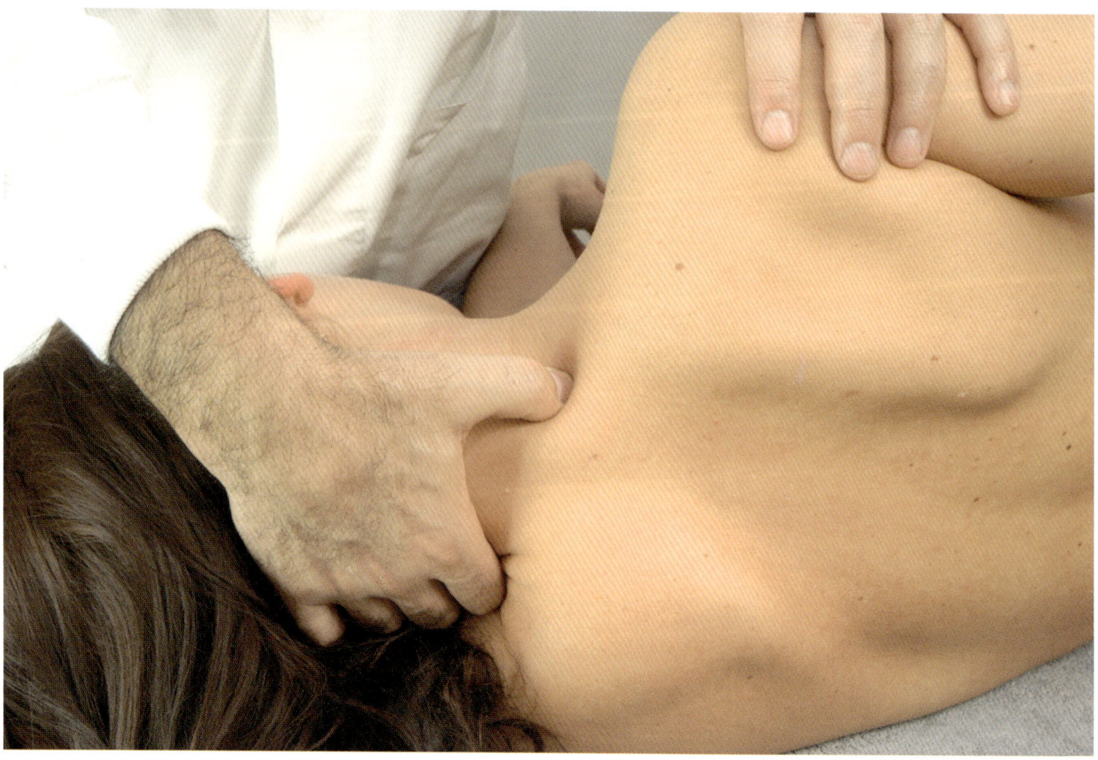

그림 75. 사각근에서 단단한 띠의 위치

Thoracic strait의 근막 압박 (Myofascial comprerssion of the thoracic strait)

Thoracic strait가 끝나는 지점에서, 쇄골하 동맥과 아래쪽 기둥은 함께 쇄골 뒤쪽 아래 사각근의 삽입 부위 사이에 있는 첫 번째 갈비뼈 위로 올라온다. Thoracic strait 부위에서 사각근이 가하는 압력은 신경, 정맥, 동맥, 그리고 림프관에 영향을 줄 수 있다. 앞쪽 사각근이 통증유발점의 활성화에 따라 수축하고 짧아질 때, 근육이 쇄골하 정맥보다는 동맥을 압박하며 완신경총의 아래쪽 기둥에 압박을 유발한다는 것을 임상학적으로 관찰할 수 있다.

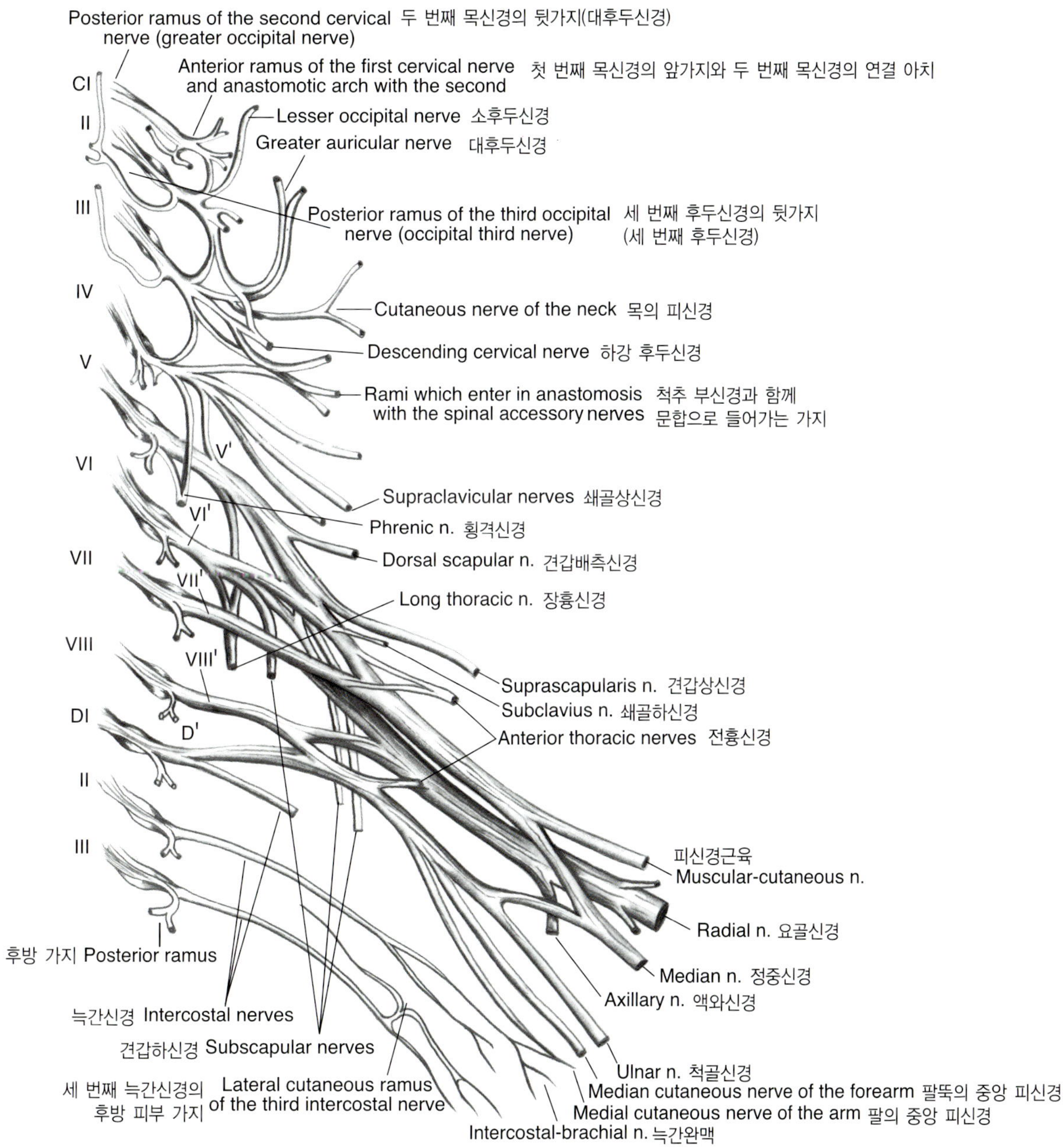

경신경총과 완신경총. 신경이 척수의 근원에서 분리되어 있는 전면의 모습이다. CI 다음 목 신경, 그 다음 DI, 흉신경 순이다. 앞쪽 가지를 제외하고, 각 신경에 대한 후방 가지가 표현되어 있다. 완신경총: V-VIII과 DI; 마지막 네 개의 목 신경들의 소근 기둥들과 첫 번째 흉신경에 대한 것이다. 신경 섬유 총의 1차 기둥과 앞쪽 가지들 그리고 각각의 가지에 대한 측면 및 안쪽 다발들은 간단하게 윤곽으로 표시되어 있다.

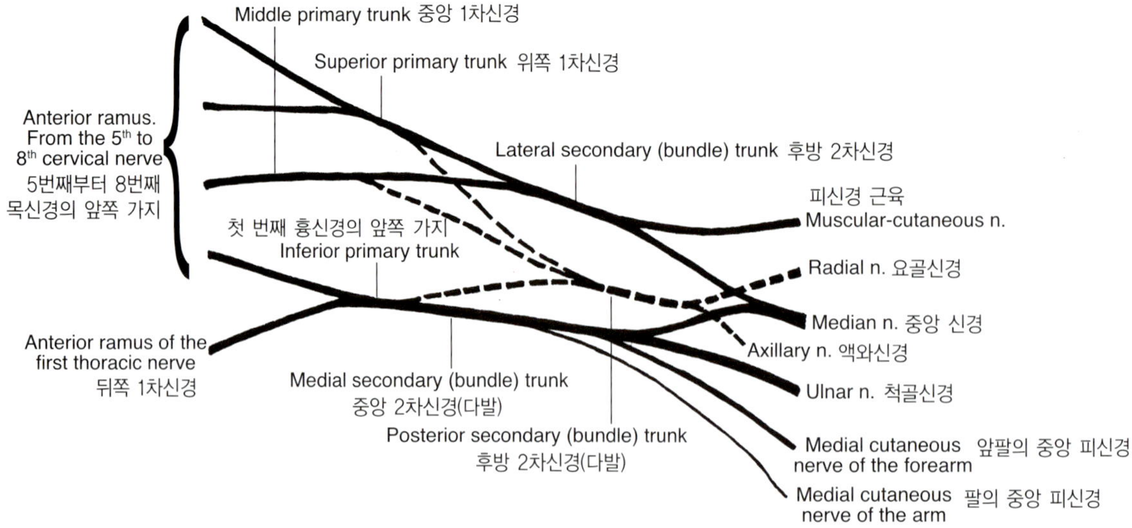

완신경총 구성 개요 (Chiarugi–Bucciante, Istituzioni di anatomia dell'uomo, Piccin)

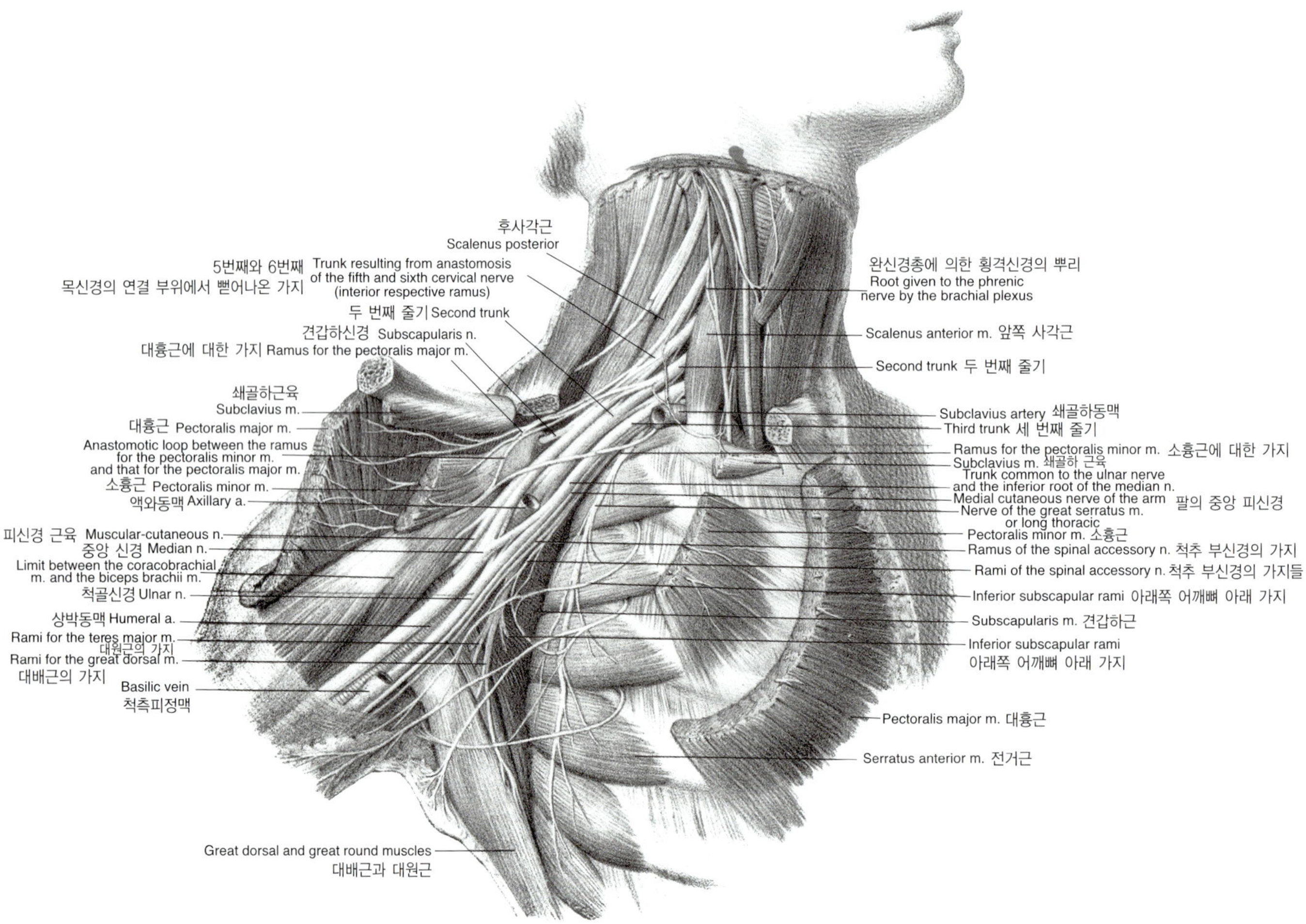

완싱경층과 그 결합 조직. 쇄골은 흉골 삽입 부위에서 제거되어 삼각근과 대흉근에서 나와 있다. 소흉근 역시 절제되어 있다. (Hirschfeld e Leveille, Traite et iconographie du systeme nerveux et des organs des sens de l'homme, Masson, 1866)

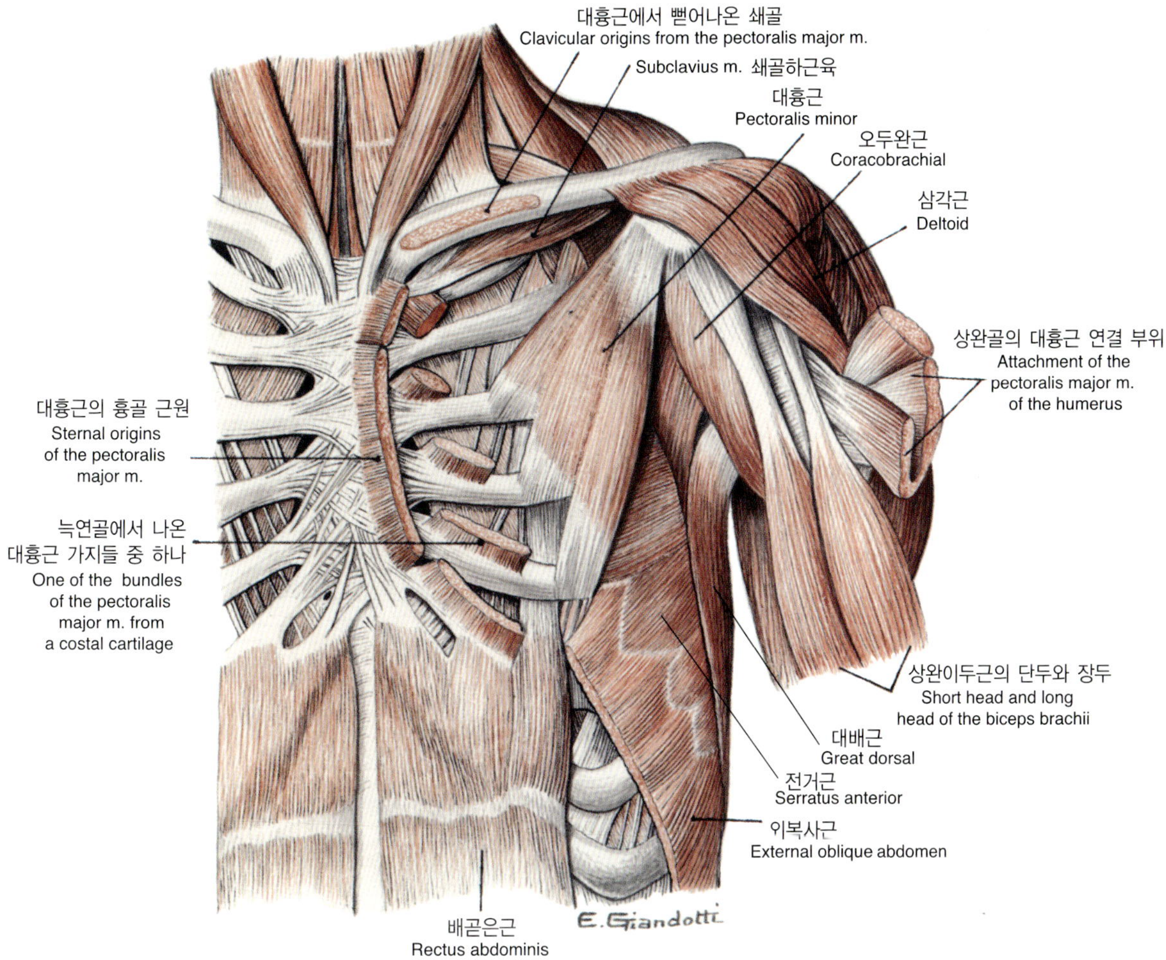

흉곽과 어깨 근육들의 해부학적 조직도 (Da chiarugi-Bucciante, Istituzioni di anatomia dell'uomo, Piccin)

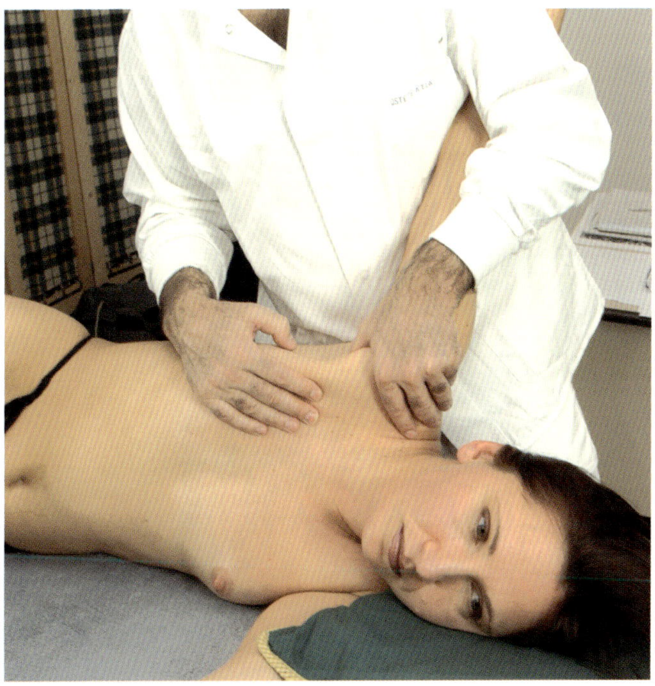

그림 76. *thoracic strait의 이완 기술*

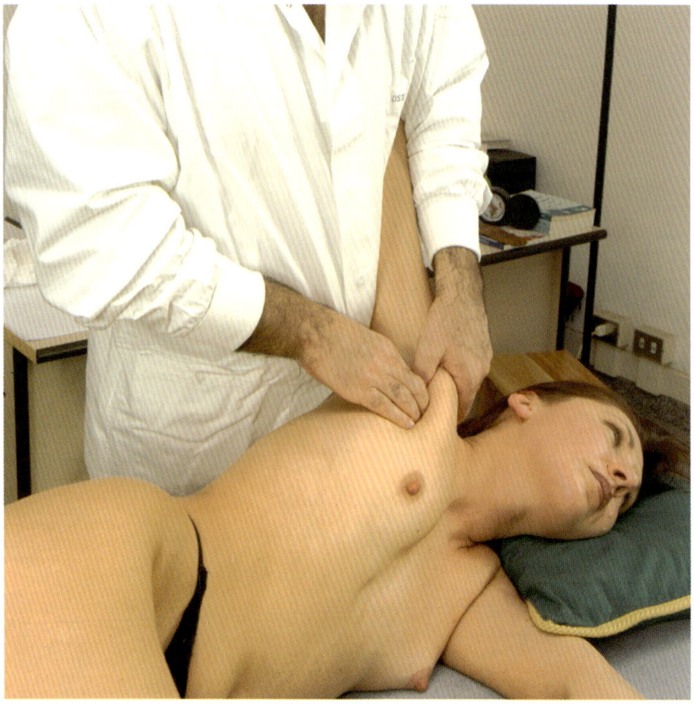

그림 77. *통증유발점 비활성화를 통한 소흉근 긴장 완화*

완신경총은 앞쪽 사각근과 안쪽 사각근 사이로 위로 향하며 안쪽 사각근의 늑골 삽입 부위를 지나 하강한다. 사각근에 의한 완신경총의 압박 증상은 신경병증을 유발한다.

이 압박 증상은 안쪽 신경의 몇몇 섬유들과 척골 신경의 거의 모든 섬유들에게 영향을 미친다. 이러한 압박 증상을 겪는 환자들은 네 번째 손가락과 다섯 번째 손가락, 손의 척골 쪽이나 때때로 팔뚝에 감각이 없거나 저린 증상, 따끔거리는 증상을 호소한다.

쇄골하 정맥의 압박은 정맥 및 림프의 회귀를 감소시키며 림프관의 연동 수축을 유발할 수 있다. 반면 사각근의 통증유발점들은 정맥이나 림프의 차단 현상을 유발시켜 부종을 유발할 수 있다.

가장 흔한 문제 중 하나는 소흉근에 의한 중앙 신경 압박으로 인한 완신경총의 통증이다. 환자는 어깨와 팔, 손의 무기력 증상과 동반되는 따끔거리는 증상을 호소한다. 강한 압박 증상은 일반적으로 중앙 신경이나 때때로 척골 신경의 전체를 따르는 하강 신경병증을 유발한다. 이는 종종 수근관의 관여를 이끌어내기도 한다.

Thoracic strait에 가해지는 소흉근의 압박 증상을 줄이기 위해 환자는 반드시 통증이 있는 어깨를 위로 하고 측면으로 누워야 한다. 그런 다음 환자의 팔을 치료사의 팔뚝으로 잡는다. (그림 76) 이렇게 들고 있으면 대흉근을 움직이게 되어 흉근 아래 자유로운 쪽 손이 소흉근의 통증유발점에 도달할 수 있도록 유도할 수 있다. (그림 77)

견갑하근 (Subscapularis muscle)

딱딱하게 굳은 어깨는 유합성피막염, 관절주위염, pericapsulitis, 견갑-늑골 증후군, 회선건판의 퇴행성 건염, 견쇄관절염과 같이 다양한 이름으로 불린다.

Eziology의 저자들 중 어떤 이들은 "굳은 어깨"를 어깨에 영향을 주는 다양한 기능 장애의 최종 단계라 생각한다. 다른 이들은 이 증상을 해부학적 병리가 아닌 임상학적 진단을 내려야 하는 특발성 독립 증상으로 고려한다.

유착성 견관절막염은 어깨가 움직일 때 통증을 유발하며 그 움직임을 제한하고, 이를 통해 섬유 반응으로 이어지는 움직임의 제한이나 혈관 경련 증상을 유발한다.

유착성 관절낭염은 굵어거나 수축되고 자동으로 인접해 있는 활막의 특정한 해부학적 병리 특성과 함께 나타나는 캡슐 섬유증이라 설명할 수 있으며, 보호성 경련으로서의 수축 및 근육통과 관련되어 있다.

봉우리밑 섬유종은 봉우리밑 공간 안 결합 조직의 변형으로, 견고한 유착 현상에 의해 제한되는 건조하고 연약한 얇은 주머니가 생기는 캡슐 위에 생긴다.

견갑하근은 "굳은 어깨" 증상을 결정하는 관련 원인들 중의 하나로 볼 수 있다. 견갑하근의 수축은 처음에 감소하고, 그 다음 팔의 내전 및 내향 회전 억제와 관련되며 안쪽으로는 어깨뼈 내부 표면의 큰 부분에 붙어 있고 측면으로는 힘줄을 통해 어깨 관절 앞을 지난다. 여기에서 힘줄은 상완골의 앞쪽 소결절에 붙어 있고, 아래쪽으로는 어깨 관절 캡슐에 붙어 있다. 견갑하근의 신경은 위아래의 어깨뼈 신경으로 통하며, 이 신경은 척추 신경 C5와 C6에서 파생된 완신경총의 후방 선으로 연결된다. 이 때문에 회전 억제 현상의 원인은 C5와 C6 척추의 기능 결함 때문이라고도 볼 수 있는 것이다.

견갑하근은 회전근과 극상근, 가시밑근, 소원근의 부분을 공유하는 식으로 구성되어 있고, 팔의 내향 회전 및 내전 작용을 도우며 그 동안 관절와의 상완골을 유지하게 한다. 내전 시의 기능은 상완골을 위로 올리며 삼각근이 발생시키는 위쪽 움직임과 반대로 기능하고, 이를 통해 신체의 균형을 잡는 것이다.

대원근, 대배면 및 대흉근은 팔을 내전 및 내향으로 회전시키며 견갑하근과 함께 작용하여 시너지 효과를 일으키는 반면, 소원근과 가시밑근은 이와 반대 방향으로 작용한다.

견갑하근의 근막 병리의 첫 번째 단계에서 환자는 공을 던질 때와 같이 팔을 들어 수평을 유지할 수 있다. 환자들은 팔을 앞쪽으로 당길 순 있지만, 뒤쪽으로 보낼 수는 없다.

통증유발점의 활성에 따라 어깨 높이의 레벨이 매우 제한적으로 바뀌며 이 때문에 환자들은 움직이거나 움직이지 않을 때나 통증을 느낀다고 호소한다. 특히 반대쪽 겨드랑이를 만질 때 통증이 심하게 느껴진다.

이 통증은 이 분야에서는 "굳은 어깨", "유착성관절낭염", "유착성 견관절막염", 그리고 "봉우리밑 섬유종"이라 불린다.

통증유발점 검사 (Examination of trigger points)

견갑하근에서 가장 흔하게 나타나는 통증유발점은 어깨뼈의 겨드랑이 주변부를 따라 있는 견갑하와 안에 위치해 있다. 때때로 이 통증유발점들은 어깨뼈 위쪽 코너의 더욱 안쪽에 위치해 있을 수 있는데, 이 경우 일반적인 경우보다 깊은 곳에 위치해 있어서 촉진하기가 어렵다.

우선 치료사는 반드시 환자를 옆으로 누인다. 이 때 치료해야 할 어깨가 위쪽을 향하게 하고, 환자의 팔을 들어 어깨의 반대쪽으로 밀면서 측면으로 내전시키고 어깨뼈 자체의 복측면과 견갑하근에 노출되도록 하여 촉진을 할 수 있게끔 한다. (그림 78)

그런 다음 치료사는 견봉과 빗장뼈의 높이에서 어깨를 압박하고 어깨가 더욱 외향으로 움직이게 한다. 이렇게 하면 손은 어깨뼈의 아래쪽 코너를 잡을 수 있게 되고, 견갑하근을 스트레칭할 수 있다. (그림 79) 그런 다음 앞서 들고 있던 부분으로 변환하여 어깨뼈 위쪽 코너를 향한 어깨뼈를 잡은 뒤 견갑거근의 긴장을 이완하며 균형을 맞춘다. (그림 80)

견갑하근의 모든 늘이기 방법은 치료사가 활성화된 통증유발점의 위치를 찾는데 도움을 준다. (그림 81)

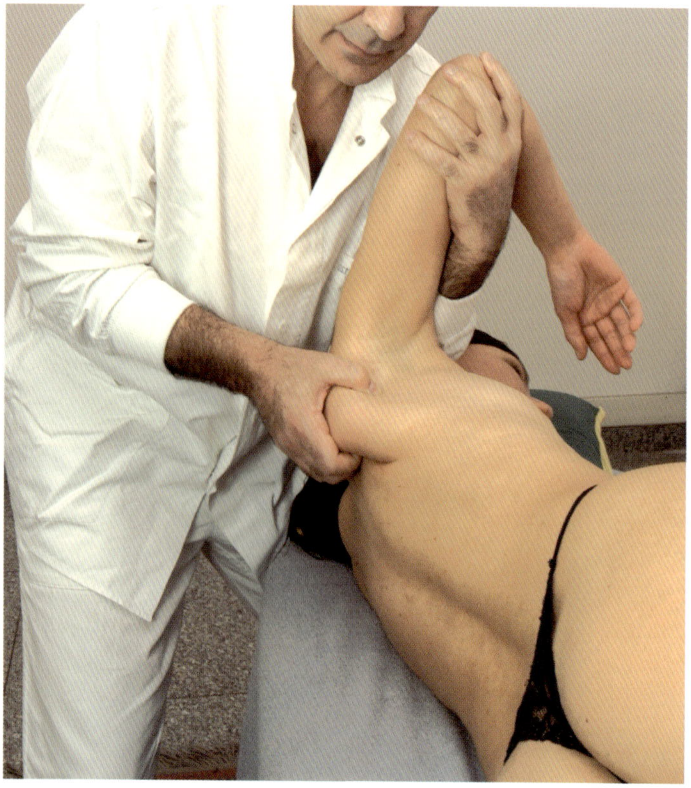

그림 78. *견갑하근을 이완하기 위한 어깨뼈 스트립핑 기법*

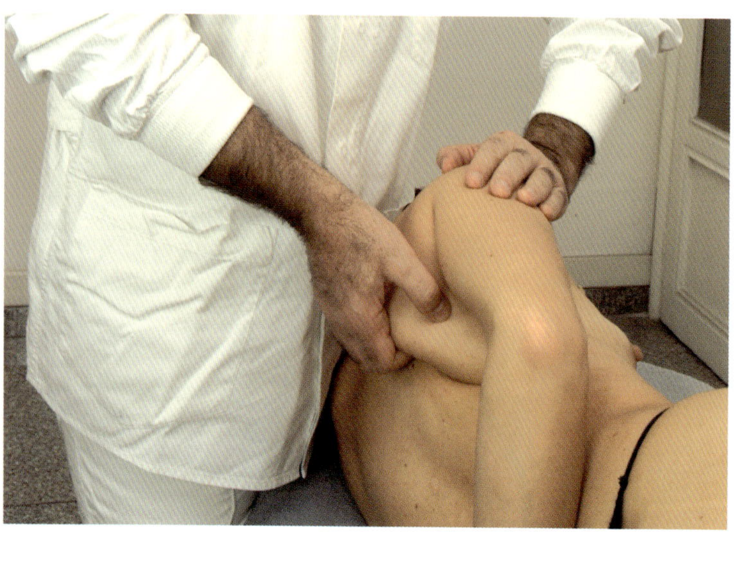

그림 79. *견갑하근 통증유발점의 비활성화*

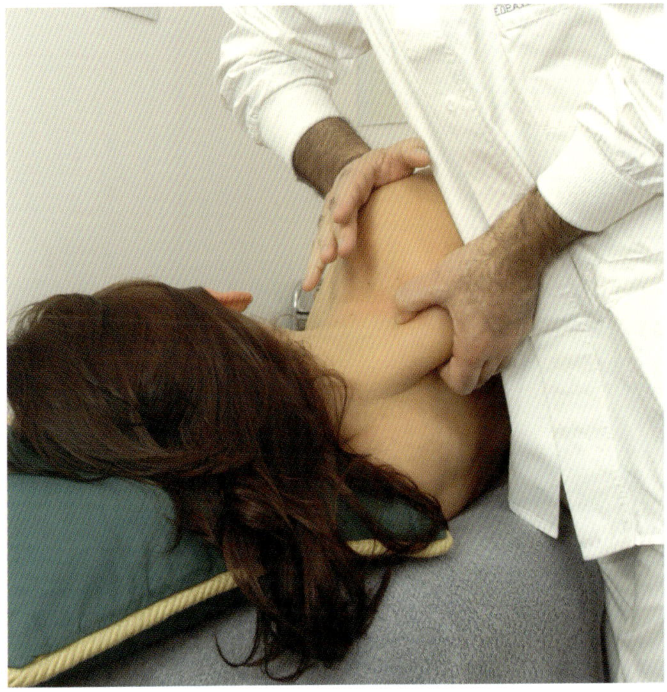

그림 80. *견갑거근 이완하기*

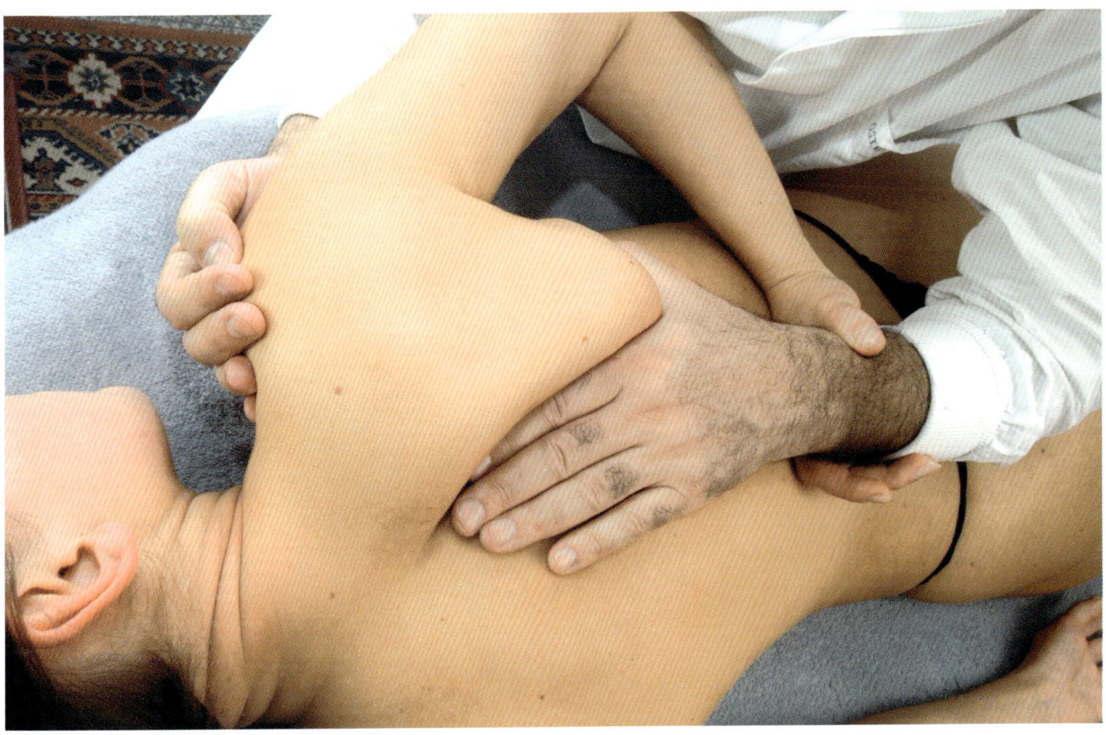

그림 81. *어깨뼈를 바깥쪽으로 스트립핑하기*

5 3단계(L.S.M.D)

[Third stage(L.S.M.D)]

림프계 자극 및 도수 배액

(Lymphatic stimulation and manual drainage)

PRALD의 세 번째 단계에서는 혁신적인 도수 치료 방법을 사용하여 정맥-림프 자극을 다룬다. 이는 앞선 두 단계들(결합 조직 자극 및 통증유발점 비활성화)을 실행한 후, 림프계 처리 시스템의 도움으로 면역 체계를 자극하는 치료이다. 이를 통해 신속하게 에너지가 넘치는 오래 지속되는 반응을 얻을 수 있다.

림프 도수 배액(Manual Lymphatic Drainage)

이 시스템은 덴마크의 물리치료사인 Emile Vodder가 개발한 치료법이다. 그는 염증 반응에서 파생되는 다양한 증상들을 관찰하여 혈액의 지속적인 정화와 함께 체계적인 순환성을 향상하기 위해 신체에 도수 치료를 실행하였다. Vodder는 림프계가 알려지지 않았던 시절인 1930년 이 기술을 개발하였고, 따라서 그 당시 그가 단순히 예상에 의해서만 치료법을 개발하였다는 것을 짐작할 수 있다.

1960년 림프계가 그 일부를 구성하고 있는 국소순환에 대한 연구기 시작되었다. 다양한 부위 근처에서 일반적인 림프계의 순환이 방해를 받으며, 액체의 정체 현상과 축적 현상을 유발한다는 것이 관찰되었다. 그 결과는 특히 왼쪽 쇄골 밑 정맥와 합류하는 출구 지점, 즉, 정맥과 같이 더욱 깊숙한 순환 작용에서 나타났다.

이러한 현상이 나타나자 노폐물이 세포 조직에 축적되고 건강을 해치는 염증을 유발하며 미적인 균형 역시 맞지 않게 되었다.

이 분야의 연구는 크게 발전하였으나 림프 순환의 일부는 여전히 밝혀지지 않았으며 따라서 이를 과학적으로 증명할 수 없다.

확실한 것은 피부, 결합 조직, 그리고 자율신경계에 이 치료법을 행하면서 긍정적인 결과를 얻은 경험을 통해 일정한 수준에 다다랐다는 것이다.

Vodder가 연구한 체계는 Leduc에 의해 더욱 널리 알려졌으며, 피부 미용사들의 트레이닝 과정에서 사용되었다. 오늘날의 혁신적인 림프 순환 시스템에서 더욱 흥미로운 점은 침술학 전문가이자 신체 운동학자, 자세 교정 전문가, 경험이 풍부한 물리치료사인 Moreno Barbi 교수의 연구이다. 그는 **다이나믹 마사지**라는 치료법을 개발한 사람이다. 그는 모든 주요 림프계 부위를 이완하면서 혈류에 대한 기계적인 순환을 통해 생리학적인 반응을 얻고자 하였다.

다이나믹 마사지에 적용된 기술에서 시작하여, 우리는 관통정맥을 통한 림프의 주요 운반 요소로서 정맥계를 약간 변형하여 사용하였다. 이 새로운 방법은 **깊은 정맥 림프계 자극**이라고 불린다.

깊은 정맥 림프계 자극은 환자의 모든 요구 사항을 완벽하게 맞출 수 있다. 즉, 환자의 모든 필요에 맞는 적합한 반응들을 다양하게 얻기 위한 특정 치료 방법의 강도를 다양하게 하여 실행할 수 있는 것이다.

작용은 모든 정맥 및 림프계에 관해 나타나므로 실제 치료 기술 사용 방법보다 먼저 이 치료 기술의 특성을 강조하는 것이 중요하다.

- 순환 체계 안의 혈압 변화도를 활용하면서 체계적인 순환을 사용할 수 있다.
- 국소적인 저항을 감소시키면서 심장 혈류와 정맥 회귀 작용을 증진시킨다.
- 조직 사이 공간의 보이지 않는 바닥에서 모인 림프를 운반하는 기계적인 도수 자극으로, 이는 근위 림프 부위를 향하며 림프 끝 기둥에서 방출한다. 그런 다음 깊은 정맥 혈류로 그 안을 비운다.

정맥 림프계 자극은 40/45분 이상 실행해서는 안 된다. 심장 순환기 계통에서 발생한 변경 사항들은 정해진 시간 내에 전체 유기체에 긍정적인 영향을 미칠 수 있기 때문이다.

림프계 (Lymphatic Sysytem)

절차에 따른 정맥 림프계 자극은 림프계에 직접적인 자극을 가하며 생리학적 반응을 깨운다. 이것의 해부학적 설명을 통해 우리는 이 자극이 작용하는 체계를 진단할 수 있다. 림프계는 모세혈관 옆 혈관의 견고한 네트워크로 구성되어 있으며, 이 때문에 림프 수집기(lymphatic collectors)라는 이름을 얻었다. 여기에는 림프를 림프 혈관, 그 다음 인접 부위를 향해 운반하는 기능을 수행하는 단위들의 집합인 림프관종이 결합되어 있다.

이 시스템은 신체의 주변에서 목쪽을 향하고, 여기에서 주요 정맥 흐름과 림프 혈관이 함께 흐른다. 이 경로를 따라 림프 혈관은 림프의 필터 역할을 하는 림프절을 통과한다. 림프 혈관과 림프절에는 깊숙이 위치한 것과 표면에 위치한 것, 두 가지가 있다.

림프계의 기능은 정맥 시스템이 단독으로 흡수하지 못 한 체액이나 틈새 물질들을 재흡수하는 것이다. 림프계가 흡수하는 물질들에는 괴저성 조직, 단백질 분자, 죽은 박테리아의 조각들 등이 있다. 모든 림프계 혈관들은 서로 연결되어 그 지름이 증가하고, 림프를 주요 정맥 흐름에 붓는 지점인 목 높이에서 끝이 난다. 이 지점에서 림프를 붓는 역할을 하는 두 가지 관은 다음과 같다.

- 가슴림프관 팽대에서 유래한 흉관(Pecquet)으로, 왼쪽 내부 경정맥과 왼쪽 쇄골하정맥의 합류 지점 근처까지 올라가며 흉곽에서 상승하는 두 번째 요추에 상응한다.
- 또한 흉관은 창자, 다리, 왼쪽 팔, 그리고 머리 왼쪽 부분의 림프계를 모은다.

오른쪽 림프관은 오른쪽 경정맥과 오른쪽 쇄골하정맥이 모이는 지점 근처에서 오른쪽 팔, 오른쪽 흉곽, 그리고 오른쪽 머리의 림프계를 한데 모으며 상승한다.

쇄골하정맥은 anonymous 정맥을 구성하기 위해 경정맥과 합류한다. Anonymous 정맥의 왼쪽과 오른쪽은 합류하여 상대정맥을 형성한다.

정맥 림프계 자극은 도수 작용을 통해 일반적인 림프계에 특정한 기계적인 자극을 행하며 모세 림프관의 수준에서 체내 조직 사이의 액체와 신진대사의 노폐물들을 재흡수하는 데 최적화된다.

이러한 자극들은 다음과 같은 두 가지 특별한 작용을 활성화한다.

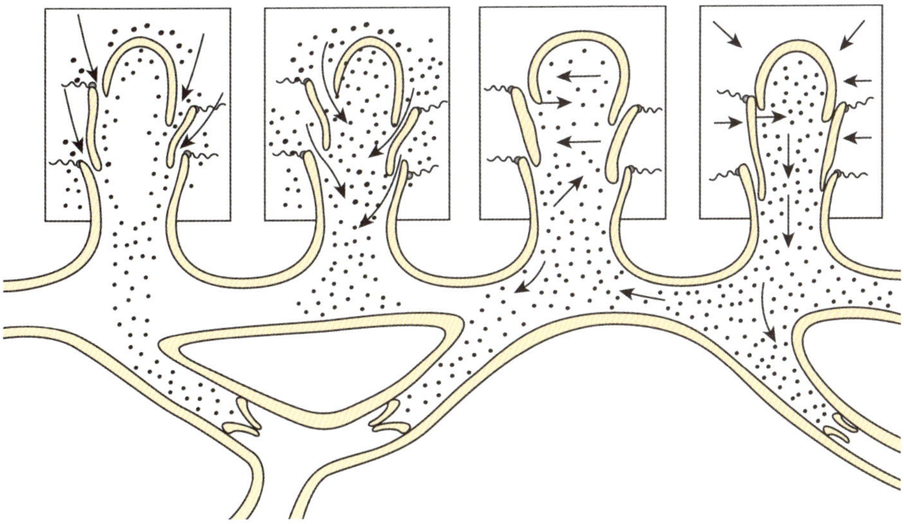

모세 림프관

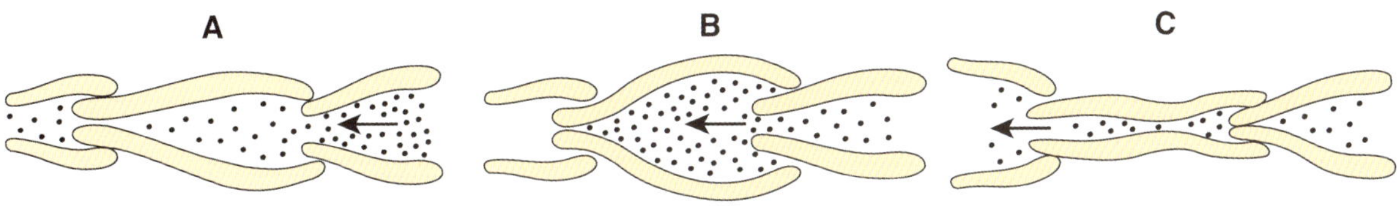

림프관종

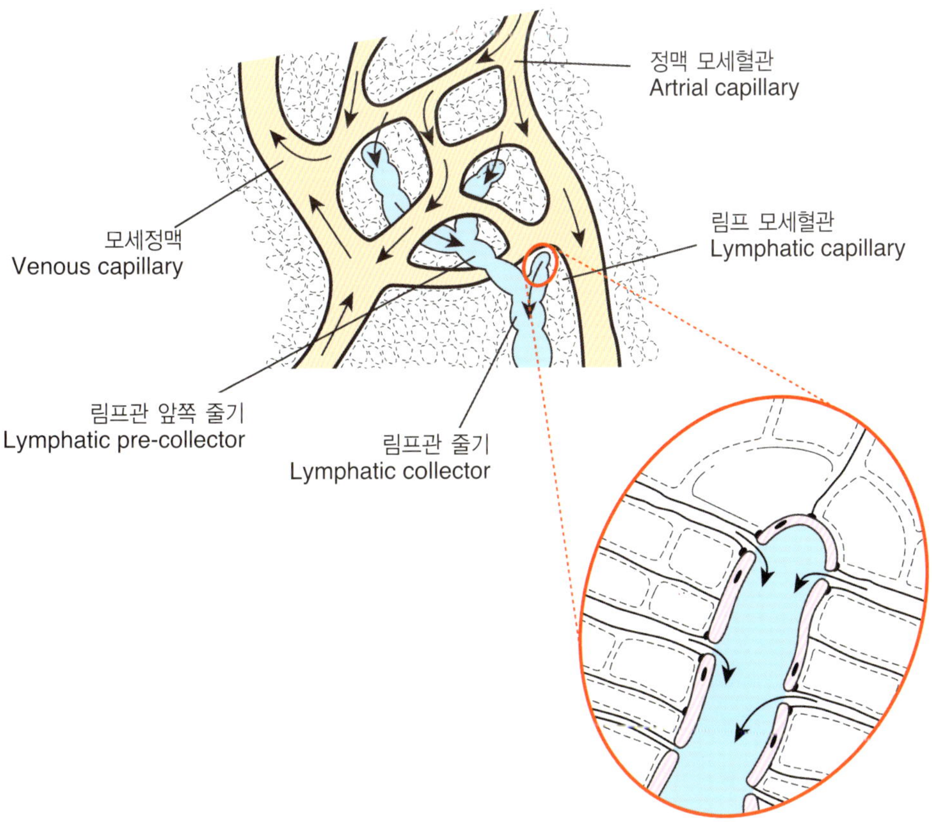

모세 림프관

– 순환
– 배출

순환은 마사지가 실행되는 *부위*에 따라서 영향을 받는다. 손으로 조직에 압박을 가하면 림프 수집기를 통해 림프를 흡수하게 된다.

배출은 신체를 따라 퍼진 신경절을 향한 림프의 이동을 포함하며, 이 경로는 순환이 발생하는 구역으로부터 멀리 떨어진 곳에서 이루어진다.

이러한 원칙에 따라 정맥 림프계 마사지는 일반적인 마사지 방법을 사용하여 도관 경로를 따라 신체 전체에 걸쳐 실행될 수 있다.

치료 절차는 림프절이 위치한 부위에 실행한다. 각 절차의 목표는 치료하고 있는 부위와 가장 가까운 림프절을 향해 혈류를 방출하는 것이다.

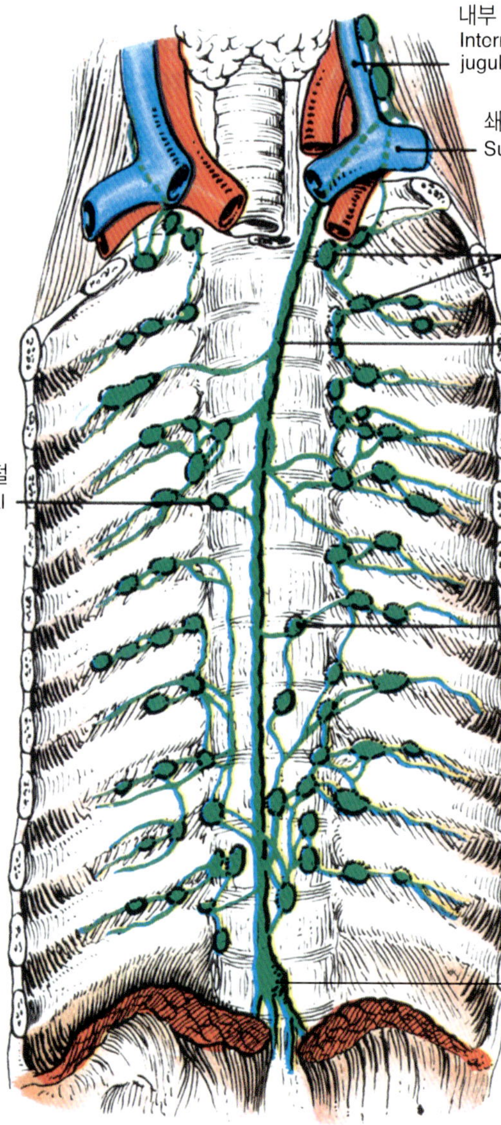

흉관과 그 경로에 대한 전반적인 흐름 (V. Mezzogiorno, A. Mezzogirono, Anatomia umana, Piccin)

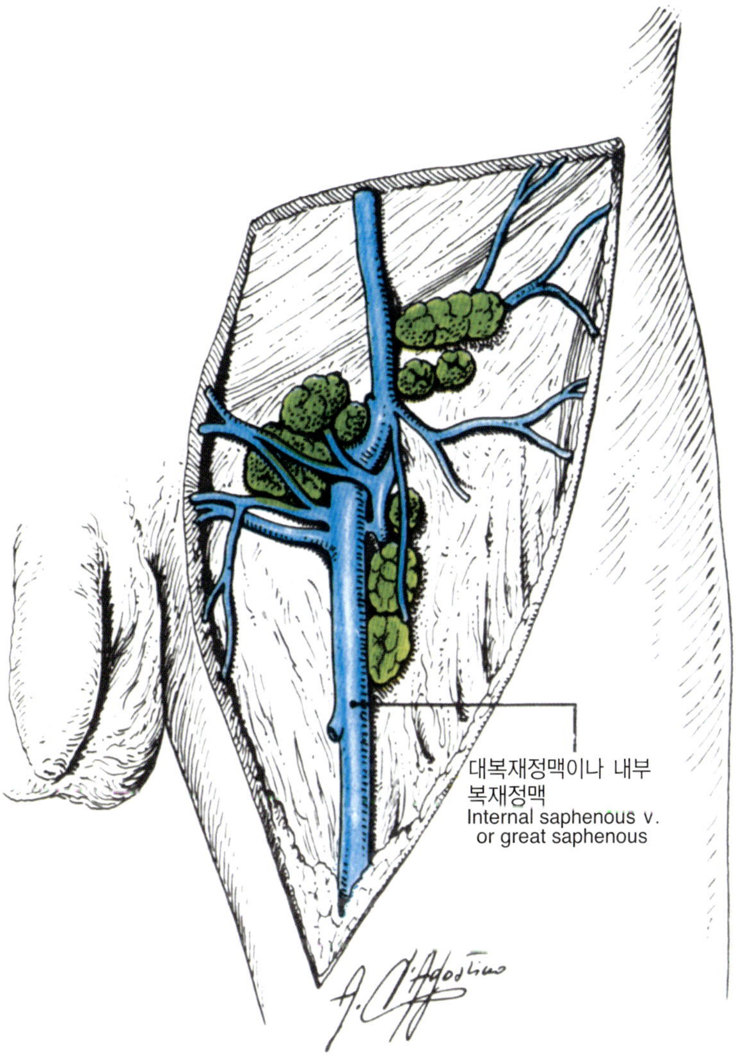

사타구니 림프절 (V. Mezzogiorno, A. Mezzogirono, Anatomia umana, Piccin)

주요 림프절은 다음과 같다.

- Popliteon 림프절: 무릎 관절 후방 부위에서 발견된다.
- 사타구니의 림프절: 허벅지 중앙 사타구니 부위에서 발견된다.
- 겨드랑이의 림프절: 겨드랑이 아래쪽의 패인 부위에서 발견된다.
- 목의 림프절: 귀에서 목 아래쪽까지 목의 측면에 퍼져 있다.
- 머리의 림프절: 턱 관절에서 경정맥와까지 확산되어 있다.

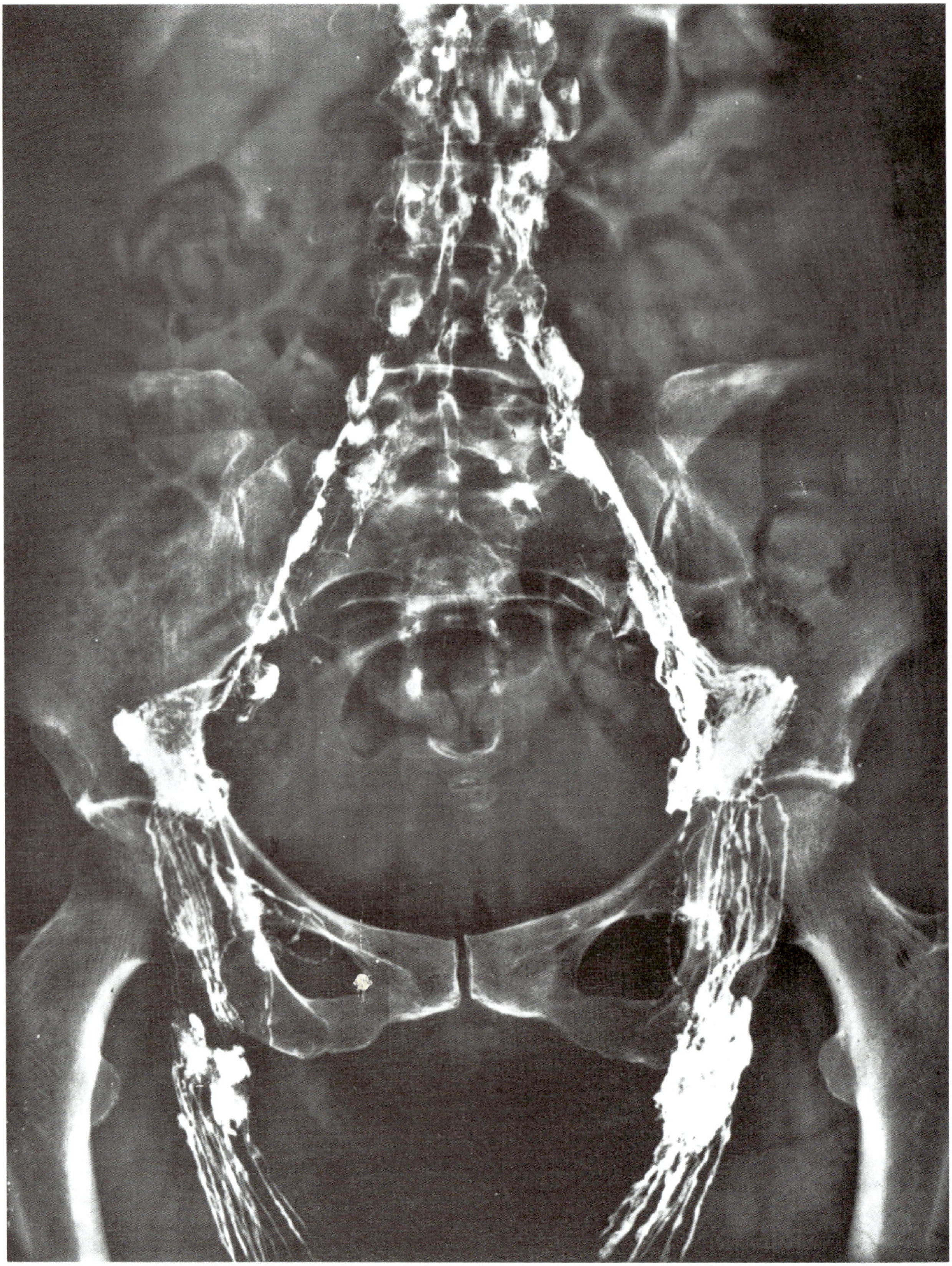

사타구니 림프절, 대동맥 옆 장골과 외부 장골과 함께 나타난 실제 림프관 조영.

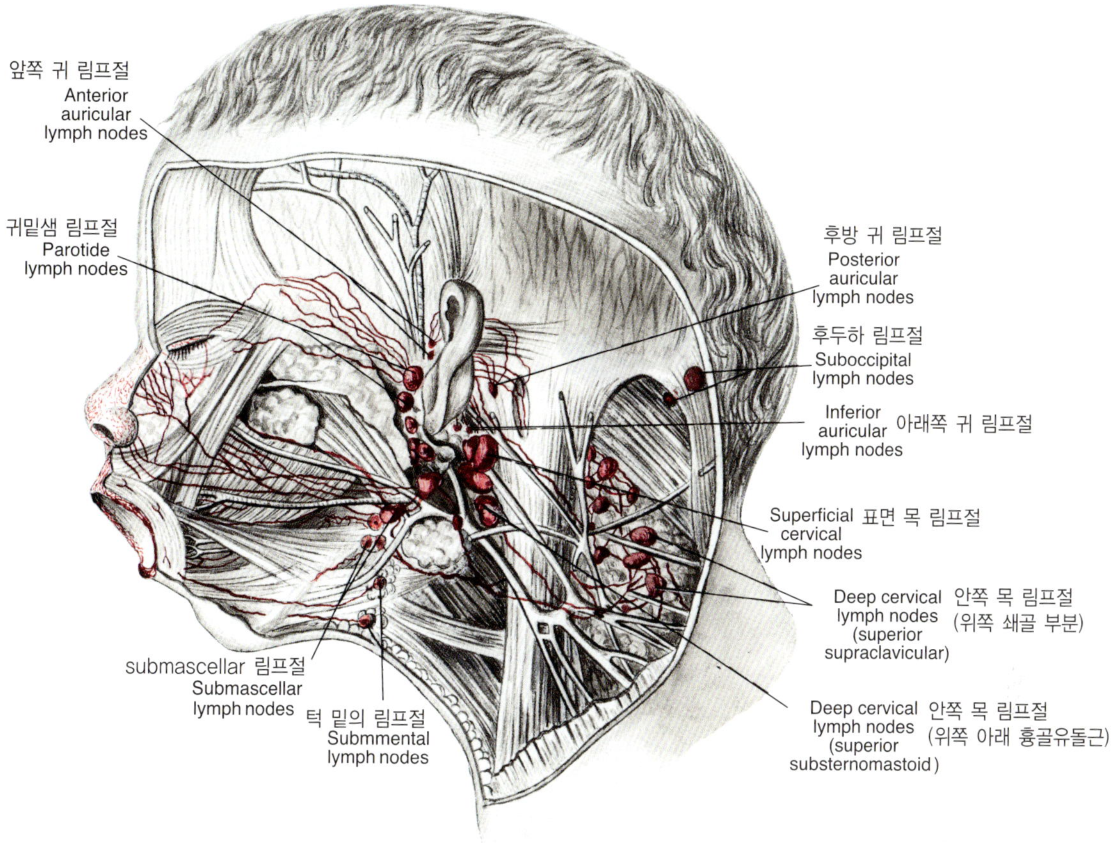

신생아의 목과 머리의 림프절 (Bartels, Das Lymphgefassystem, Bardeleben's Handbuch der Anatomie des Menschen, 1909)

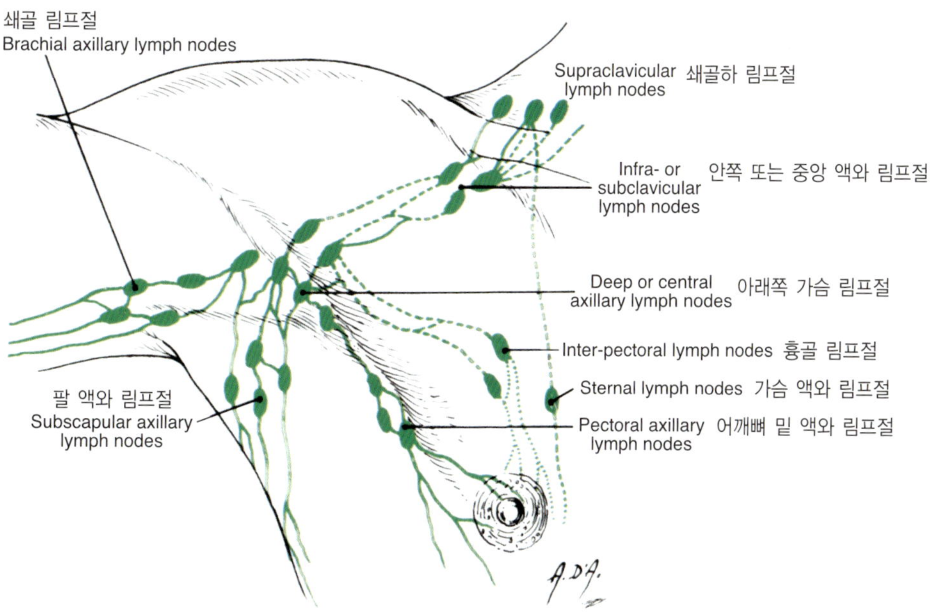

겨드랑이와 가슴에 위치한 림프절 다발 (V. Mezzogiorno, A. Mezzogirono, Anatomia umana, Piccin)

정맥의 해부학 (Anatomy of the Veins)

다리의 정맥 순환은 다음과 같은 두 가지 시스템으로 분류된다.

- **얕은 (외건막) 시스템**
- **깊은 (내근막) 시스템**

이 두 시스템은 정맥을 통해 서로 연결되는데, 이를 **커뮤니케이션** 또는 **관통**이라 한다. 얕은 시스템의 정맥은 피하의 결합 조직의 두께를 뚫고 문합 혈관의 네트워크 시스템을 형성한다. 여기에서 문합 혈관은 외근막 조직의 혈액을 깊은 시스템으로 운반하는 역할을 한다.

이 정맥은 손가락과 발가락 정맥에서 유래하며, 결합한 뒤 앞쪽 정맥 아치로 흘러가게 하고 발바닥의 전면맥(측면 및 안쪽)으로 지속되게 하는 중족 정맥을 만들어 낸다.

발가락의 정맥은 지방질 쿠션으로부터 손가락뼈를 분리하는 홈의 위치에서 피부의 발바닥 정맥 아치를 구성하며, Lejars의 발바닥 정맥인 풍부한 문합 네트워크로 흘러간다.

얕은 시스템의 주요 정맥들에는 **대복재** 또는 **내부 정맥**과 **소복재** 또는 **외부 정맥**이 있다.

대복재 정맥 (The great saphenous vein)

대복재 정맥은 그 경로 전체가 근막 외부와 피하 조직에 위치하고 있으며 발바닥 내부의 혈액을 순환시키는 내부 복사뼈 앞쪽에서 유래한다. (복사뼈 내부 정맥의 안쪽 전면맥과 함께) 또한 수직적으로는 허벅지의 앞쪽 및 안쪽을 따라 상승하며 봉공근을 따라 Scarpa의 대퇴삼각까지 뻗어 나간다. 이 정맥은 타원형의 와에 맞게 안쪽으로 깊게 구부러져 있으며 대퇴정맥에서 위로 솟아 오르며 crosse라 불리는 아치를 형성한다.

타원형 와에서 측면 및 안쪽 대퇴골-피부 정맥과 회선된 엉덩정맥은 대복재 정맥으로 흘러 들어간다.

다리에서 대복재 정맥은 전방과 후방의 복재 정맥 다발(Leonardo의 정맥)들을 받으며, 이는 Crockett의 구멍을 통해 깊숙한 원형에 결합하는 데 중요하다.

Leonardo의 정맥은 대복재 정맥보다 얇은 벽을 가지고 있으며, 따라서 판막 부족 현상을 통해 최소한의 저항을 확보한다. 혈류는 Crokett의 구멍을 통해 대신 이루어진다.

허벅지에서 대복재 정맥은 앞쪽 및 측면의 정맥과 Cruveilhier의 부속 후방 복재 정맥을 받는다. 이 정맥은 앞쪽 문합 가지이거나, Giacobini의 정맥인 경우에 가장 큰 다양한 혈관을 통해 문합된다. 여기에서 Giacobini의 정맥은 허벅지의 안쪽 근막에 있는 popliteal 구멍에서 나오며 주로 아래쪽 세 번째 높이까지 닿지만, 다양한 높이에서 내부 복재 정맥까지 닿는 편이다.

소복재 정맥 (The small saphenous vein)

소복재 정맥은 외측 복사뼈 뒤에서 유래하여 수직으로 상승하는데 처음에는 아킬레스건의 측면을 따라 올라오다가 다리의 후방으로, 그리고 마지막으로는 두 개의 비장근 머리 사이의 홈에서 끝이 난다. 여기에서 다양한 높이로 대퇴근막과 popliteal와를 관통하고, (60% 정도는) popliteal 정맥까지 닿는다.

때때로 (30%의 경우) 부수적인 기관들을 통해 허벅지를 따라 흐르며 대복재 정맥, 깊은 구멍, 그리고 내부 엉덩정맥까지 이른다.

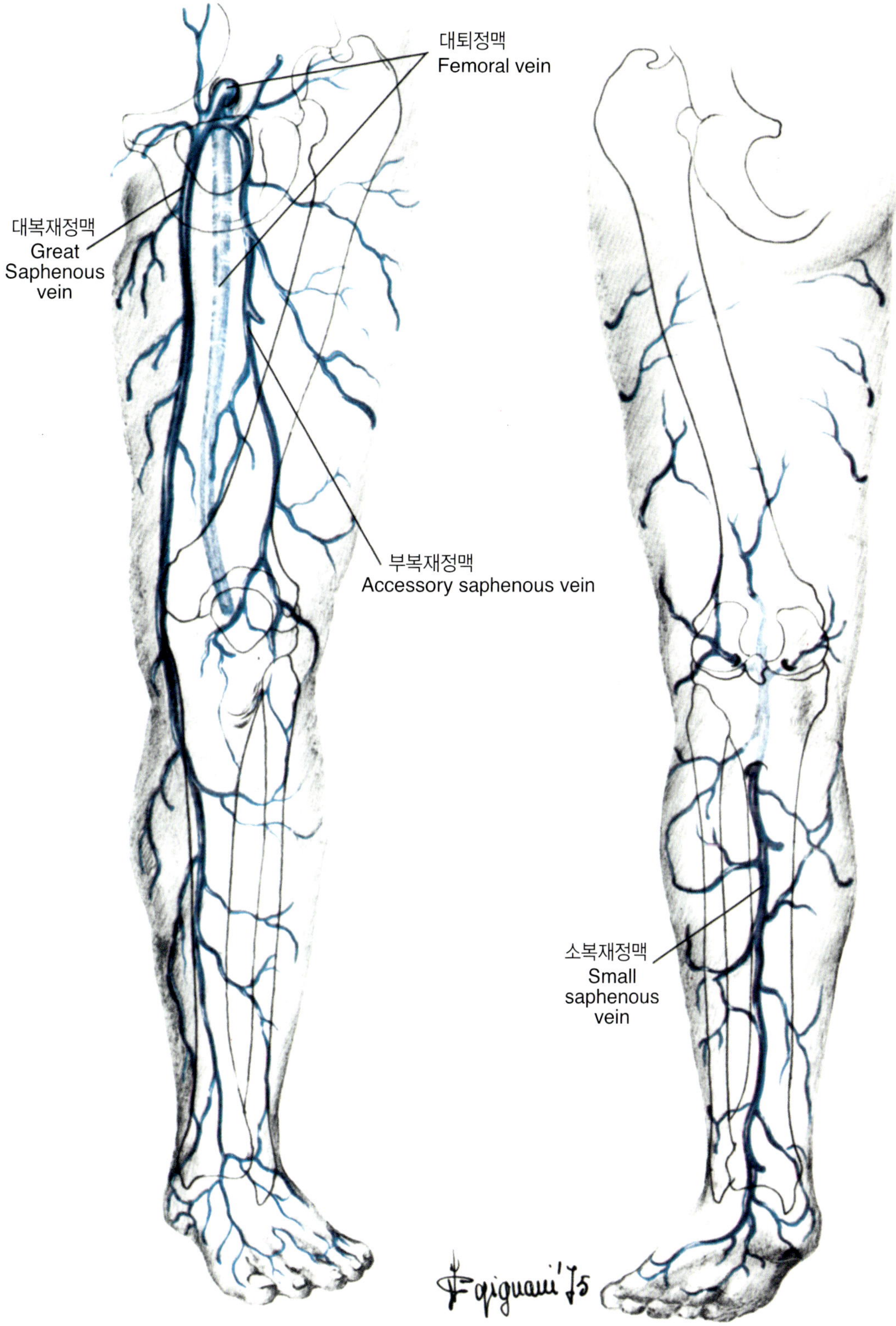

다리의 바깥 정맥 시스템 A) 전면 B) 후면 (A. Del Gaudio, Anatomia chirurgica, Piccin)

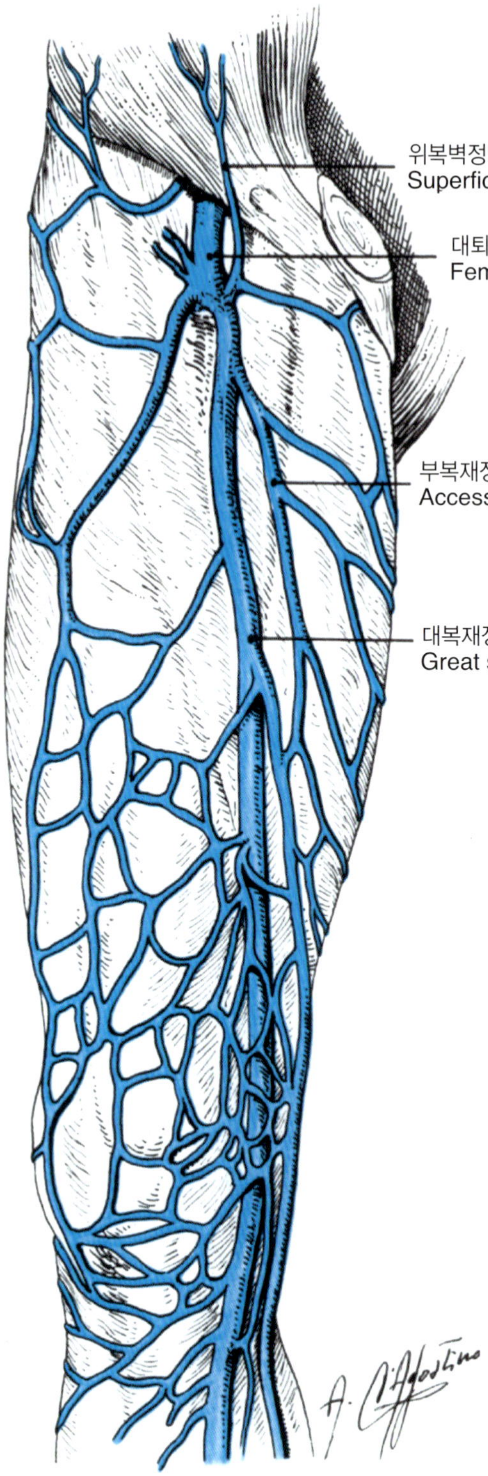

대복재 정맥 또는 내복재 정맥과 그 가지들이다. 대복재 정맥은 외부 상복부 정맥, 안쪽으로는 음순을 향하는 가지들, 두꺼운 정맥 가지들로 형성된 커다란 측면 가지들을 모으며, 종종 외부 회선 엉덩정맥을 모으기도 한다. (V. Mezzogiorno, A. Mezzogiorno, Anatomia umana, Piccin)

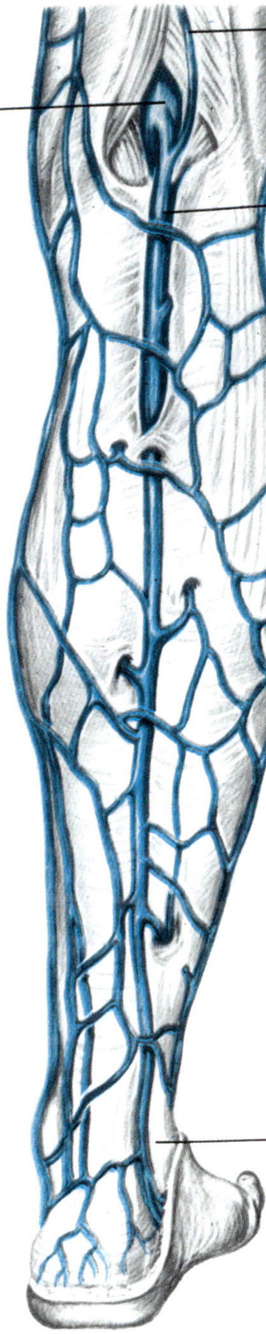

소복재 정맥 출구와 함께 있는 popliteal 정맥 (V. Mezzogiorno, A. Mezzogiorno, Anatomia umana, Piccin)

외부 정맥, 깊은 정맥, 그리고 관통정맥의 개별적인 해부학상의 변종을 찾는 것은 가능하다. 때때로 동일한 개인의 한쪽 다리와 다른 쪽 다리에서도 변종이 발생할 수 있다.

깊은 정맥 시스템은 발과 다리의 깊은 정맥에서 유래하며, 발바닥의 배면 및 발바닥정맥에서 유래하는 안쪽 및 후방 경골 정맥들로 계속된다.

가자미근 아치 아래에서 경골 정맥들은 한데 모여 popliteal 구멍 안으로 수직적으로 흘러 들어가는 popliteal

정맥을 형성하는데, 이 과정은 대퇴정맥과 함께 대내전 근육 고리에 부합한다.

동일한 이름의 동맥과 함께 내전 기관으로 흘러 들어가는 이 기관의 뒤를 Scarpa의 삼각형이 따르며, 외부 엉덩정맥에 닿으며 대퇴륜에서 끝이 난다.

모든 팔다리에는 100개 이상의 문합 (관통 정맥)이 존재한다. 이 문합들은 얕은 시스템을 직 · 간접적으로 깊은 시스템과 연결한다.

천공 시스템은 혈액이 표면에서 깊은 시스템으로 흘러가게 하는 밸브 장치가 갖추어져 있다. 하지만 발바닥에서의 이 천공 시스템에는 밸브 장치가 없기 때문에 혈액은 필요에 따라 두 가지 방향 모두로 순환할 수 있다.

가장 중요한 관통 정맥들은 내부 복재 정맥 즉, 경로를 따라 아래쪽에서 세 번째, 안쪽에서 세 번째에 자리잡은 Crockett의 정맥, (I–II, III–IV) 무릎 관절의 말단으로 가로지르는 네 개의 발가락이 있는 다리 안쪽에 위치한 Boyd 관통 정맥, 그리고 아래쪽 세 번째 부분 허벅지의 안쪽에 있는 Hunter의 관에 위치한 Dodd의 관통 정맥이다.

정맥 회귀의 생리학 (Physiology of Venous Return)

정맥의 혈액동태학은 혈관의 접힐 수 있는 특성 및 팽창성, 밸브의 존재 유무, 상대적으로 낮은 도관 내 압력, 중력의 작용, 심장 박동의 역행 전달 가능성 등 전체적인 요소들을 고려해야 하기 때문에 복잡하다.

하지의 정맥 혈류에서 중요한 특성은 혈류를 방해하는 데 대한 강한 내성이다. 이 내성 작용은 숨을 쉴 때 조절되며 심장 근처에서 변동한다.

정맥은 동맥이 전이한 혈액을 순환시키는 기능을 하며 총량을 재빨리 바꿀 수 있는 다이나믹한 컨테이너로서 순환 작용을 일으키는 목적을 가지고 있다. 이는 혈액이 다시 심장으로 되돌아 와서 결과적으로 적당한 심장 혈류를 가능하게 한다.

이는 특히 반듯이 누운 자세에서 서 있는 자세로 변경하는 사람에게 매우 중요한 특성이다. 심장 공동과 폐의 혈액의 양을 정맥으로 옮길 때 발생하는 심실을 채우는 것에 대한 압력이 감소하고, 심장 혈류 역시 감소하게 되기 때문이다.

정맥의 양은 체벽의 다양성에 따라 능동적으로, 그리고 긴장성 변동에 의해 수동적으로 영향을 받는다. 다리에서 혈류는 물리의 기본 법칙을 따르며, 심장까지 닿기에 충분한 혈액을 만들어낼 수 있을 정도로 압력을 변동시킬 수 있는 것과 연관되어 있다.

다양한 요소들이 정맥 회귀를 결정한다. 몇몇 요소들은 지속적으로 자세, 반응 상태, 그리고 대상의 활동으로부터 독립적으로 존재하지만, 다른 요소들은 orthostatism과 근육 활동에 영향을 받는다.

반듯이 누운 자세일 때와 휴식 시의 정맥 흐름의 양상 (Behaviour of the venous flow in the supine position and at rest)

다리가 반듯하게 놓여 휴식을 취하고 있을 때 정맥의 흐름은 지속적이지 않으며 호흡기 움직임에 의해 큰 영향을 받는다. 들숨 시 감소하고 날숨 시 증가하는 작용을 하는데, 이는 흉곽 및 복부에서 나타나는 작용과 반대이다.

정맥 혈액의 진행은 특히 추진력(*vis a tergo*와 *vis a fronte*)과 구멍을 통제하는 힘(정맥의 긴장과 정맥 주변 조직에 가해지는 역압으로서의 vis a latere)에 의해 결정된다.

*Vis a tergo*는 정맥 순환에 전송되는 왼쪽 심실수축기의 잔여 에너지이다. 실제로 이 에너지는 강한 혈관 수축 시에는 아무 기능도 하지 않으며, 혈관 확산 시에는 크게 작용한다.

*Vis a fronte*는 심실 활동과 호흡기의 움직임으로 조절되는 상승지향적인 힘이다. 다음과 같은 경우에 기능한다.

- 들숨 시 흉내의 압력이 음수가 되며(6-7 mmHg, 대기의 압력보다 낮은 수치) 동시에 횡격막이 낮아지면서 흉강 및 복부 압력 역시 증가하고, 따라서 정맥 회귀에 작용하는 총 압력이 증가하는 경우
- 날숨 시 늑막 압력이 증가하고, 흉강 및 복부 압력이 감소하며 새로운 공기가 채워지는 경우

정맥은 딱딱한 튜브가 아니다. 최소한의 압력으로 모양을 변형하고 혈류의 진행과 방향을 변경하기에 충분한 것이다.

나아가 다리를 편하게 두었을 경우, 이렇게 바로잡는 힘들은 외부 압력, 정수리 부분의 탄력성, 혈관의 운동성과 같이 구멍에 관한 것들에 관여하고, 이를 조절하게 된다.

*Vis a latere*는 근육 활동 및 정맥 주위 동맥의 맥박으로 구성되며 정맥 혈류를 가속시키는 데 일조한다.

정맥 벽에서의 정맥의 긴장은 유연한 조직이나 근섬유의 영향을 받는다. 다리 정맥은 탄력성이 부족하고 콜라겐이 많으며 팽창력은 증가하지만, 늘어나게 될 경우 탄력성이 낮아 큰 저항을 받는다.

정맥의 긴장은 안쪽 튜닉의 근섬유가 유입한 정수리 부분 긴장에 상응한다. 모든 정맥들보다도 작고 안쪽의 특성에 영향을 받으며 정맥 벽의 평활근의 수축과 이완 시 나타나고, 이러한 방식으로 *vis a tergo*를 강화한다.

혈류가 높이 올라가는 것은 장애물의 존재 유무에 따라 다양하게 나타난다. 이 경우 혈관 벽의 긴장성 반응에 달려 있는 압력이 올라가며 혈류의 평균 속력을 허용하는 것과 같이 근위와 말단 부위 사이의 압력 변화도를 유지한다. (활동적 정맥 고혈압)

장애물에 의해 결정된 역압이 긴장성 반응에 의해 균형을 잡아줄 수 없는 수준에 도달한다면, 정맥은 팽창하고 정맥울혈 증상이 발생한다. (수동적 정맥 고혈압)

Orthostatism에서의 정맥 혈류 양상 (Behaviour of the venous flow in orthostatism)

서 있을 때와 편하게 있을 때 혈액의 진행은 *vis a tergo*, *vis a fronte*, 그리고 심장 혈관 반사 작용, 림프계 재흡수, 복부 트위스트, 소식 압력과 같이 용량을 조절하는 힘들의 지원을 받는다.

정맥 회귀는 유체 정역학의 압력과 정맥의 쉬운 팽창의 방해를 받으며, 반면 근육펌프는 혈류를 증가시키는 쪽으로 기능한다.

밸브는 혈액 순환이 구심성 감각으로 진행될 때 열려 있다면 정맥 회귀를 막으며, 역행성 액체 흐름이 형성되었을 때 닫힌다.

올바른 기능은 밸브 덮개의 상태와 정맥 벽의 구조에 달려 있다.

근육 정맥은 혈관 확산을 겪는데, 이는 더욱 큰 신진 대사 때문인 것으로 보인다. 이 수준에서 교감 신경 분포는 드물거나 아예 없으며, 오직 모세혈관만이 대동맥과 경동맥의 boroceptor로부터 정보를 전달받을 수 있다. 따라서 혈관을 비우는 중요 요소는 근육펌프인 것이다.

깊은정맥은 순환하는 카테콜아민 때문에 수축할 수 있으며, 더 차가운 혈액이 관류하면 팽창한다.

나아가 근육 수축은 더욱 깊숙한 곳에서의 호흡기 기능을 자극하고, 따라서 더욱 효율적인 흉부-폐의 펌프를 가능하게 한다.

신체 활동 시 정맥 혈류 양상 (Behaviour of the venous flow during physical activity)

운동 시 정맥 혈류의 특성과 방향은 *vis a tergo*, *vis a fronte*, 밸브의 능숙도, 복부 트위스트, 체벽의 탄력성과 혈관의 운동성에 달려 있다.

유체 정역학의 압력은 구심성 감각으로 혈액의 진행에 있어 반대 힘으로 작용한다.

운동을 시작할 때는 혈관이 확산한 후 피부 정맥 시스템의 급속한 혈관 수축이 발생한다.

피부 정맥의 신경은 온도 변화와 관련된 긴장도 변화를 유도하는 시상 하부의 온도 조절기에 의해 통제된다.

신체 운동 시 근육펌프는 세동맥 끝에 존재하는 것을 변경하지 않고도 모세 혈관의 세정맥 끝에 가해지는 유체 정역학의 압력을 낮춘다. 따라서 모세관 사이의 압력 변화도를 올려서 결과적으로는 혈류를 증가시키는 것이다.

다리의 "근육 수축 펌프"는 다리의 정맥 압력과 활동하고 있는 해당 부위의 혈액의 양을 감소시키고 정맥 회귀를 용이하게 한다.

Pollack과 Wood는 단 한가지 단계만으로도 발목에 가해지는 압력이 즉각적으로 떨어질 수 있다는 것을 알아냈다. 운동을 지속하면서 안쪽의 정맥 압력은 12번째 단계에 이르기까지 첫 세 번의 단계보다 약 60mmHg 떨어졌다. 또한 종아리 부피의 일시적인 감소를 동반하였으며, 그런 다음 압력의 평균값을 일정하게 유지하였다.

걷기를 끝내고 약 30초 후 압력은 휴식 상태의 값으로 되돌아왔다.

발을 드는 단계는 근육펌프의 확산기라고 할 수 있으며, 발을 땅에 올려 놓는 단계는 수축기라고 할 수 있다.

근육이 수축하는 동안 깊은정맥의 혈류는 관통 가지를 담당하는 밸브의 방해를 받는다.

이완 단계에서 바깥 시스템의 압력은 안쪽 시스템보다 더욱 크게 나타나며, 따라서 혈류는 이 방향으로 진행된다.

정맥-림프계 자극 방법(Method of veno-lymphatic stimulation)

절차에 따른 정맥 림프계 자극은 다음과 같은 두 가지 공통점을 가지고 있다. 체계적이고 림프성인 도관 경로, 신체의 다양한 지점에 존재하는 유체 정역학의 압력이 바로 그것이다.

모든 절차는 림프계의 도관 경로와도 상응하는 외부 정맥 도관 경로를 따라 실행된다. 모든 이완 작용은 림프절의 위치와 외부 순환이 내부 순환으로 들어가는 부위를 염두에 두면서 실행된다.

유체 정역학의 압력은 혈관 내 혈액 기둥 무게에서 파생되는 것이다. 정맥 혈관이 심장에서 멀수록 압력의 값은 더욱 높아진다. 부위를 선택할 때, 우선 이 값을 고려해야 한다. 그래야 더욱 인접한 부위를 우선적으로 치료할 수 있다.

정맥 림프계 자극은 유기체의 무게가 유체 정역학의 압력에 의해 더욱 하중될 때 사용되며, 따라서 정맥 회귀 조절을 대표하는 내인성 메커니즘과 함께 시너지 효과를 일으킨다.

완전히 정지한 상태로 똑바로 서 있는 사람이 몇 분간 근육펌프를 활성화시키지 않고 그 자세를 유지한다면, 그는 발목에 85-90 mmHg의 압력을 받는다.

자극은 반듯이 누워 있는 환자의 다리, 정확히는 복재 정맥 근처 허벅지에서부터 시작한다. (그림 82-85)

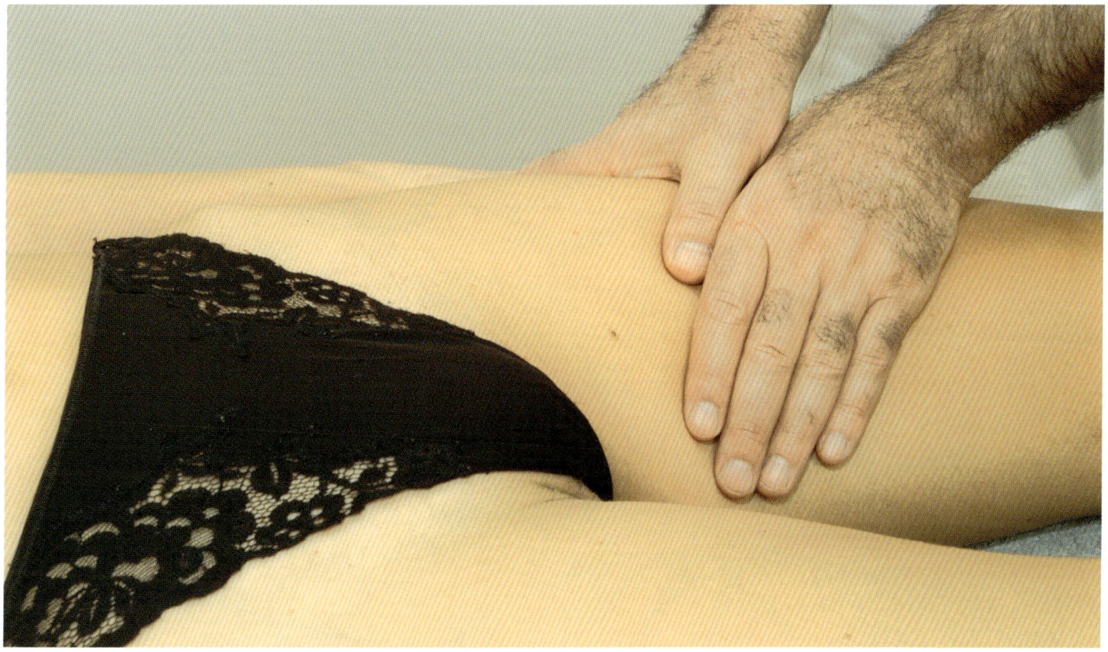

그림 82

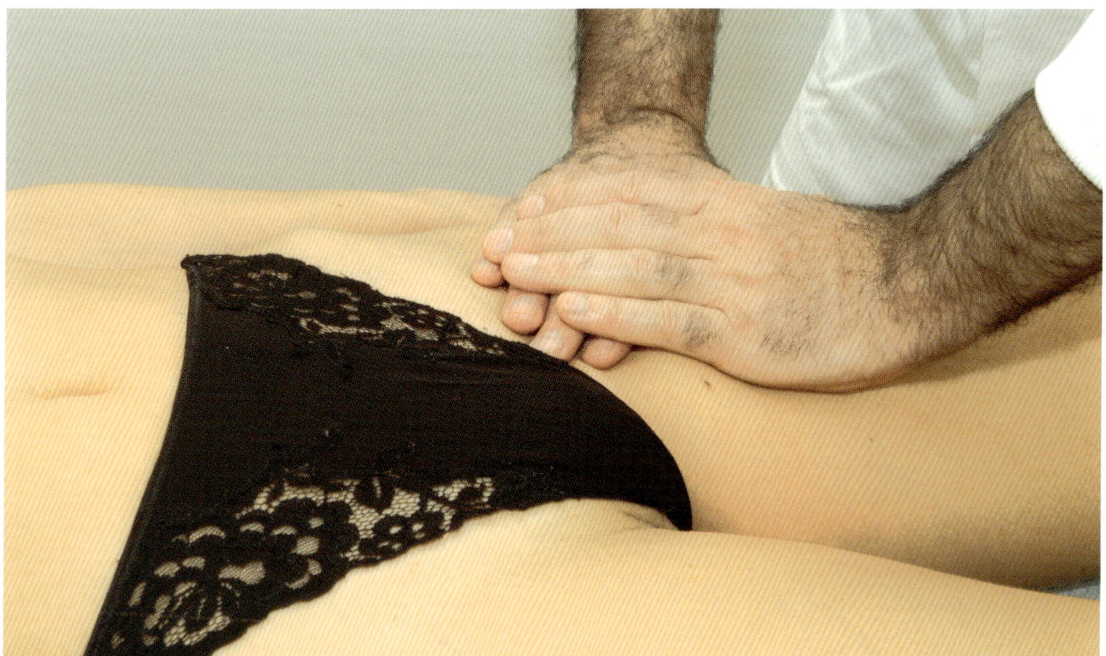

그림 83

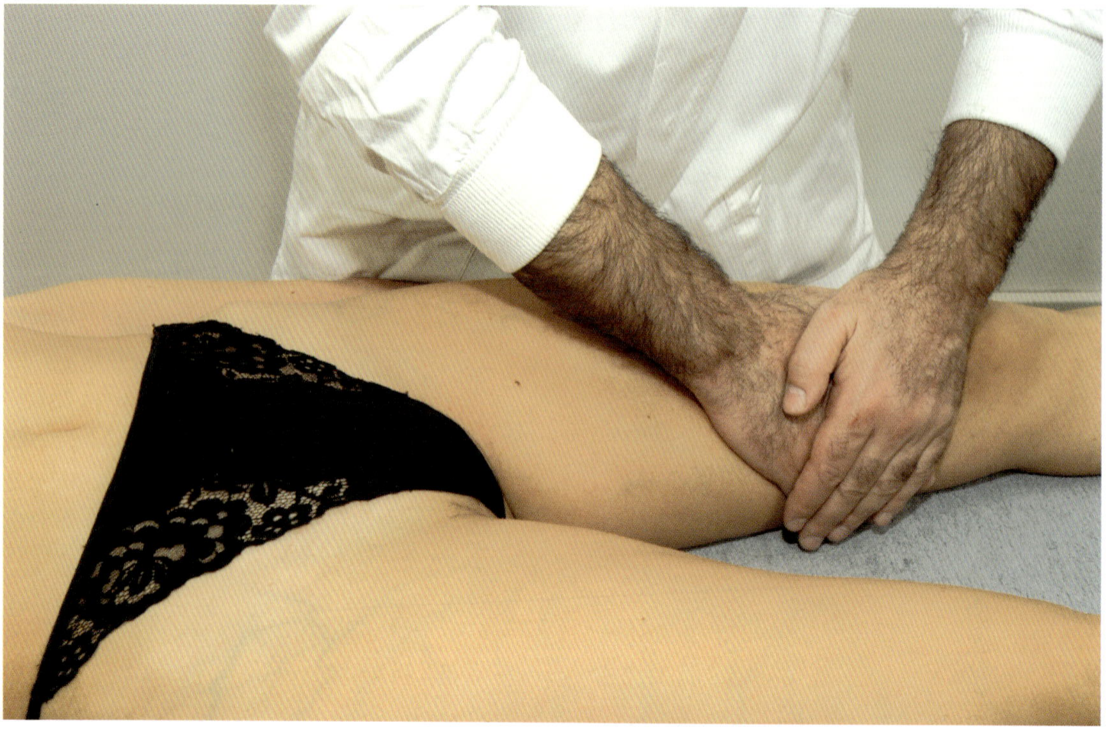

그림 84

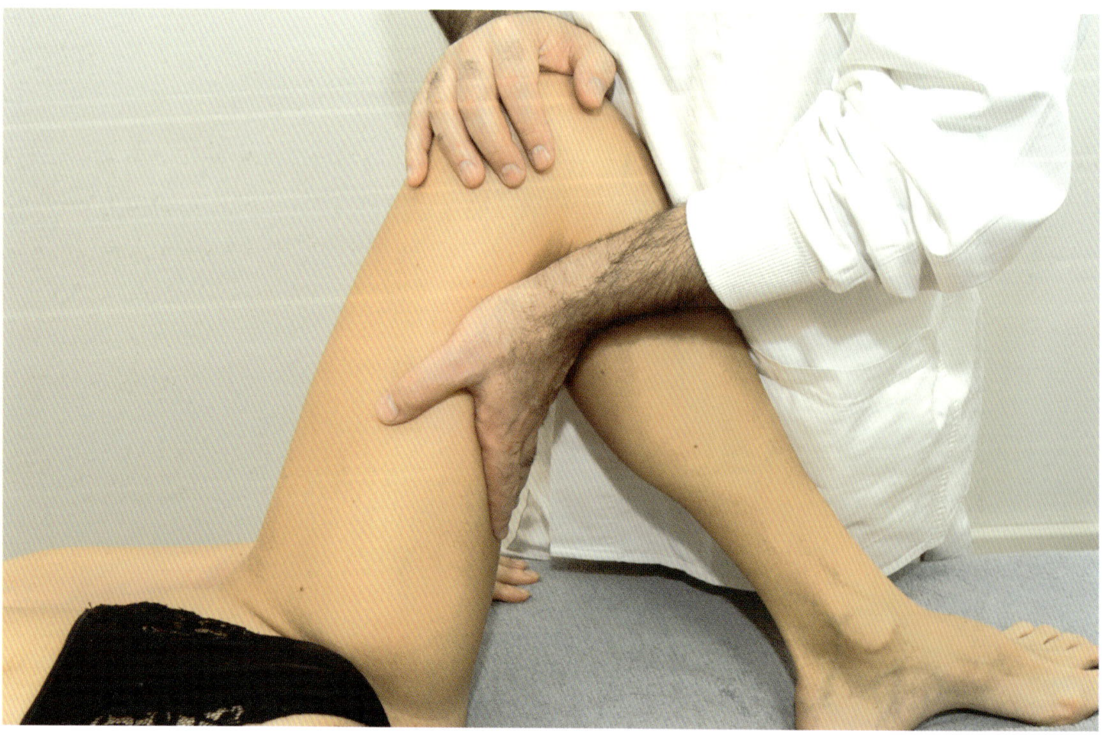

그림 85

그런 다음 헴스트링 이완과 함께 마찰 작용을 한 후, 한쪽 손으로는 계속해서 문지르면서 양 손으로 외부 및 내부를 마사지한다. (그림 86-87) 그런 다음 발바닥과 발등을 동시에 두 손으로 마사지한다. 마무리를 할 때, 발의 앞쪽에서 발의 중반부로 마찰을 준다. (그림 88-89)

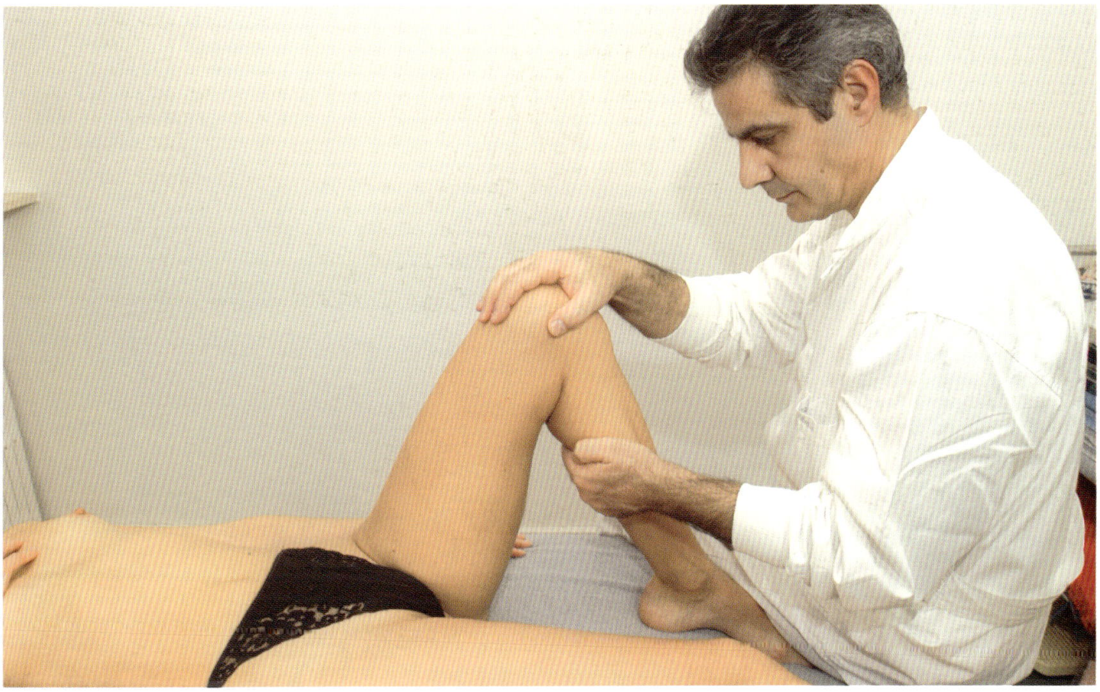

그림 86

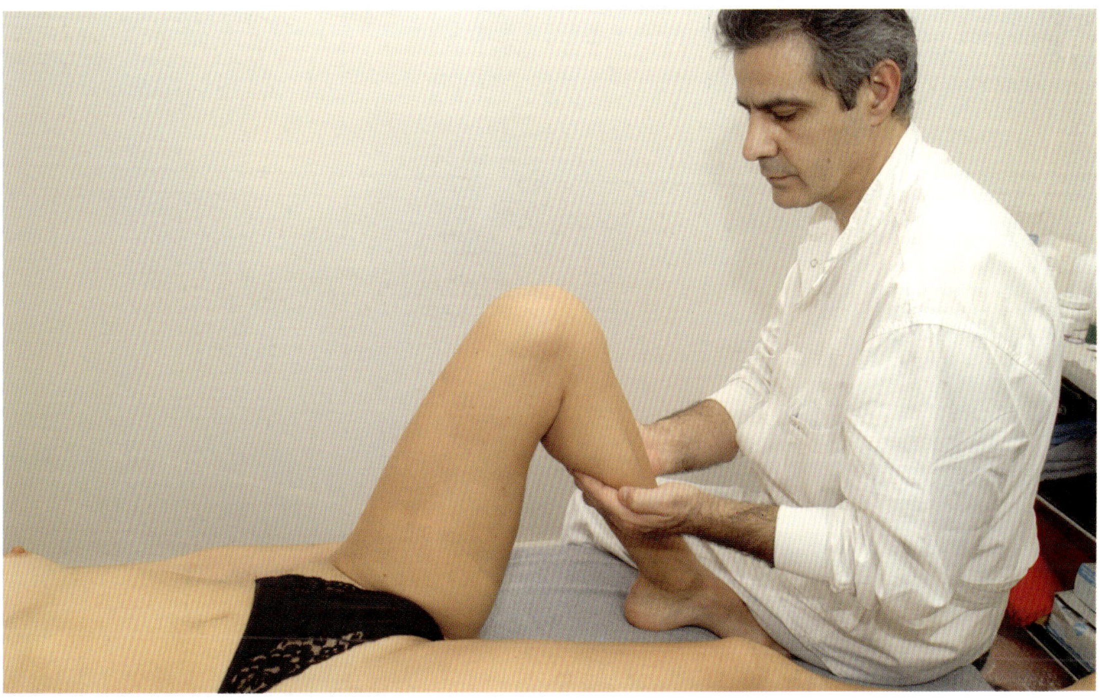

그림 87

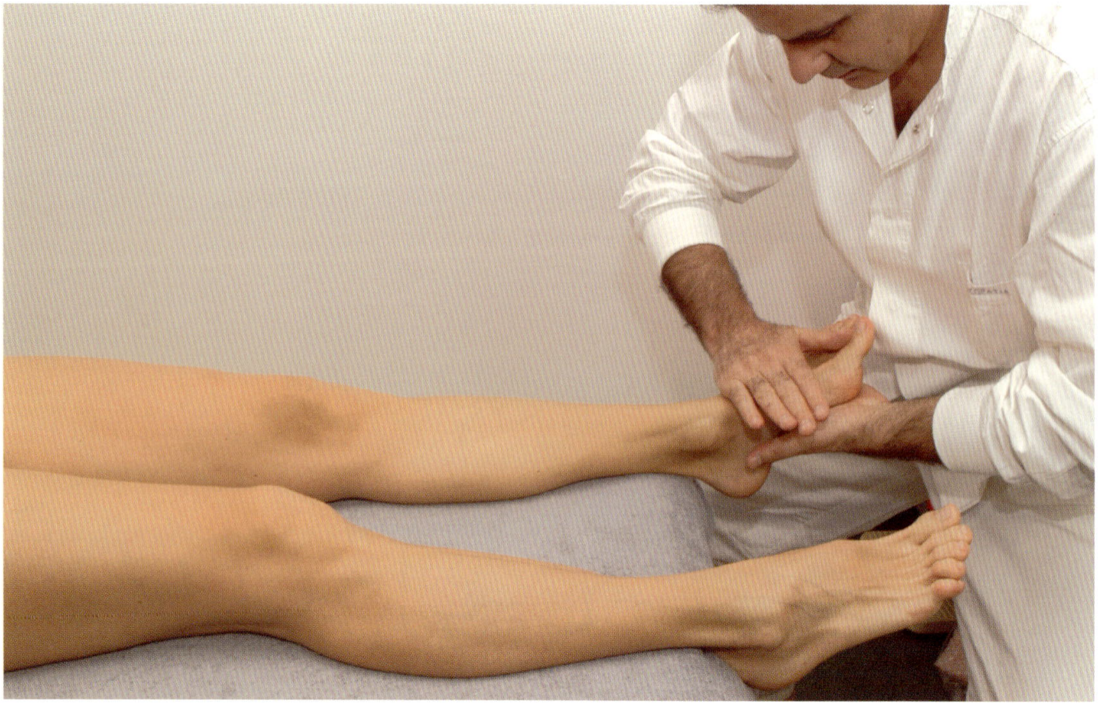

그림 88

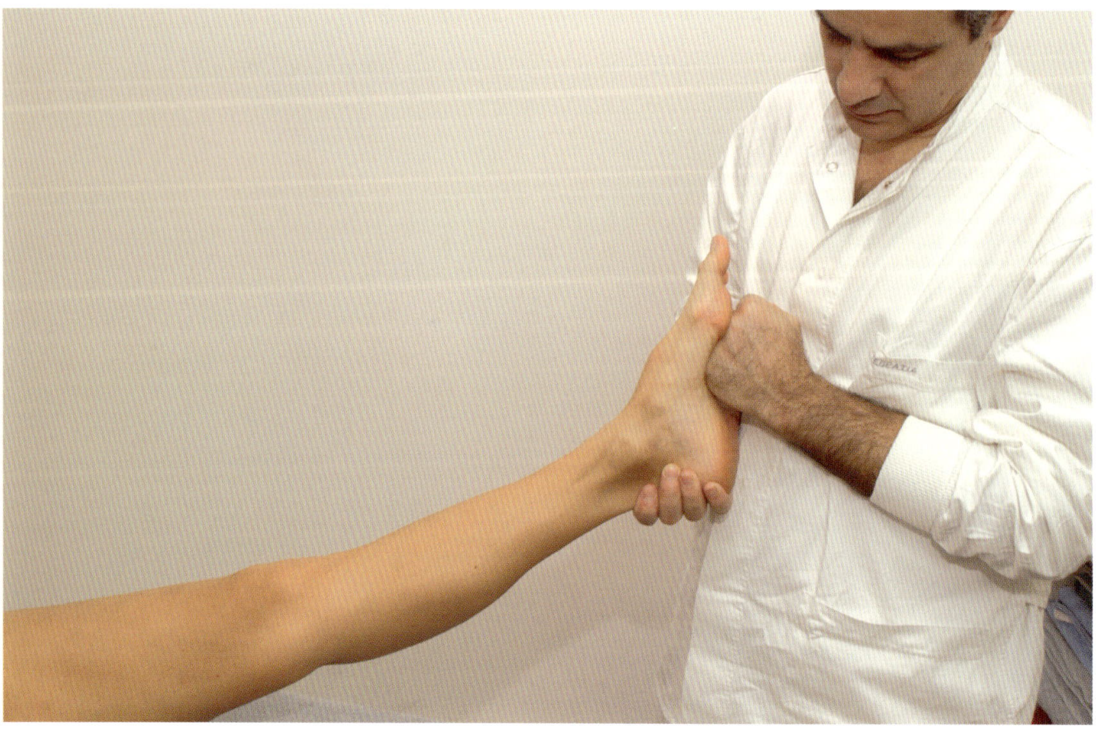

그림 89

엎드린 자세를 하고 있는 환자에게 이 치료는 둔근에도 실행할 수 있으며, (그림 90-93) 또한 허벅지 바깥쪽의 안쪽에서 계속하며 (그림 94-96) 다리에서 마무리할 수 있다. (그림 97-98)

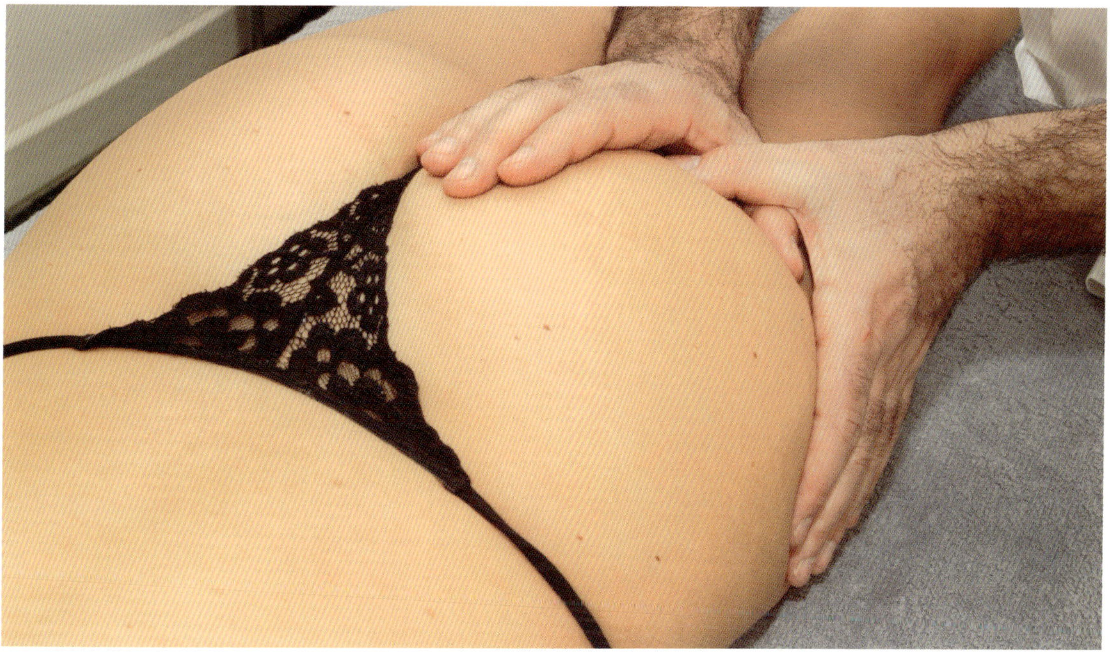

그림 90

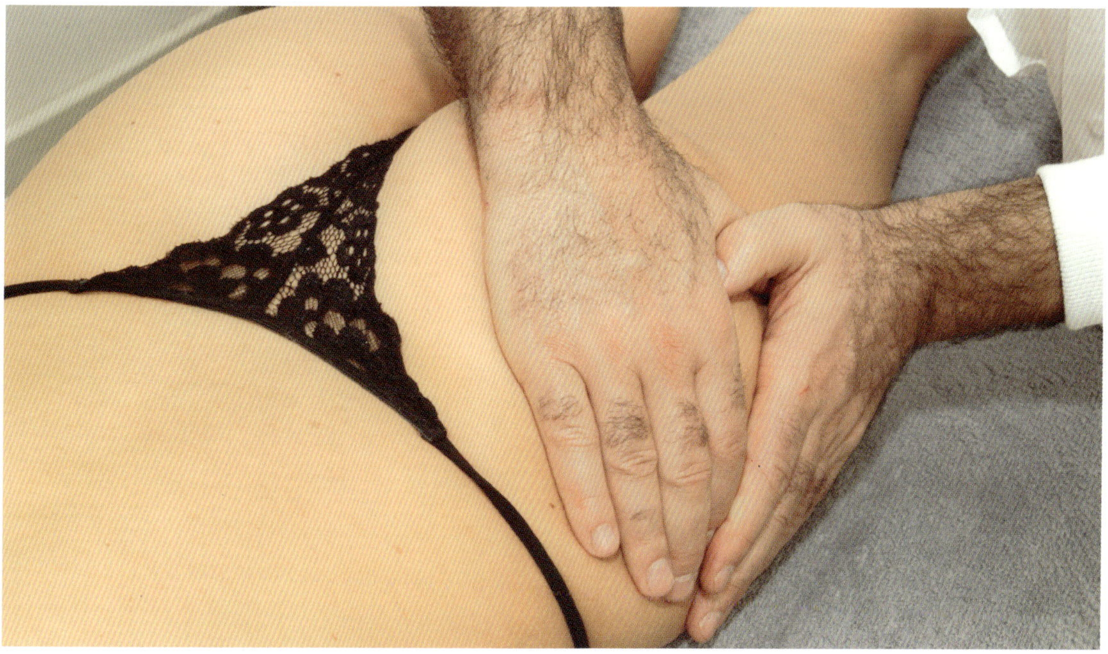

그림 91

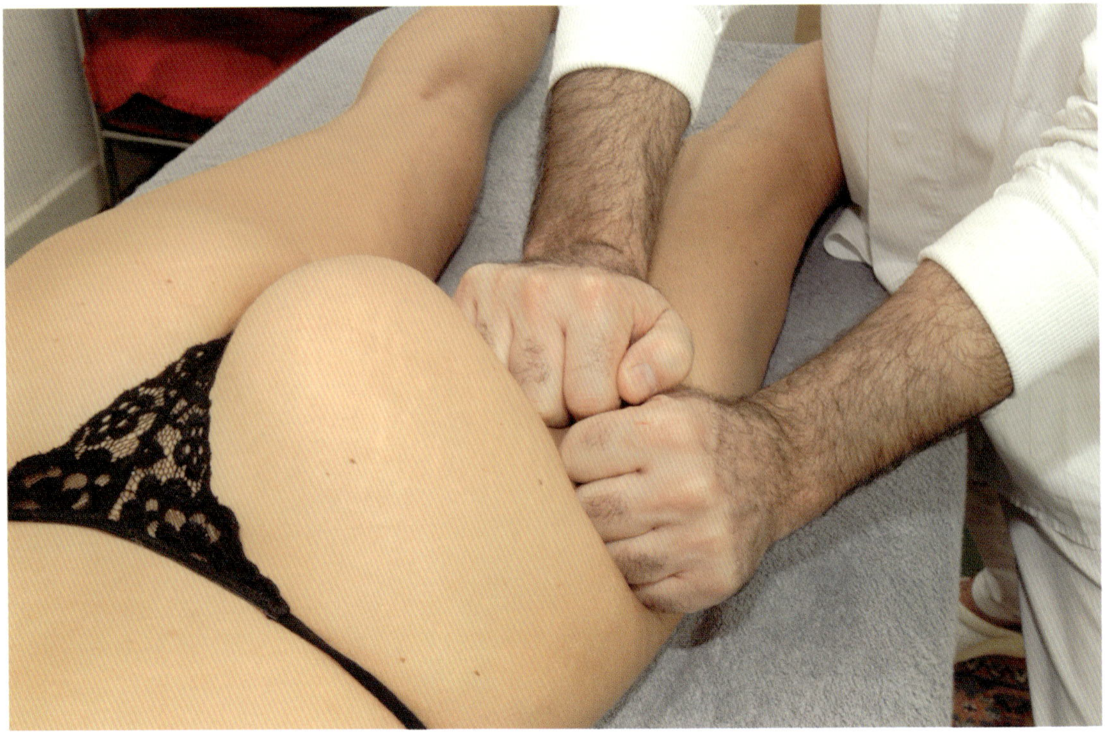

그림 92

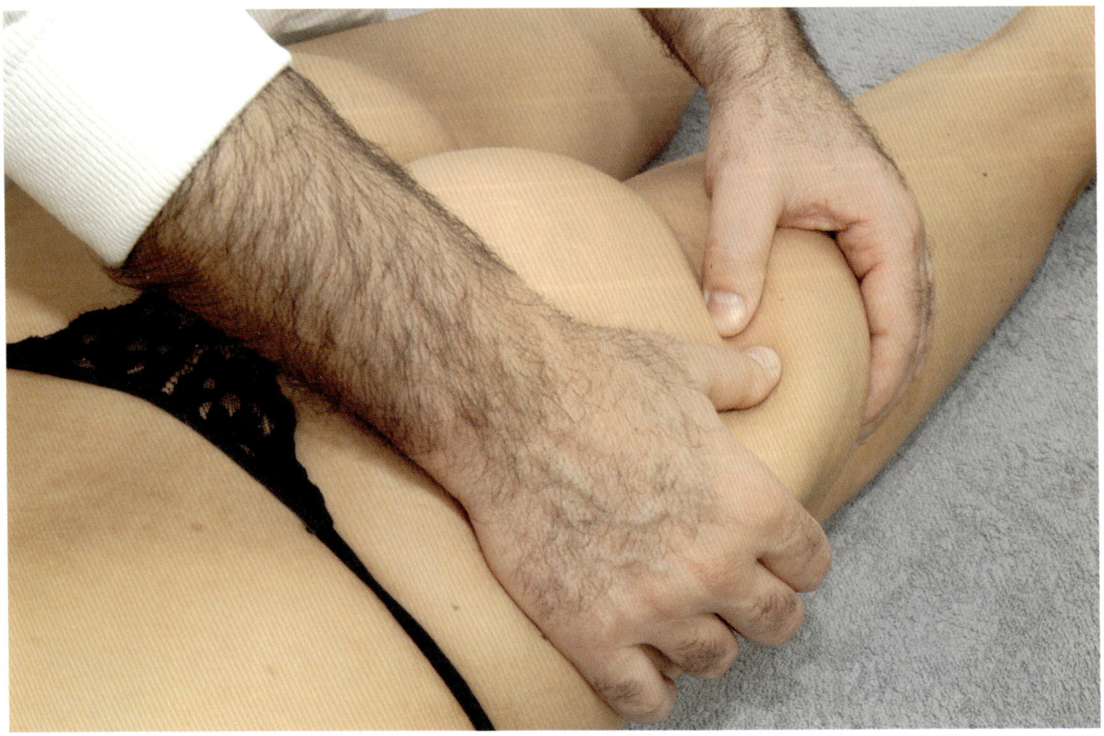

그림 93

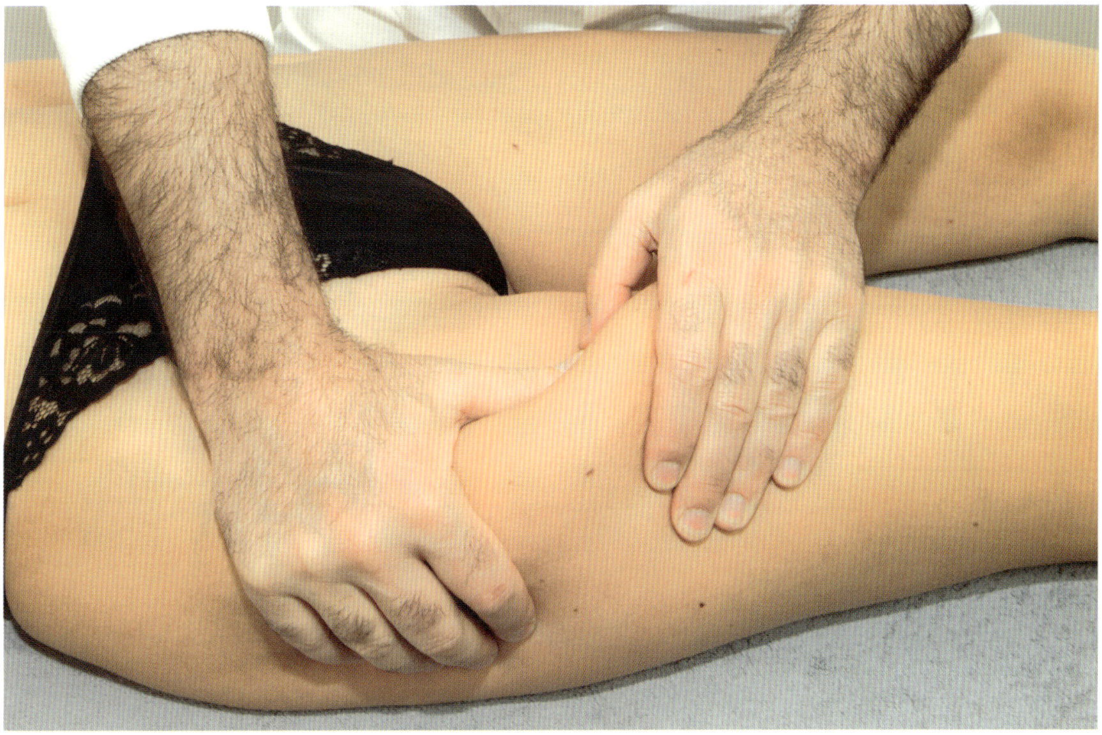

그림 94

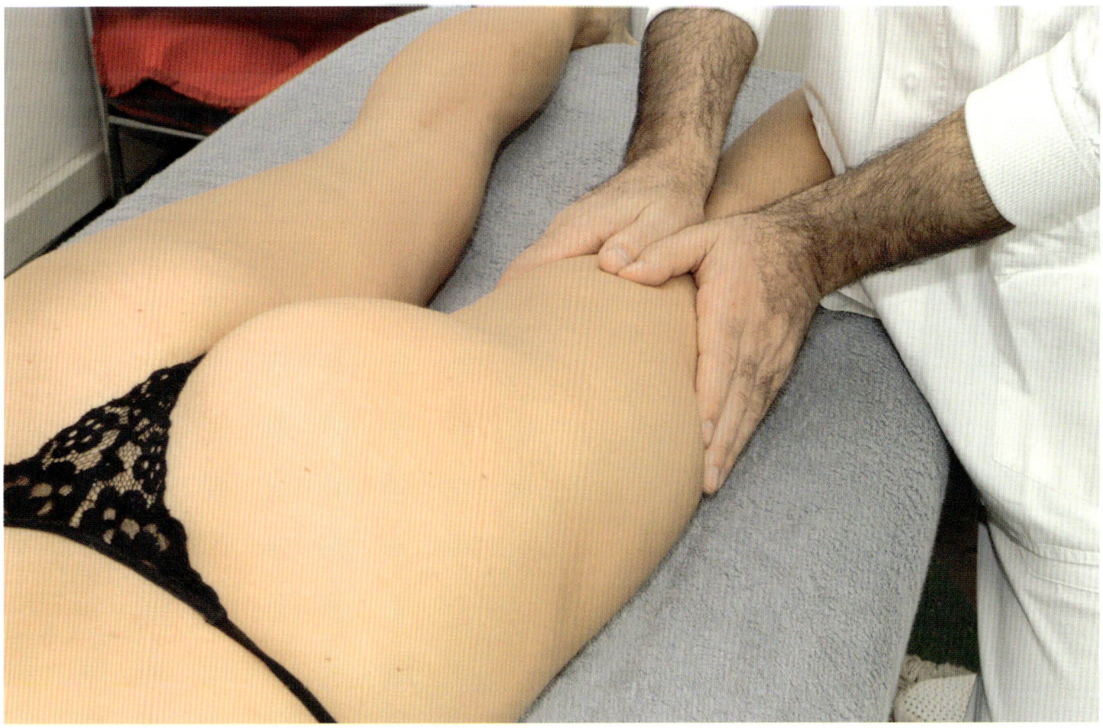

그림 95

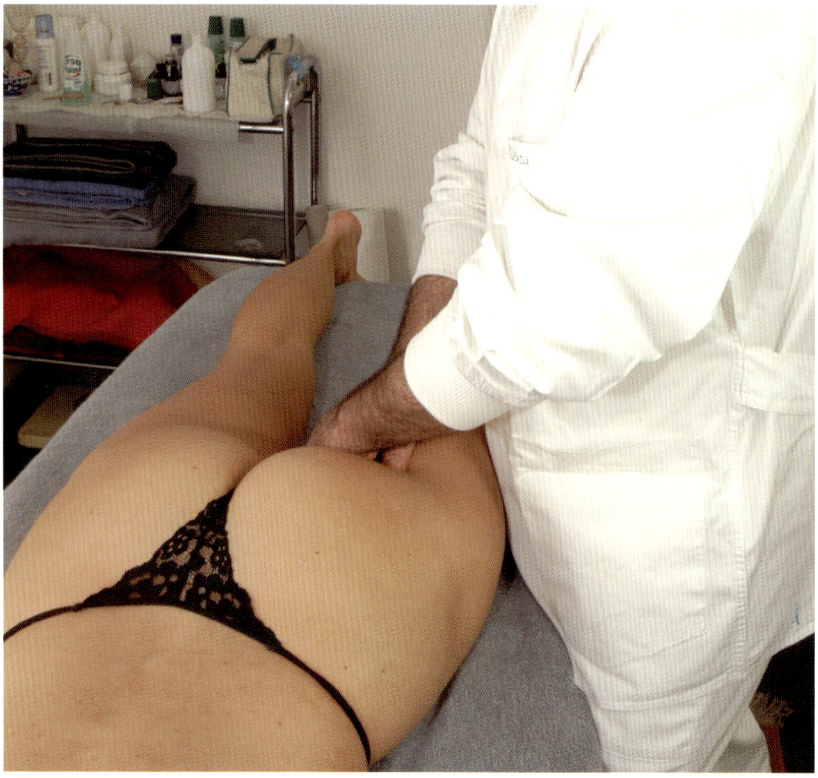

그림 96

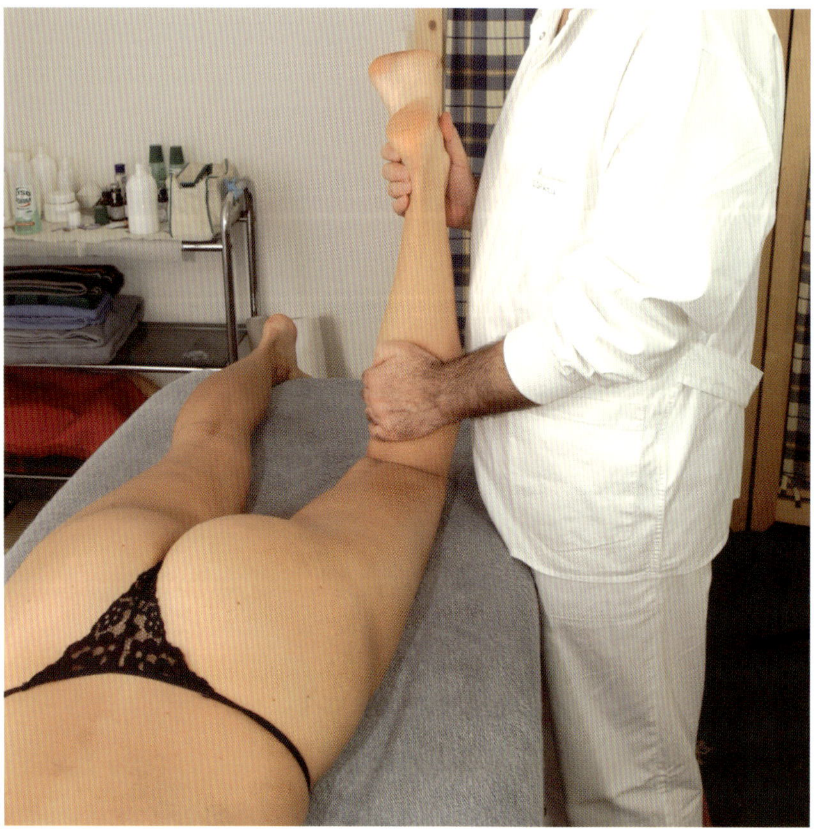

그림 97

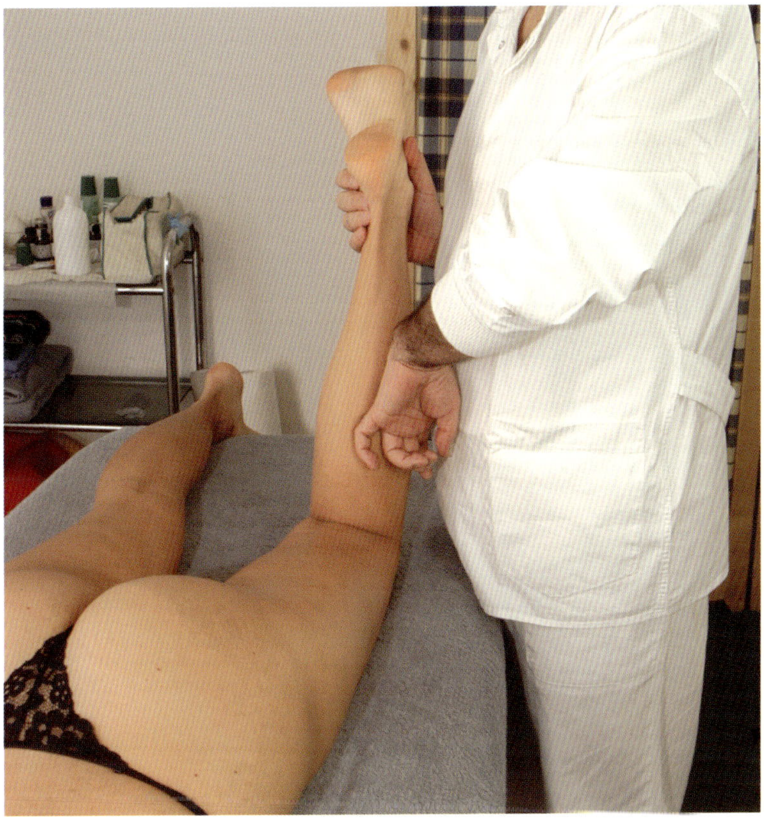

그림 98

자극은 엎드린 자세에서 엉덩이골부터 목까지 진행된다. (그림 99-100) 뒤이어 척추 인접 부위(그림 101), 어깨(그림 102)까지 진행하고, 목 주변에서 끝이 난다. (그림 103-104)

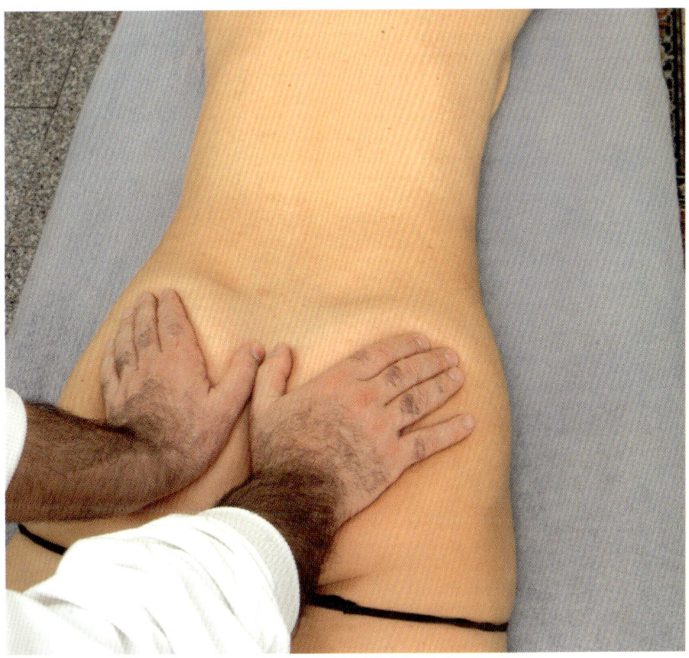

그림 99

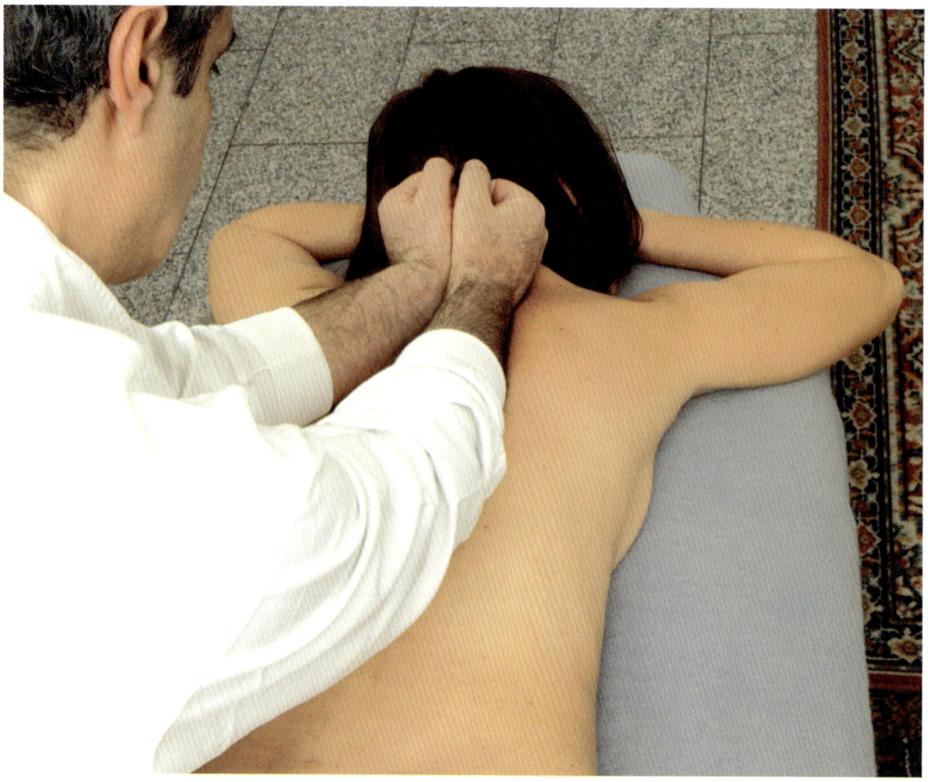

그림 100

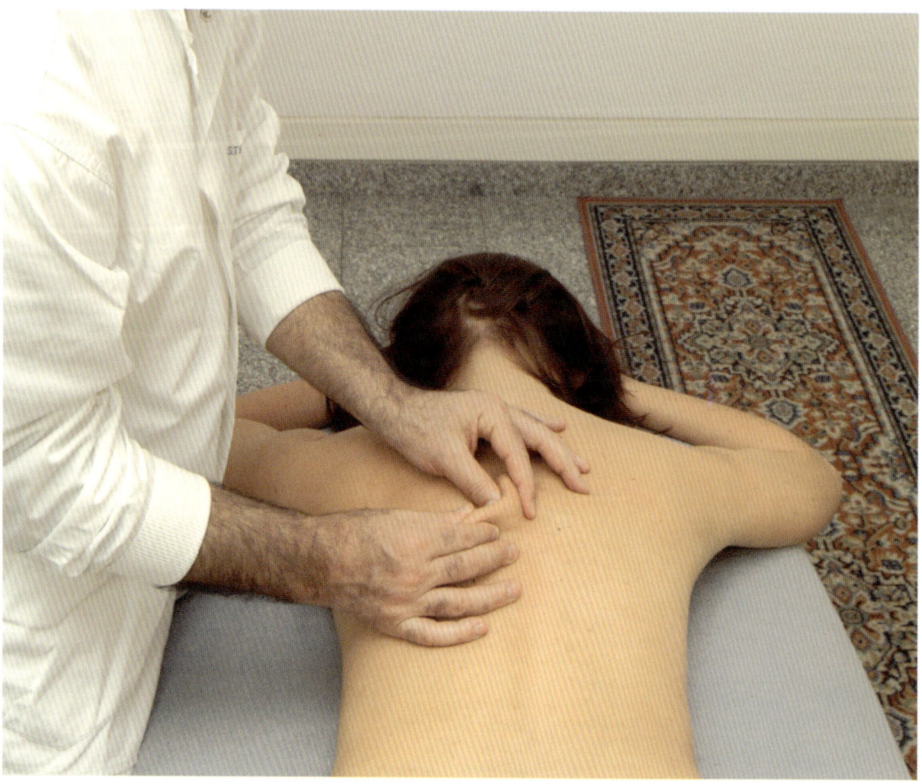

그림 101

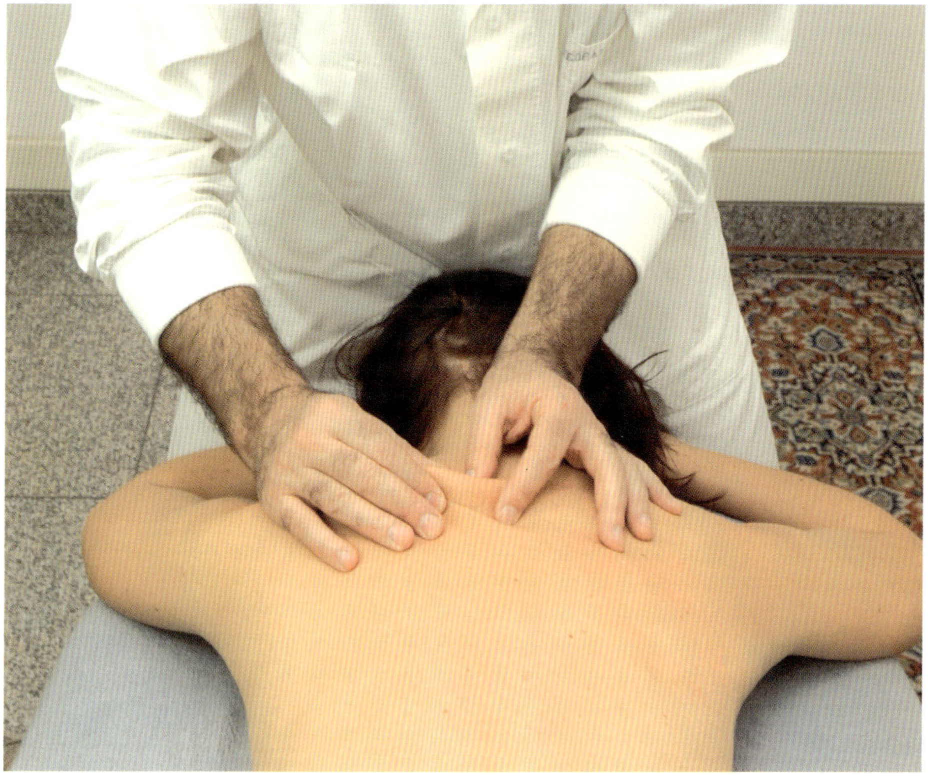

그림 102

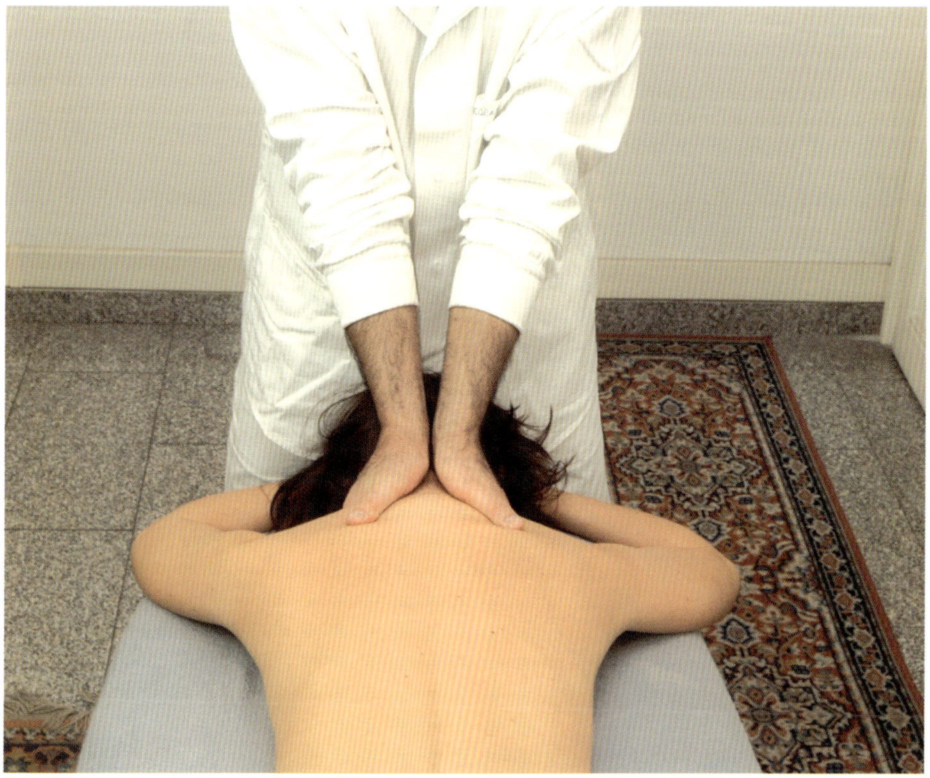

그림 103

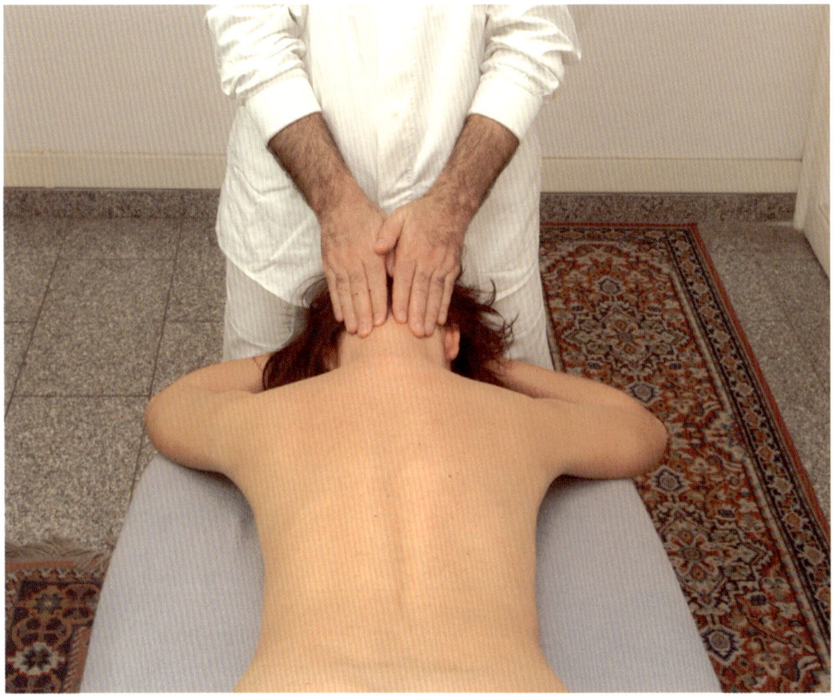

그림 104

그런 다음 환자를 반듯이 눕힌 후 상승 결장, 횡단, 하강, 그리고 s자 모양의 결장에 따라 마사지를 한다. (그림 105-112)

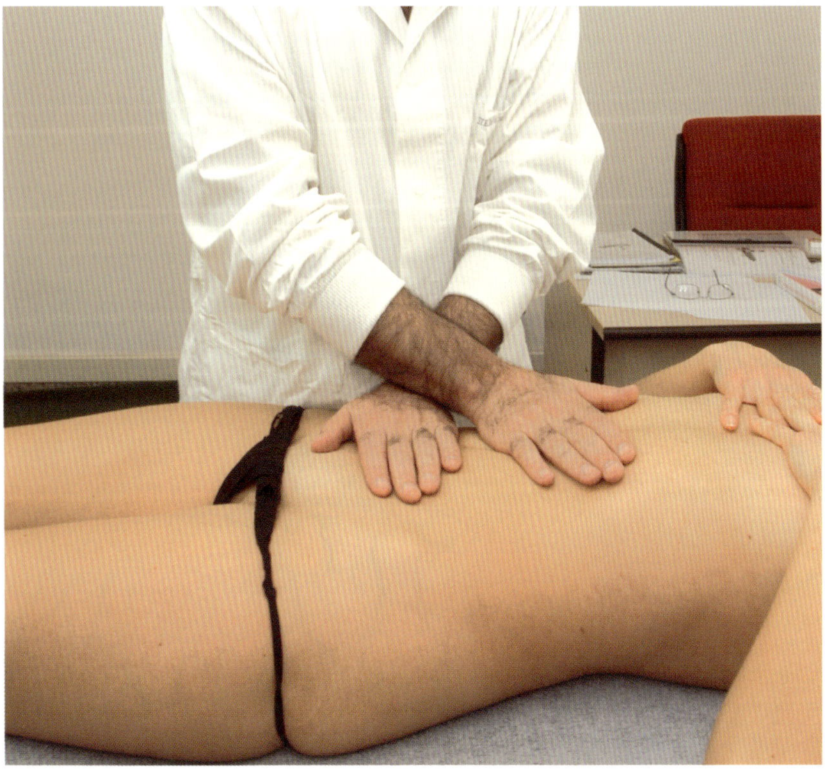

그림 105

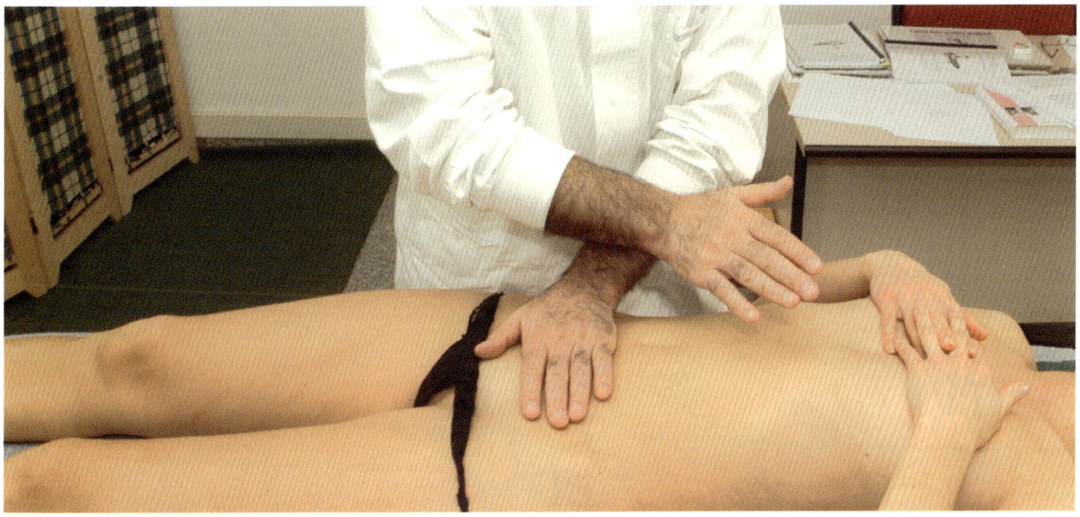

그림 106

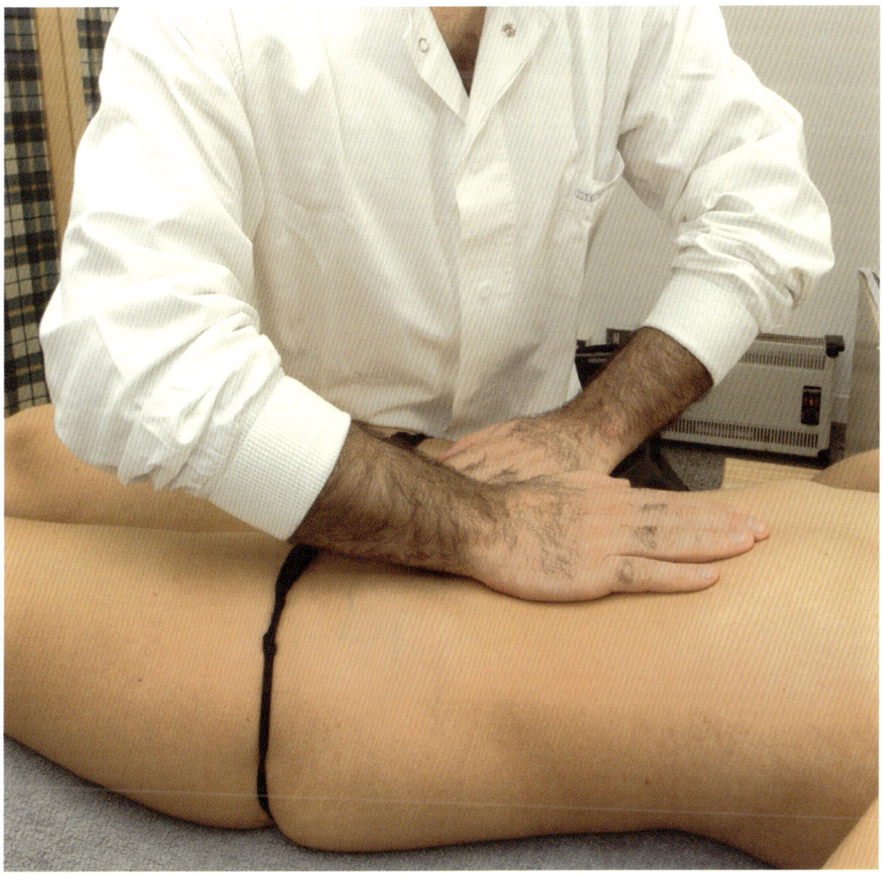

그림 107

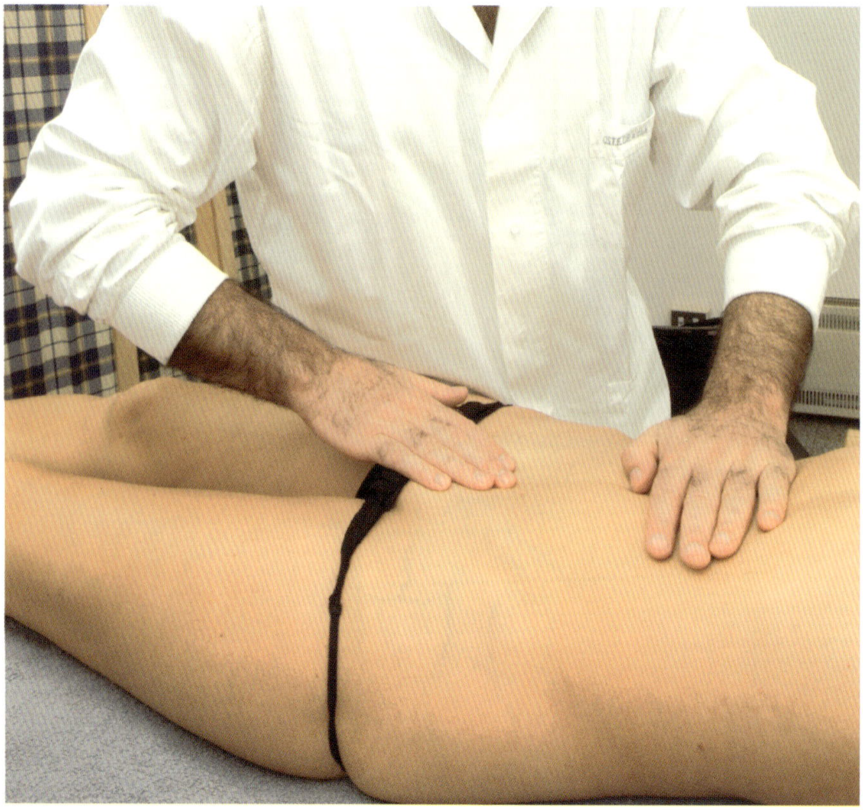

그림 108

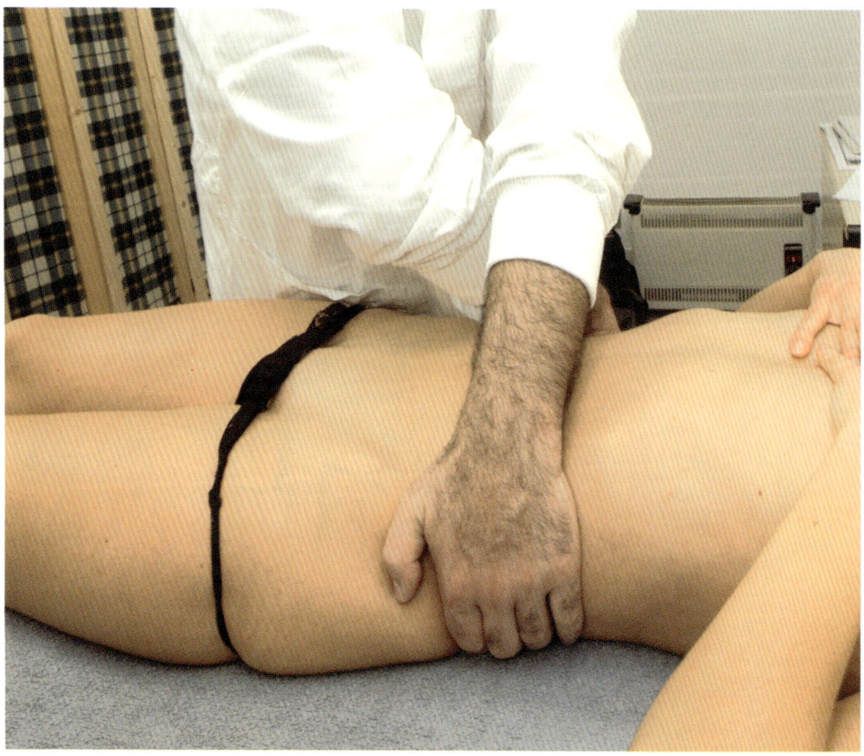

그림 109

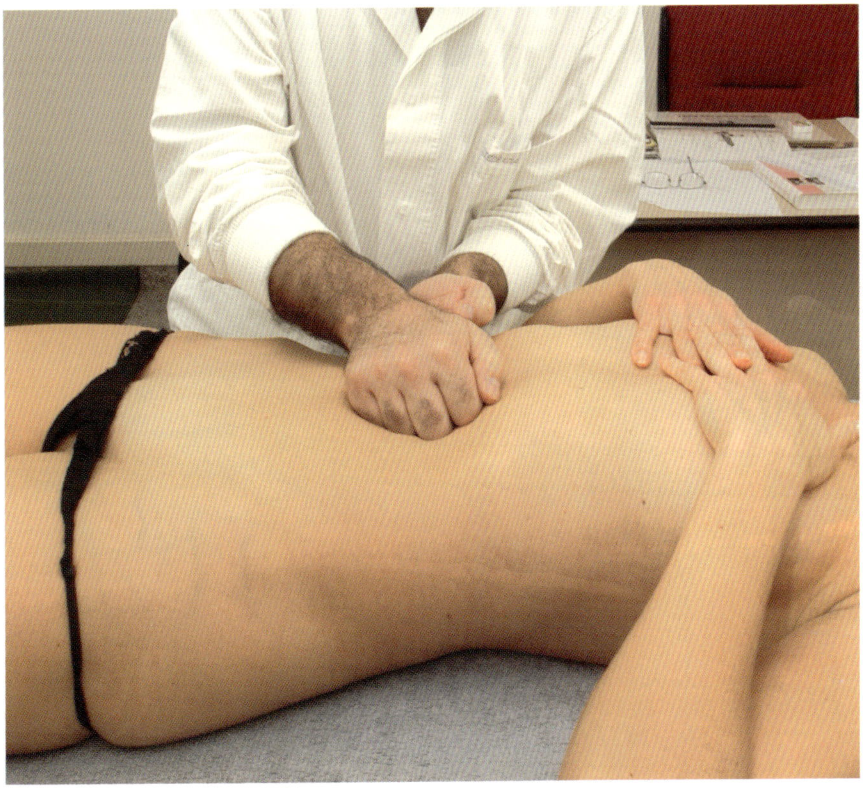

그림 110

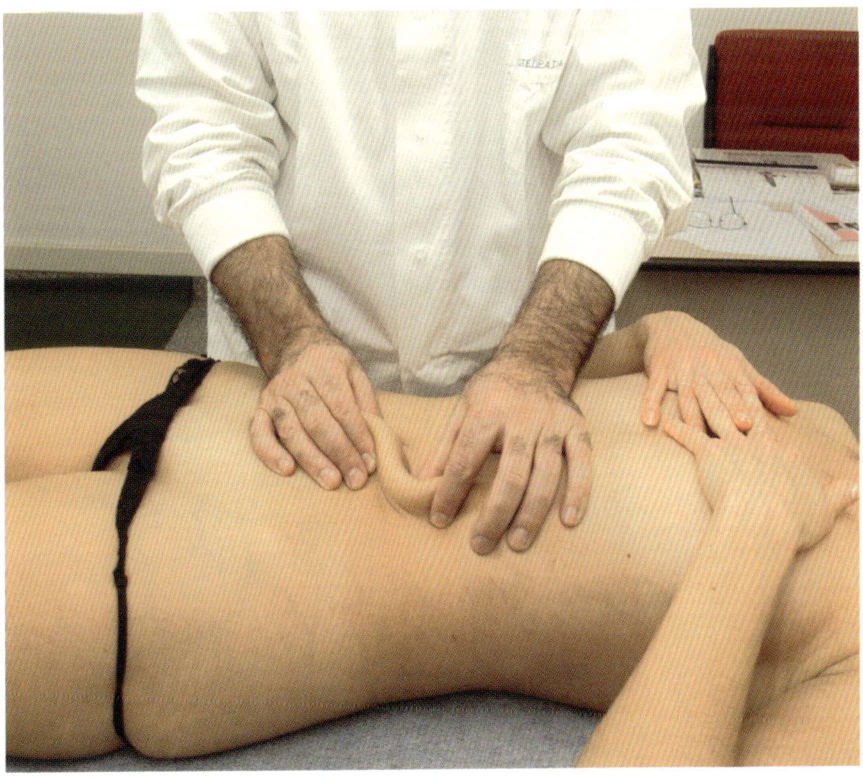

그림 111

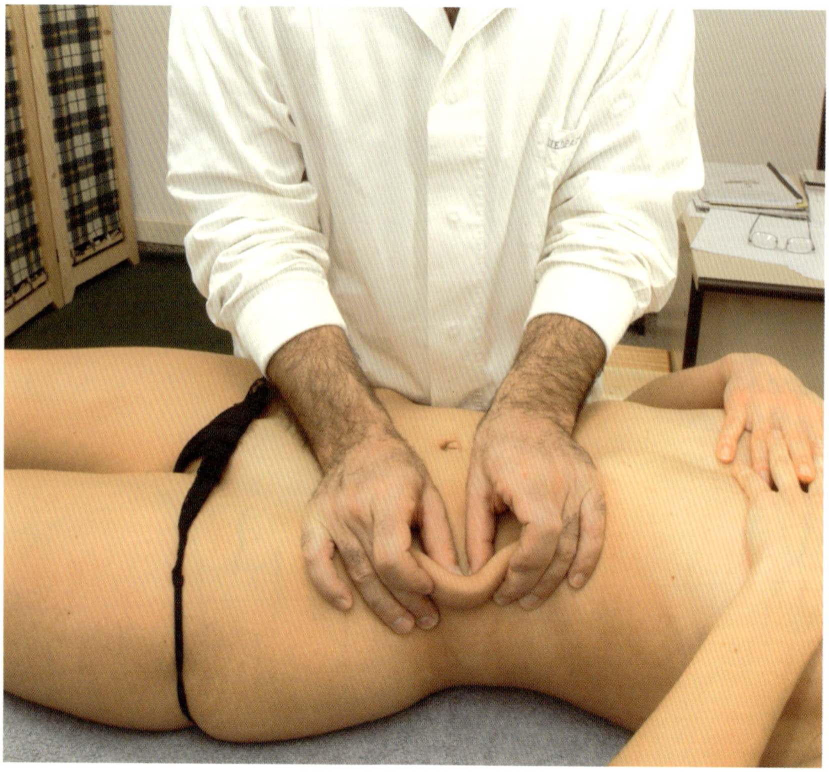

그림 112

복부에서 흉곽으로 올라가며(그림 113-116) 어깨, 팔, 팔뚝, 손으로 진행한다. (그림 117-119)

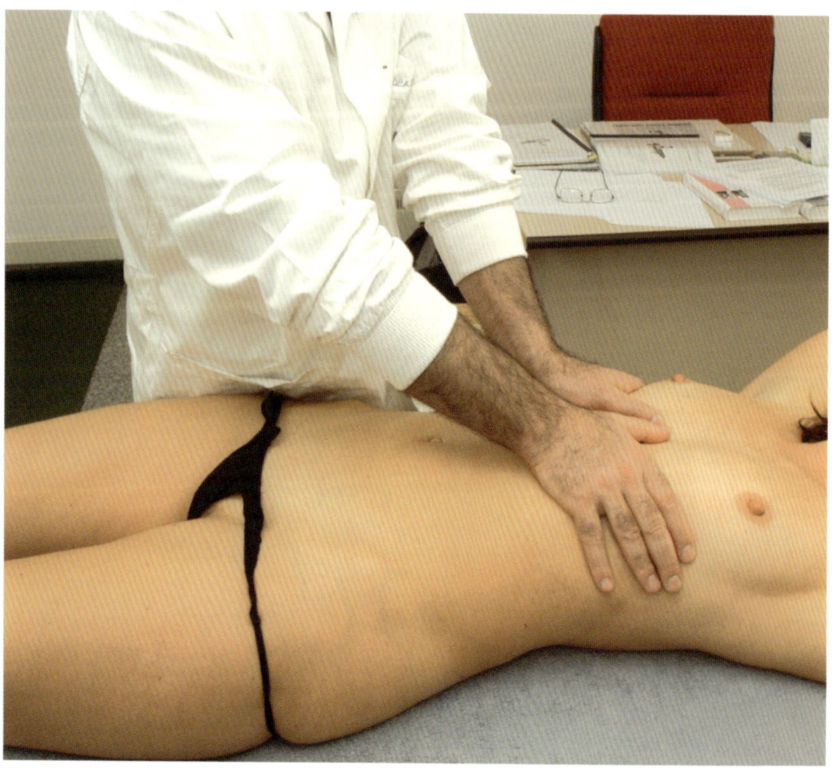

그림 113

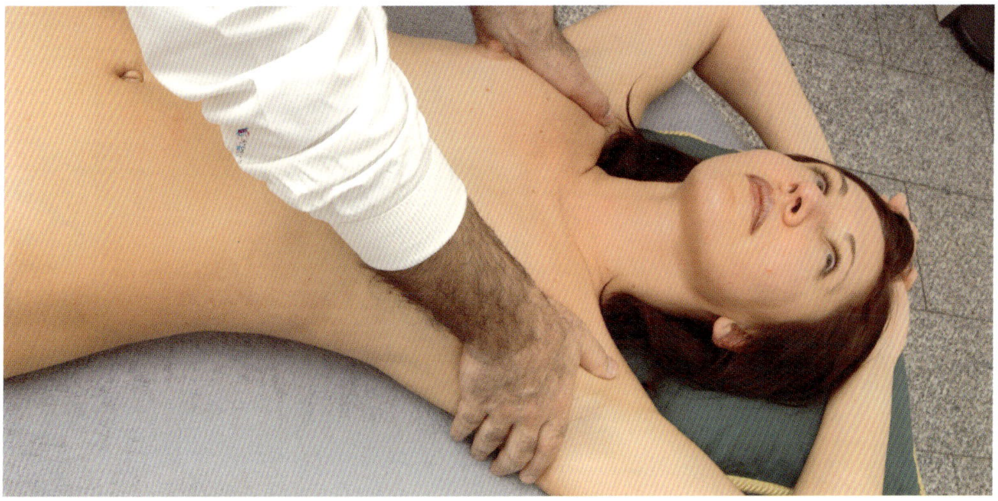

그림 114

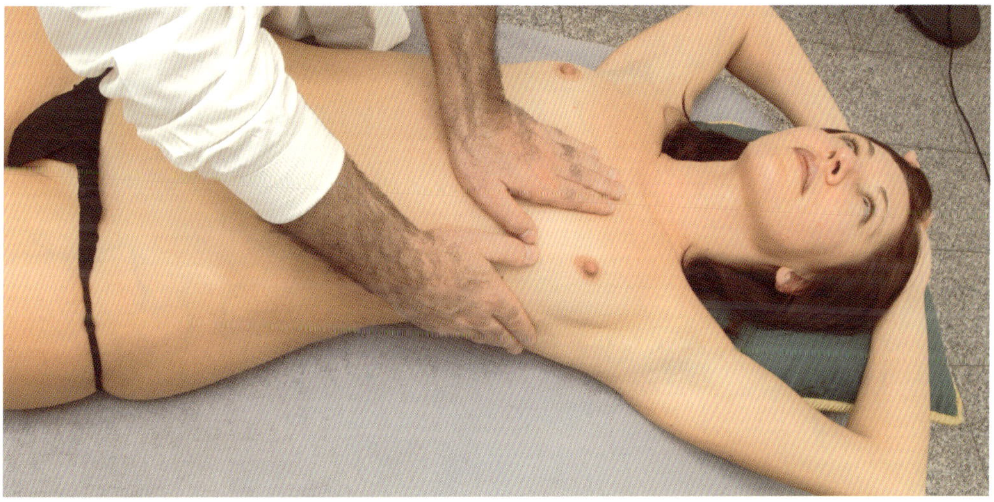

그림 115

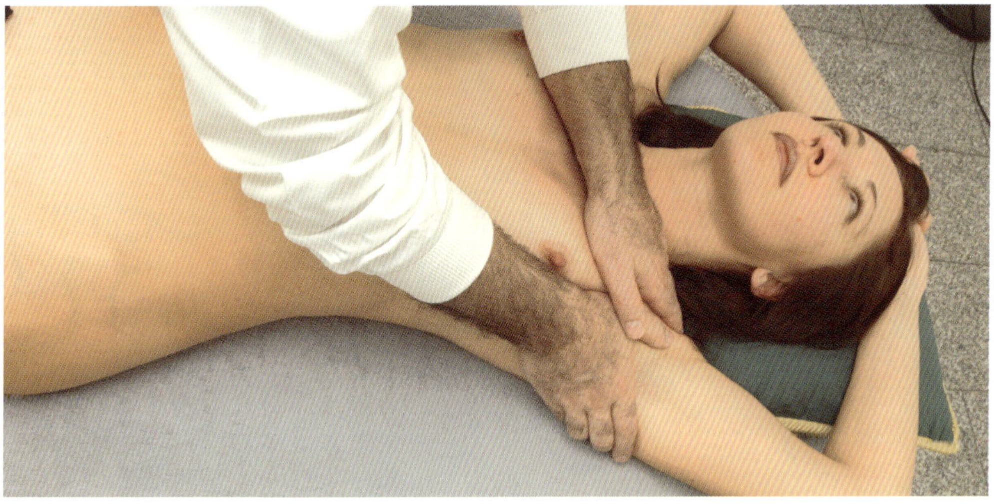

그림 116

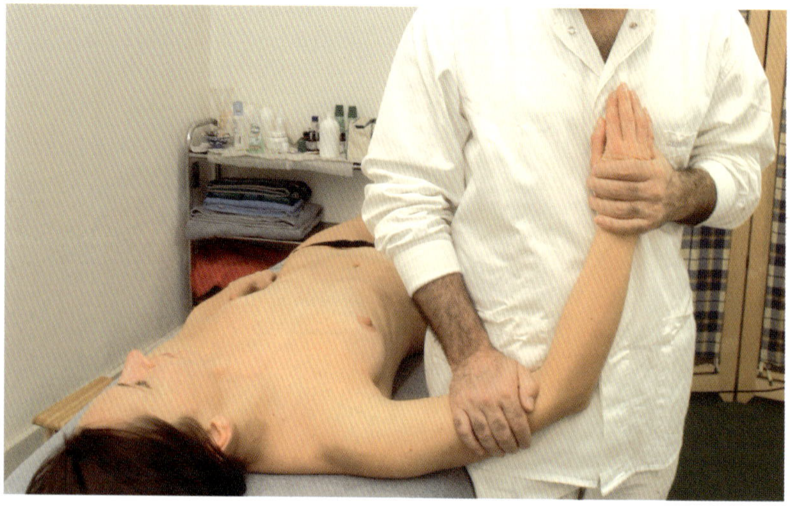

그림 117

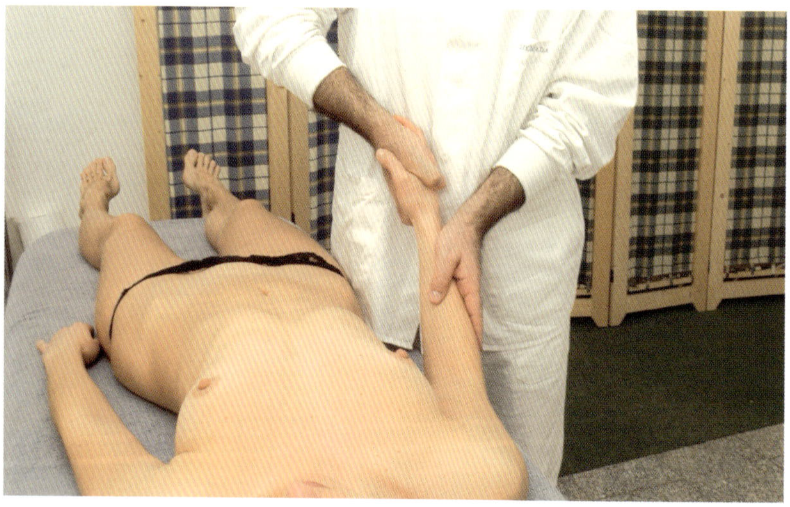

그림 118

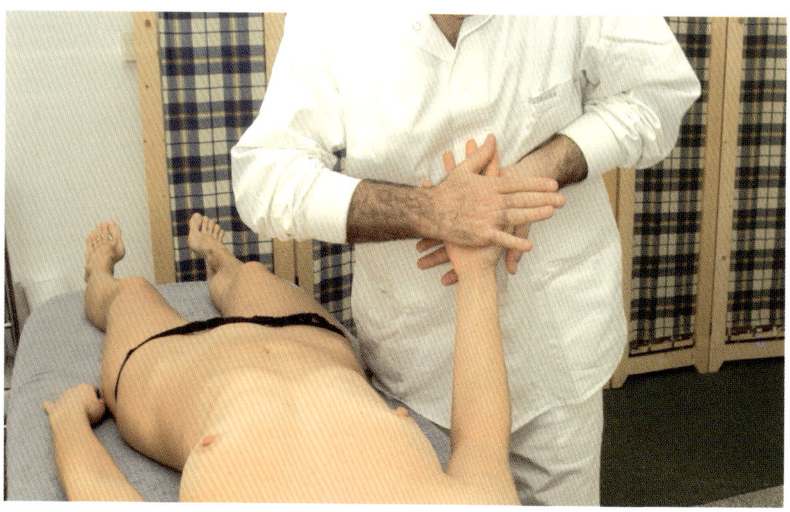

그림 119

그런 다음 뒷목을 지나 앞이마, 입술 부위, 목의 앞쪽을 거쳐 경정맥와에서 마사지를 종료한다. (그림 120-125)

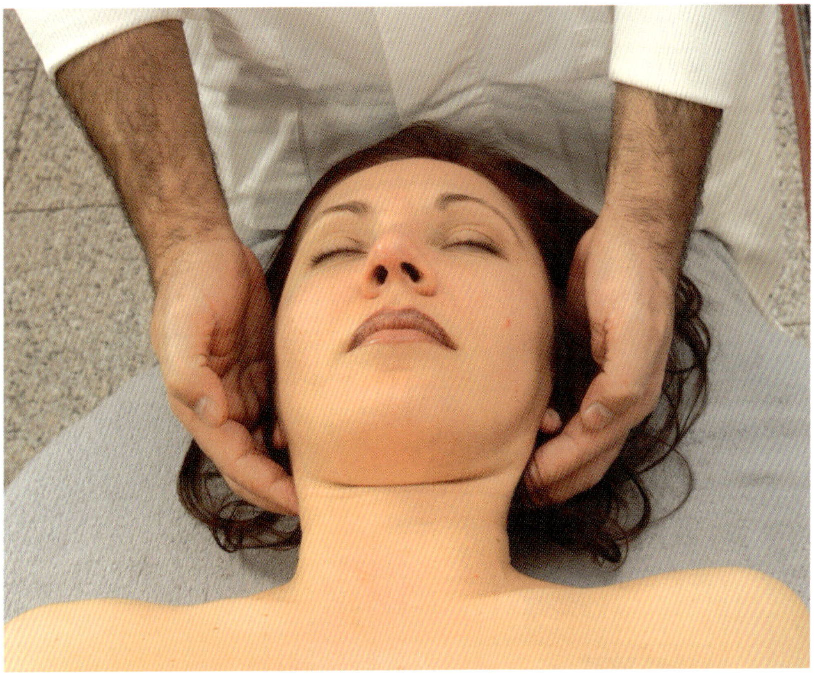

그림 120

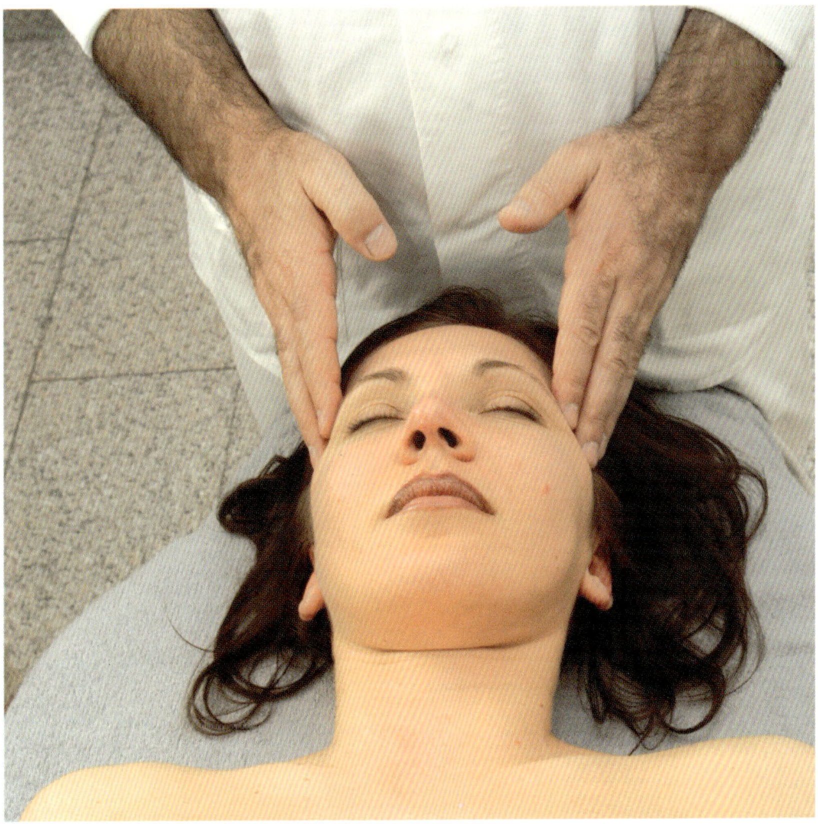

그림 121

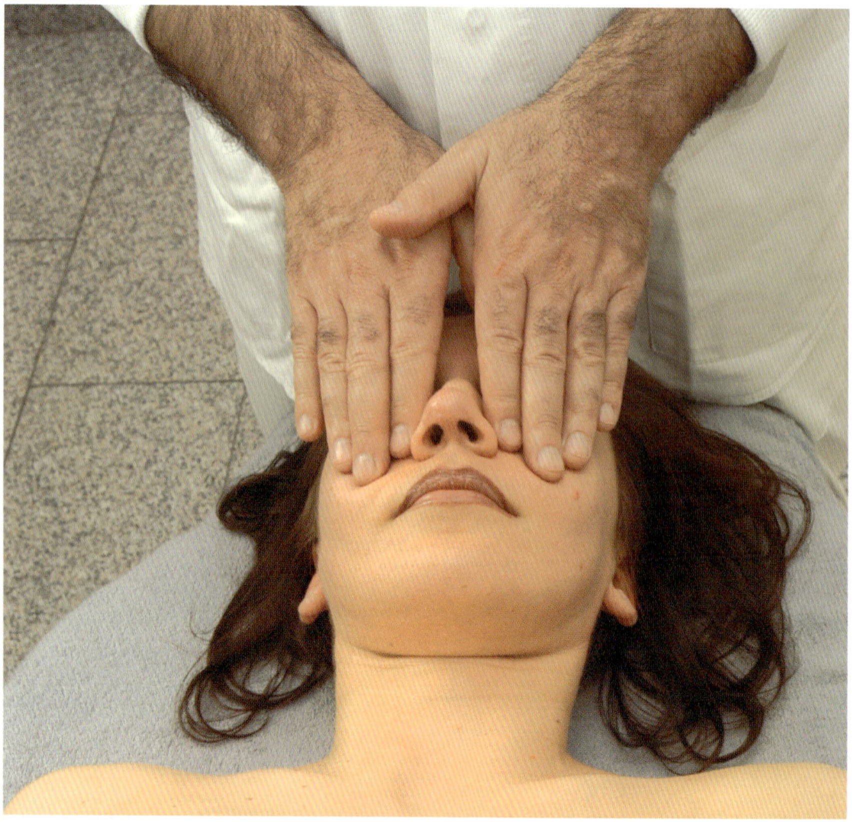

그림 122

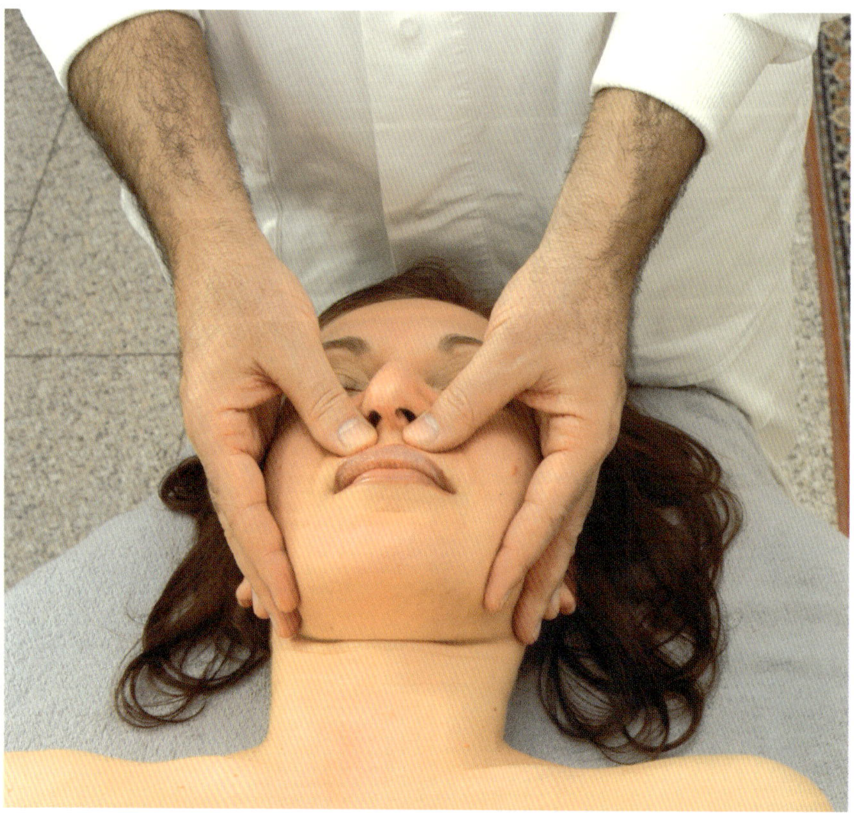

그림 123

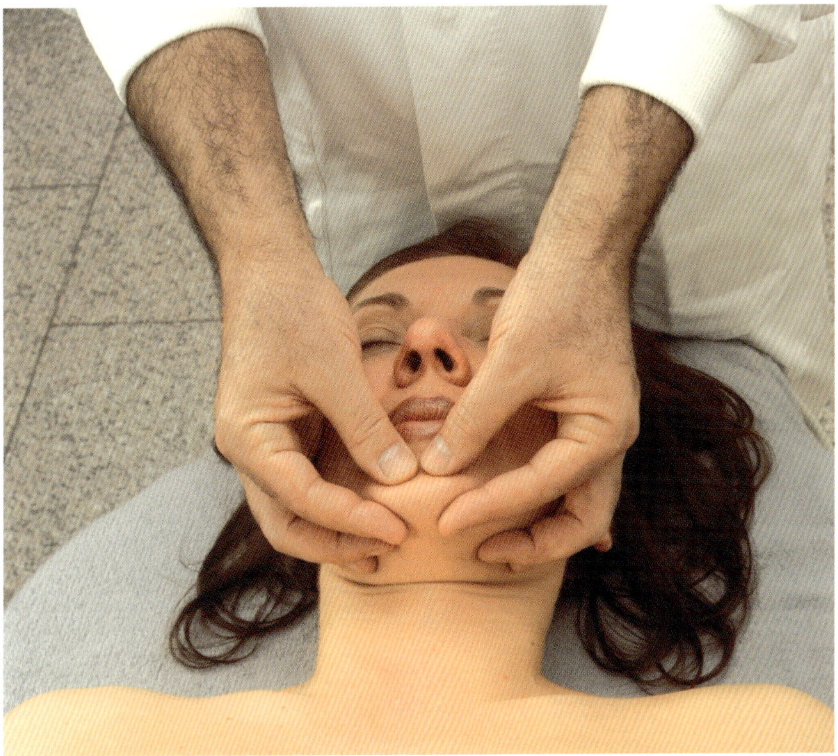

그림 124

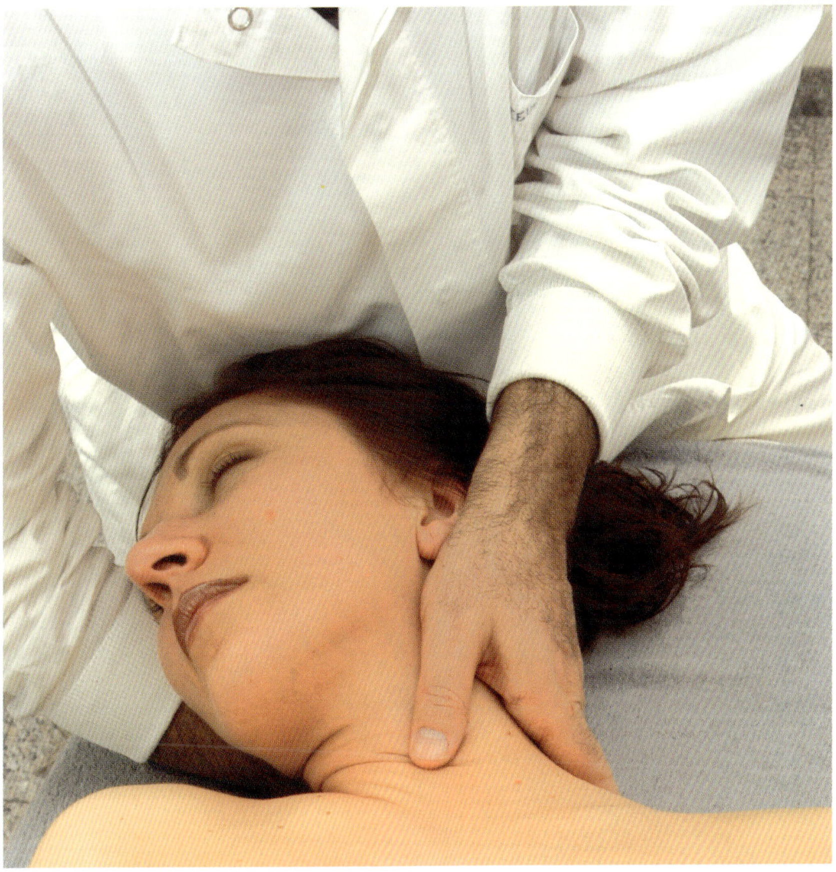

그림 125

자극은 외부 엉덩정맥과 총장골정맥을 따라 대퇴정맥을 넘어서서 뒤쪽 대정맥까지 혈액이 이를 수 있도록 체계적인 도움을 주기 위해 다리에서부터 시작한다. 이를 통해 이러한 혈관들을 따라 오목한 부분이 발생한다. 이러한 방식대로 압력의 변화량은 말단 다리와 발바닥 혈관을 돕도록 설정되며, 때문에 혈액은 해당 부위에 성공적으로 치료 절차가 적용되는 동안 쉽게 흘러갈 수 있다.

다리 자극이 끝나면, 골반에서부터 몸통 자극을 시작한다. 이 작용은 장골릉 부위를 넘어서서 혈액을 밀어 올리게 된다. 이 장골릉 안에서 흐르는 배벽정맥의 가지들이 혈액을 대퇴정맥을 향해 운반한다. 몇몇 치료 절차는 등에 적용되어 겨드랑이 부위에서 끝난다. 겨드랑이 부위에서는 흉곽-상복부 정맥이 일단 배면 정맥 네트워크를 모으게 되면 겨드랑이 정맥에서 솟아 오른다.

목 부위는 우선 목뼈에서 시작하여 승모근을 향해 진행되는 치료 절차를 통해 다루어진다. 해당 부위의 혈관들은 쇄골하 정맥의 지류인 외부 경정맥으로 혈류를 흘려보낸다.

치료는 복부 안쪽에서 흉곽에 이르는 몸통에서 계속된다. 복부에 실행하는 도수 치료는 배벽정맥의 통제 하에 있는 정맥 네트워크에 관여하며 retti의 말단 삽입에 맞추어지며 끝이 난다.

흉곽에서 마사지의 작용은 겨드랑이 부위를 향한다. 흉곽-정맥이 겨드랑이 정맥에서 드러나기 때문이다.

팔은 가장 나중에 다루어진다. 치료는 쇄골하 정맥을 따라 겨드랑이 정맥으로 혈액이 흘러 들어가는 어깨에서 시작하여 위쪽 대정맥까지의 anonymous 정맥에 이른다. 이러한 작용을 통해 팔, 팔뚝, 손과 같이 성공적으로 치료된 부위에서 나온 혈류를 용이하게 하는 낮은 압을 결정한다.

정맥 림프계 자극 실행 방법은 심장 순환기 계통의 특정 해부학적 구조의 결과인 생리학적 합리성을 가지고 있다. 각각의 절차는 유기체의 정확한 반응을 얻기 위해 최종적으로 확정된 절차이다.

적응증 (Indications)

- 근육 algya
- Algodystrophy
- Dermohypodermitis (비전염성)
- 월경통
- 지방 흡입술 후
- 혈관 재생 부종
- 사후 및 수술 후 부종
- 반신 마비 (뇌졸중이나 다른 병리로 인한 것)
- Fleboedema
- 근육통 및 다양한 algya의 경우
- 혈관경화요법 시
- 팔다리의 림프 부종 단계 I, II, III, IV
- 림프 부종 단계 V
- 형태 손상 치료 시
- 부분 비만 (셀룰라이트)
- 사고를 겪은 팔다리의 기능 회복 시간 감소
- 부종과 정맥 정체의 급변을 제한할 필요가 있을 경우

- 대회를 앞둔 운동선수의 에너지를 불어 넣거나 경기 후 선수가 처음의 상태로 빠르게 돌아갈 수 있도록 할 때
- 류머티즘
- 지혈제에 의한 처치
- 스트레스
- 긴장 및 우울한 상태
- 수면 장애
- 집중력 저하
- 기분의 급격한 변화
- Flebolymphopathic 궤양

금기증 (Counter-Indications)

- 현저한 심장 및 신장 기능 저하
- 정확한 깊은정맥 혈전증
- 화농성 감염 및 기타 피부 감염 (예. 림프감염)
- 체계적인 감염 프로세스 (박테리아성)
- 종양이 진행 중인 경우
- 급성기 또는 만성기의 기관지천식
- 열성 상태인 경우
- 부드러운 조직이 손상되었을 경우: 염좌, 잡아당김, 늘어남과 같은 증상들이 의학 치료를 받은 지 10-15일이 지나지 않았을 경우
- 골절 치료를 받은 지 50-60일이 지나지 않은 경우
- 급성 또는 만성적 감염
- 결핵

마사지 방법 (The Massage Routines)

스토로킹 (Stroking)

마사지사의 손으로 피부를 스트로킹하면서 해당 부위에 완벽하게 자극을 적용하는 방법이다. 압력은 거의 없다시피 최대한 가벼워야 한다. 이 절차의 목적은 마사지사가 이해할 수 있는 환자의 신체 및 정신적 접촉을 할 수 있게 하여 이를 통해 적절한 절차를 선택하는 것이다.

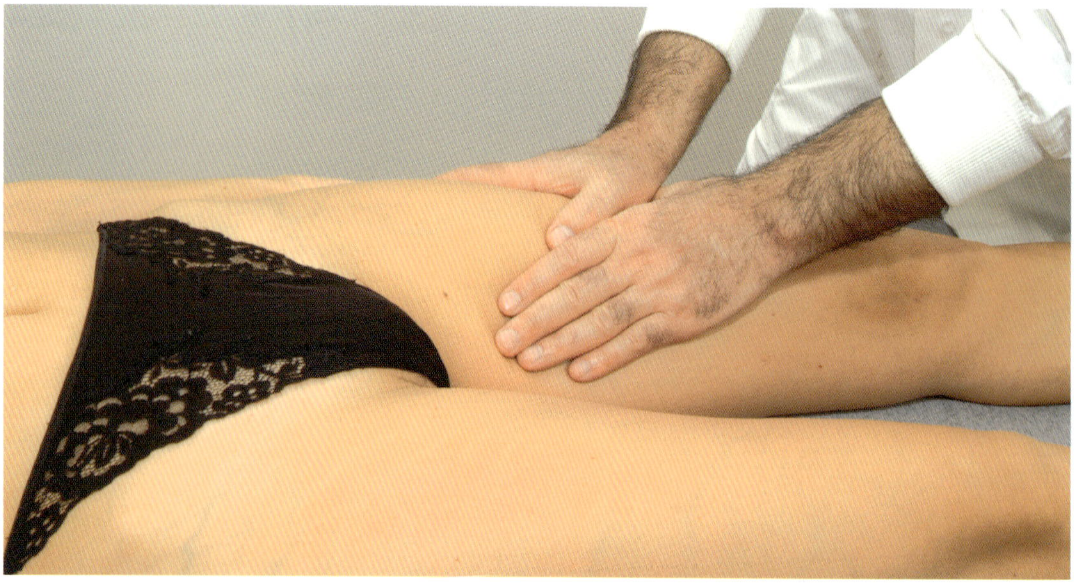

그림 126

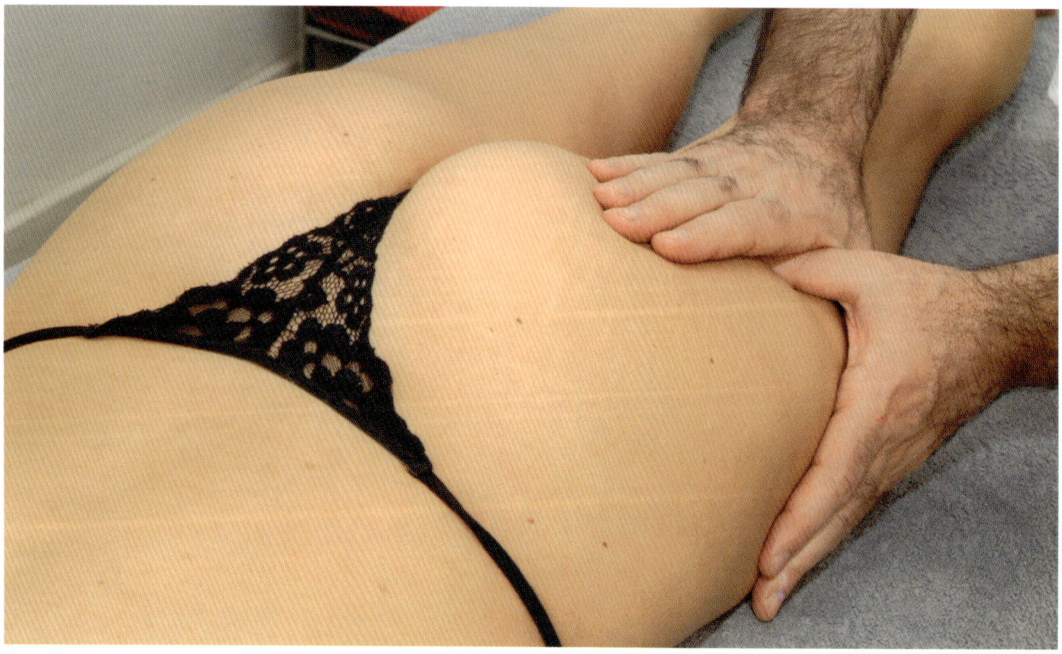

그림 127

문지르기 (Rubbing)

스트로킹과의 차이점은 더 강력한 압력이 적용된다는 것이다. 2에서 10kg에 이르는 다양한 압력이 적용된다.

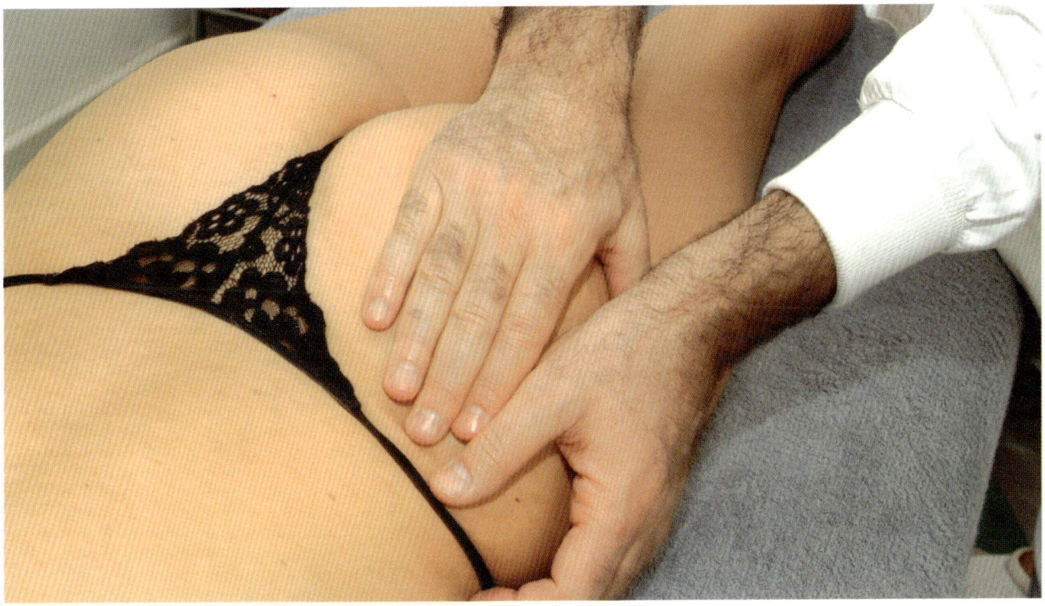

그림 128

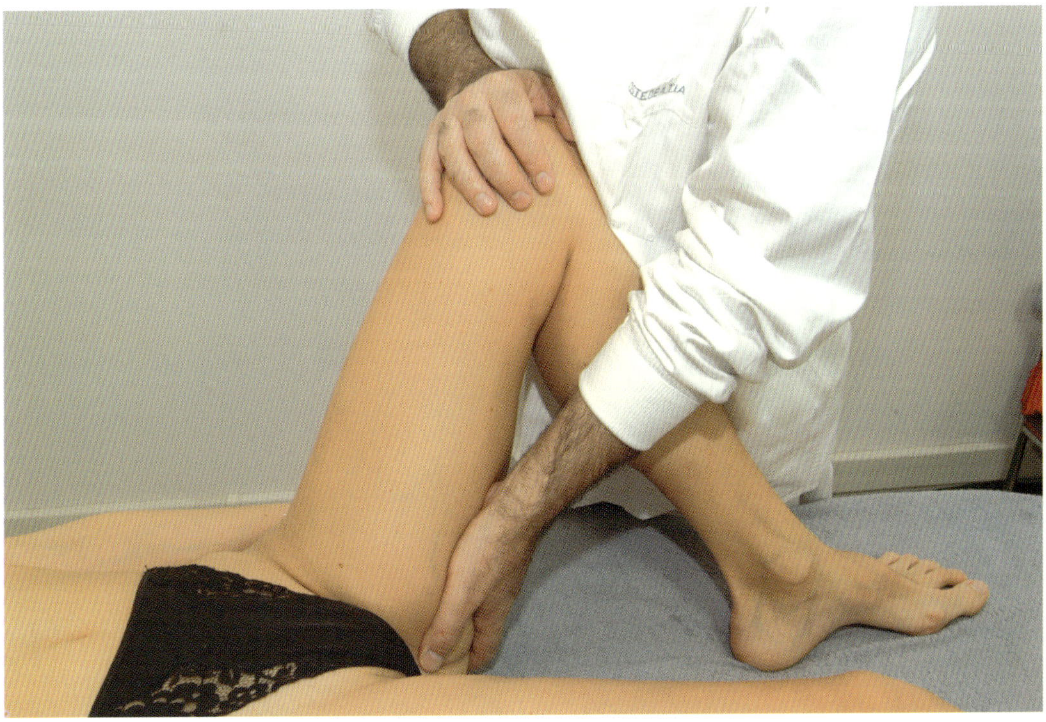

그림 129

마찰 (Friction)

이 절차를 할 때 마사지사의 손은 환자의 피부와 접촉한 상태를 지속적으로 유지한다. 이 때 가해지는 압력은 1kg에서 30kg까지 다양하다.

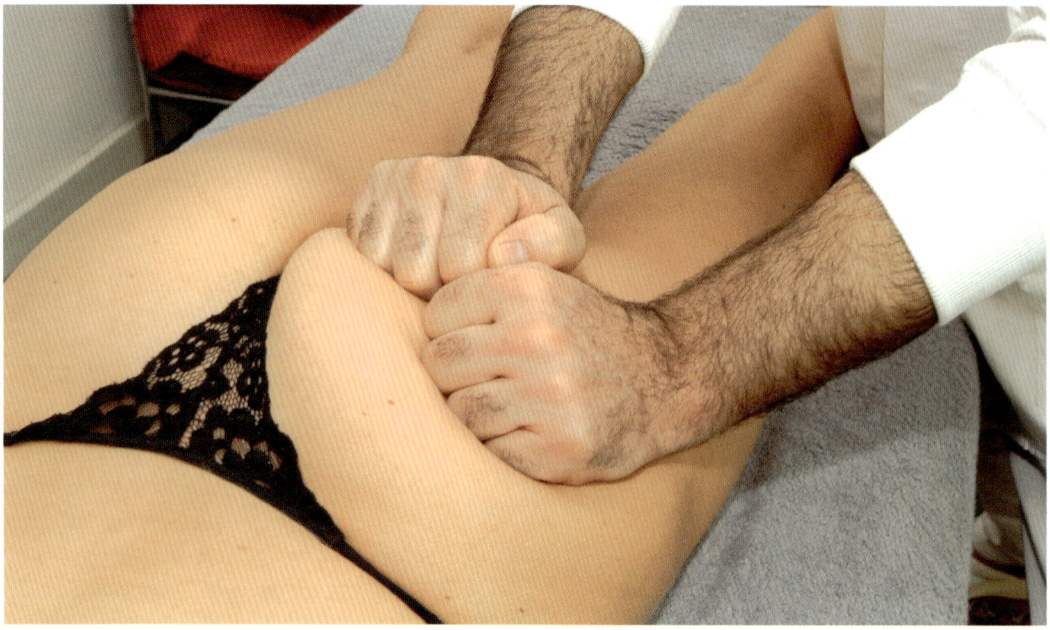

그림 130

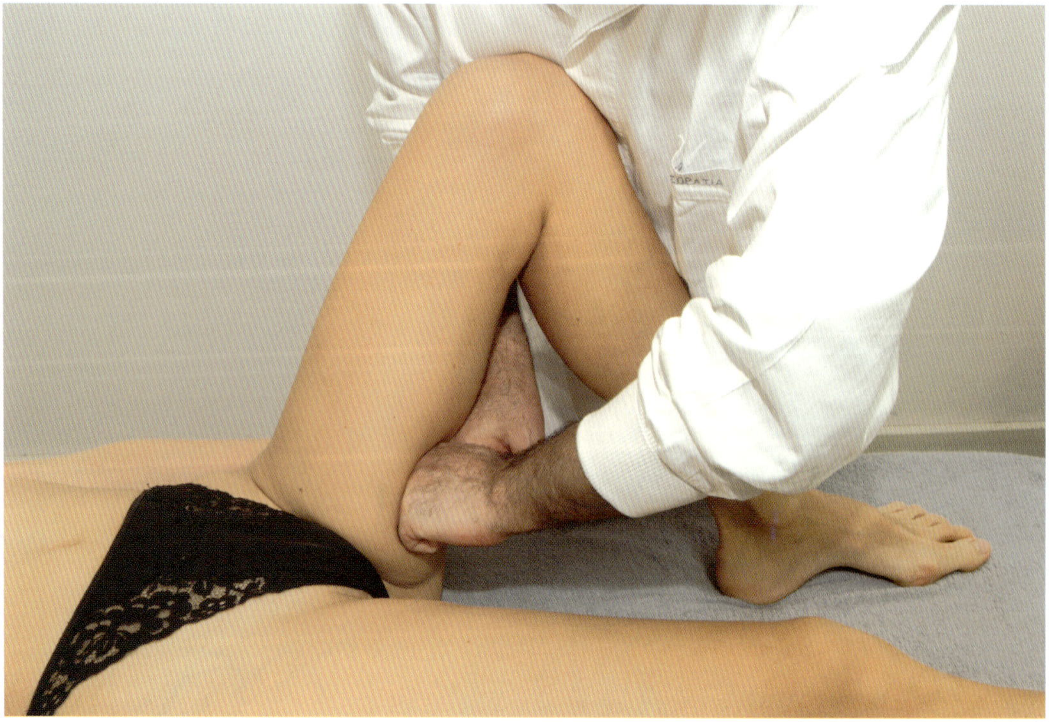

그림 131

니딩 (Kneading)

이 절차는 마사지에서 가장 복잡한 절차이다. 비유하자면 제빵사가 빵을 반죽하는 것에 비교할 수 있다.

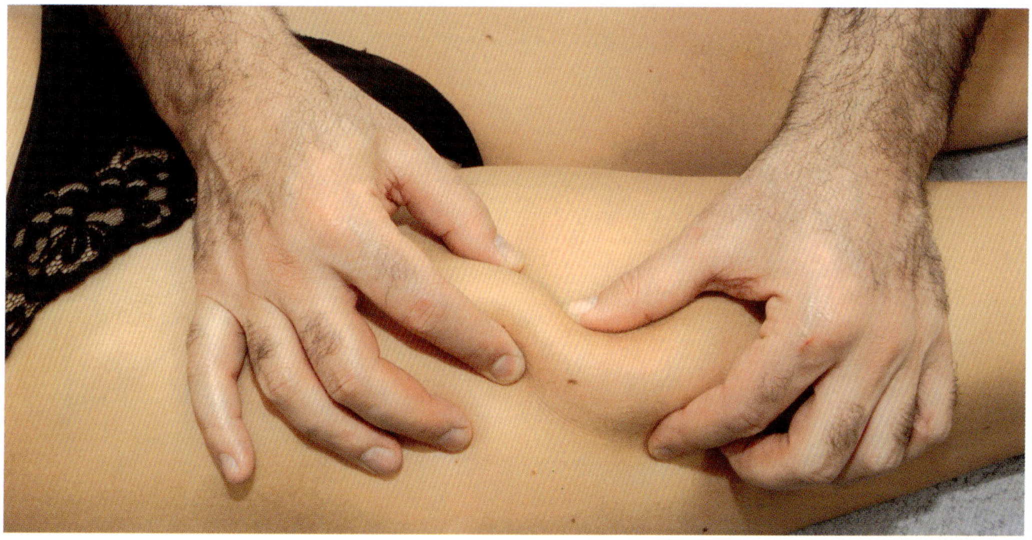

그림 132

퍼커션 (Percussion)

이 절차는 마사지사의 숙련도를 검사한다고 할 수 있을 정도로 다소 어렵다. 가하는 강도와 양 손 사이의 리듬을 주의 깊게 측정하며 피부를 다지는 것이다.

PRALD 치료 방법에서 이 절차는 피부 표면을 촉촉하게 하고 혈관을 발달시킬 수 있기 때문에 추천하지 않는다는 점을 명시하는 바이다. 다만 앞서 언급했던 것처럼 이상적인 혈액 순환을 위해 깊은 순환에 대한 정맥 림프계 순환의 움직임은 필요하다.

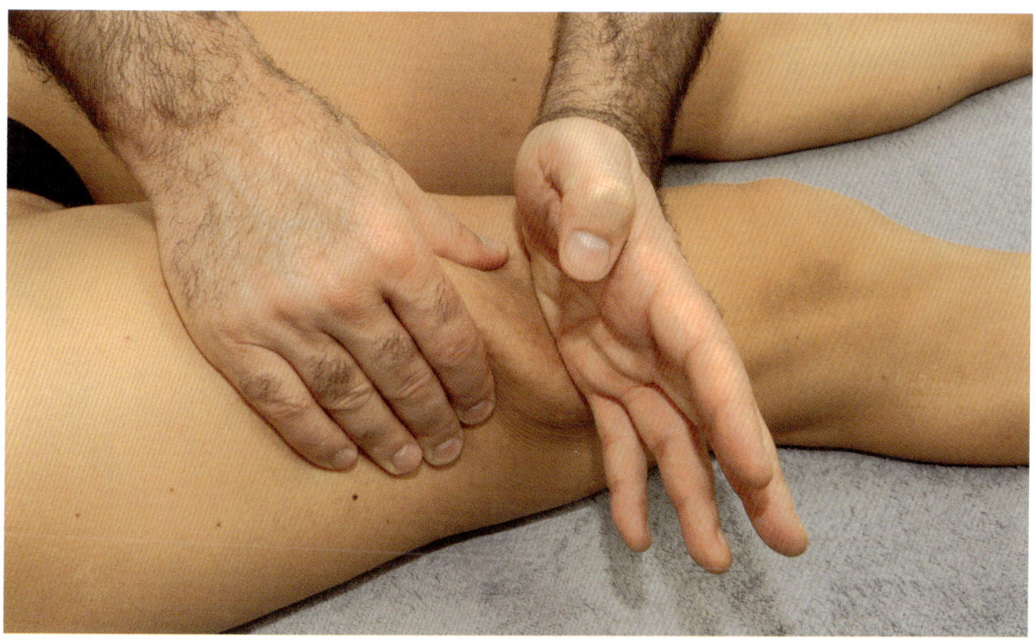

그림 133

참고문헌 (Refernces)

Alianti M., *Medicina fisica e riabilitazione in geriatria*, Aulo Gaggi Editore, 1992.

Arnheim D.D., Prentice W.E., *Principi di allenamento atletico*, Piccin, 2000

Asdonk J., *Effectiveness, indications and controindications of manual lymph drainage therapy in painful edema*. J Lymphol 1995;19:16.

Barral J.P., Croibier A., *Trauma, un approccio osteopatico*, Ed. Castello, 2003.

Barbi M., *Manuale di massaggio*, Editore Sonzogno, 1996.

Basmajian J.V., *L'esercizio terapeutico*, Piccin, 1991.

Basmajian J.V., Kirby L., *Riabilitazione medica*, Piccin, 1985.

Bertelli G. et al., *Conservative treatment of postmastectomy lymphedema: A controlled randomized trial*, Ann Oncol 1991;2:575.

Blini V., Righi P., *Trattato di estetica medica*, Piccin, 1990.

Blumenfeld H., *Neuroanatomy Through Clinical Cases*, Sinauer Associates, 2008.

Bossy J. *Basi neurobiologiche delle reflessoterapie*, Masson, 1977.

Brent Brotzman S., *Riabilitazione in ortopedia e traumatologia, protocolli terapeutici*, Utet, 1998.

Campisi C., *Global incidence of tropical and non-tropical lymphedemas*, International Angiology 1999;18,1:3-5.

Campisi C., Michelini S., Boccardo F., *Guidelines of the Società Italiana di Linfangiologia: excerpted sections*, Lymphology. 2004;37(4):182-4.

Chiarugi G., Bucciante L., I*stituzioni di anatomia dell'uomo*, Piccin, 1975.

Coppola L., Masiero S., *Riabilitazione in ortopedia*, Piccin, 2005

Cyriax J., *Text-Book Of Orthopaedic Medicine. Soft Tissue Lesions*, Cassel & Co. Ltd, 1957.

Falcioni A., *Il massaggio terapeutico*, Edizioni Mediterranee, 1998.

Ferrari S., Vanti C., *Riabilitazione integrata delle lombalgie*, Masson 1998.

Foeldi E., *The treatment of lymphedema*, Cancer. 1998:15;83(12 Suppl American):2833-4.

Frignani R., *I bendaggi funzionali (nella pratica traumatologica e nello sport)*, Piccin, 1998.

Frignani R., T*raumatologia dello sport. Trattamento funzionale delle lesioni traumatiche dell'atleta*, Piccin, 1991.

Ganong W.F., *Fisiologia medica*, Piccin, 2008.
Ganz P.A., *The quality of life after breast cancer. Solving the problem of lymphedema*, N Engl J Med 1999;340:383.
Gilman S., Newman S.W., *Neuroanatomia e neurofisiologia*, Piccin, 2006.
Guyton A.C., *Neuroscienze. Basi di neuroanatomia e neurofisiologia*, Piccin, 1991.
Higgs J., *Developing Clinical Reasoning Competencies*, Physiotherapy 1992, vol. 78, n. 8.
Hoppenfeld S., *L'esame obbiettivo in ortopedia*, Aulo Gaggi,1982.
Hoffa, Goch, Storck, Ludke, *Tecnica del massaggio*, Erme Medica Drommi, 1982.
Junqueira L.C., *Istologia*, Piccin, 2005.
Kaltenborn F.M., *Manual Mobilization of the Joints: The extremities* (5ª ed.), Olaf Norlis Bokhandel, 1999.
Kasseroller RG., *The Vodder school: the Vodder method*, Cancer 1998; 83: 2840.
Kesson M., Atkins E., *Medicina ortopedica, in continuità con gli insegnamenti di James Cyriax*, Piccin, 2000.
Kisner C., Kolby L.A., *L'esercizio terapeutico. Principi e tecniche di riabilitazione funzionale*, Piccin, 2004.
Leduc A., *Drenaggio dell'arto inferiore*, Albert Leduc, 1992.
Leduc A., *Il drenaggio linfatico*, Masson, 1982.
Leduc A., Leduc O., *Le Drainage Lymphatique Du Membre Inferieur*, Masson, 1995.
Leduc O. et al., *The physical treatment of upperlimb edema*, Cancer 1998:83:2835.
Macciò A., Campisi C., *Dizionario di linfologia*, Ed. Minerva Medica, 2003.
Maitland G., *Manipolazioni periferiche*, Piccin, 1996.
Marchetti M., Pillastrini P., *Neurofisiologia del movimento e riabilitazione*, Piccin, 1998.
Meathrel K.E., Thoma A., *Abductor digiti minimi involvement in Dupuytren's contracture of the small finger*, J Hand Surg [Am] 2004.
Menarini C., Menarini M., *Manuale di terapia fisica*, Aulo Gaggi Editore, 1985.
Mestdagh H,, Bailleul J.P., Vilette B., *Organization of the extensor complex of the digits*, Anat Clin 1985.
Michelini, *Dove va la linfologia italiana*, Linfologia Italiana 1/2004.
Miserocchi G., *Fisiologia sportiva*, Piccin, 1985.
Missfelder S., Fischer G., Lanz U., Schmidt H.M., *Clinical anatomy of the digital connective tissue cord of the ulnar side of the little finger*, Handchir Mikrochir Plast Chir 1990.
Mortimer P.S., *The pathophysiology of lymphedema*, Cancer 1998;83: 2798.
Palmieri G., Panu R., Asole A., *Macroscopic organization and sensitive innervation of the tendinous intersection and the lacertus fibrosus of the biceps brachii muscle in the ass and horse*, Arch Anat Histol Embryol 1986;69:73-82.
Paoletti S., in: *Les Fascias. Rôle des tissus dans la mécanique humaine*, Sully, 2002.

Paturet G., *Traité d'anatomie Humaine*, Tome II, Masson & Cie, 1951.
Pirola V., *Il movimento umano. Cinesiologia*, Edi-Ermes Ed. 1998.
Poirier P., Charpy A., *Traité d'Anatomie Humaine*, Masson, 1911.
Richard R., *Lesioni osteopatiche iliache - Fisiopatologia e Tecniche di Normalizzazione*, Ed. Marrapese, 2000.
Richard R., *Lesioni osteopatiche vertebrali - Anatomo-fisio-patologia*, vol. I, Ed. Marrapese, 2001.
Richard R., *Lesioni osteopatiche vertebrali - Anatomo-fisio-patologia*, vol. II, Ed. Marrapese, 2002.
Richardson J.K., Iglarsh Z.A., *Clinica ortopedica terapia fisica*, Verduci ed., 1998.
Rohen J.W., Yokochi C., *Atlante fotografico di anatomia descrittiva e topografica*, Piccin, 2004.
Ruga M., Ridulfo G., *Il metodo Cyriax*, Quaderni AITR 3/1993.
Schliack H., Harms E., *Massaggio connettivale secondo Dicke*, Piccin, 1998.
Schomacher J., *Terapia Manuale. Imparare a muovere e percepire*, Masson ed., 2001.
Souchard P.A., *Basi del metodo di rieducazione posturale globale: il campo chiuso*, Marrapese, 1994.
Standring S., Ellis H., Healy J., Johnson D., Williams A., *Gray's Anatomy*, Churchill Livingstone, 2005.
Stecco L., *Manipolazione fasciale parte pratica*, Piccin, 2007.
Still A.T., *Osteopatia, ricerca e pratica*, Ed. Castello, 2000.
Still A.T., *Autobiografia*, Ed. Castello, 2000.
Still A.T., *Filosofia e principi meccanici della osteopatia*, Ed. Castello, 2000.
Still A.T., *Filosofia della osteopatia*, Ed. Castello, 2000.
Teirich, Leube H., Il massaggio connettivale - Tecnica e terapia, Verduci, 1977.
Testut L., Jacob O., *Trattato di anatomia topografica*, Utet, 1987.
Thompson, Floyd, *Manuale di chinesiologia strutturale e di analisi muscolare*, Piccin, 1996.
Travel & Simons', *Myofascial Pain and Dysfunction: The Trigger Point Manual*, Lippincott Williams & Wilkins, 1999.
Vannini A., *Chinesiologia. Testo-Atlante*, Piccin, 1990.
Vigué, Martín, *Grande atlante di anatomia umana*, Piccin, 2007.
Vinas F., *Drenaggio linfatico manuale*, Red edizioni, 2003
Voss et al., *Facilitazione neuromuscolare propriocettiva*, Piccin, 1992.
Wall P.D., *The Gate Control Theory Of Pain Mechanisms. A Re-Examination And Re-Statement*. Brain 1978,101:1-18.
Wittlinger H. et al., *Introduzione al linfodrenaggio manuale secondo Vodder*, Marrapese, 1995.

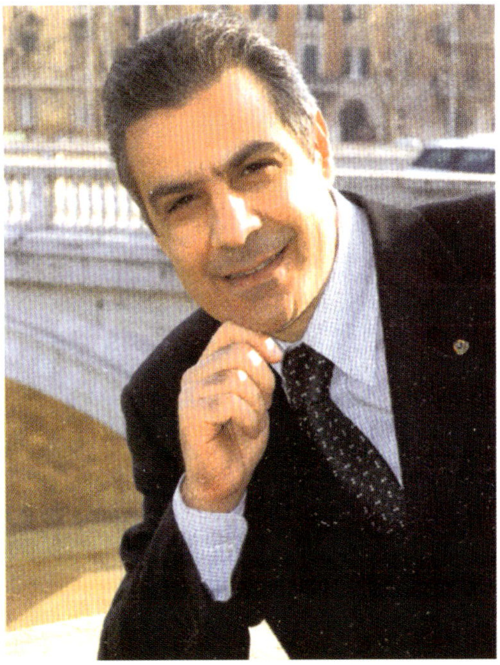

저자 소개

Gavino Scanu는 1952년 6월 10일 생이다. 그는 스포츠 마사지사로 전문적 활동을 시작했다. 수 년간 그는 전인적 의학을 연구했고, 특히 시압 요법과 결합사극기술을 전문적으로 공부했다.

그는 키에티 대학교 "G.D'Annunzio"에서 물리치료를 전공했으며, 파두아의 SIO에서 정골 의학 D.O를 취득하였다.

그는 오랫동안 스포츠 재활에 대하여 연구하였다. 2002년, 그는 로마 대학교 "Tor Vergata"의학 교수진들에 의해 강사로 임명되었으며, 에스테틱 의학의 전문가로 인정받았다. 그는 오늘날까지 이곳에서 PRALD를 강의하고 있다. 2002년 그는 새터니아 스파(그로세토 근처)와 협업하여 물리치료사들과 피부미용사들을 위한 다양한 교육 코스를 제공하였다. 2003년 그는 트래파니에서 Ausl 9가 조직한 정골 의학 전문가의 강사로 임명되었다. 같은 해에 그는 로마 티볼리 정골 의학 아카데미에서 강의를 시작하였다. 그는 오늘날까지 이곳에서 강의를 진행하고 있다.

그의 환자들로는 스포츠 계의 유명인사, 정치가, 그리고 방송계 종사자들이 있다.

그는 Rete 1의 Vivere meglio, RAI 1의 La salute allo specchio, RAI 1의 같은 방송 프로그램에도 출연하였다. 그는 방송에서 PRALD 치료 방법의 유용성 및 효용성에 대해서 설명하였고, 특히 이것의 일반화와 기능적 회복 기술에 대해 강조하고 있다.